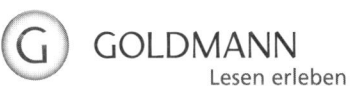

GOLDMANN
Lesen erleben

Cynthia W. Gentry

mit Dana Fredsti

Was Frauen im Bett wirklich wollen

Geheime Wünsche und Sehnsüchte,
die Männer kennen sollten

Aus dem Amerikanischen von Bettina Spangler

GOLDMANN

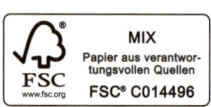

Verlagsgruppe Random House FSC-DEU-0100
Das für dieses Buch verwendete FSC®-zertifizierte Papier Classic 95
liefert Stora Enso, Finnland.

2. Auflage
Deutsche Erstausgabe April 2012
© 2012 der deutschsprachigen Ausgabe
Wilhelm Goldmann Verlag, München,
in der Verlagsgruppe Random House GmbH
Text © 2010 Cynthia W. Gentry and Dana Fredsti
First published in the USA in 2010 by
Quiver, a member of Quayside Publishing Group
Originaltitel: What Women Really Want in Bed
Umschlaggestaltung: Uno Werbeagentur, München
Umschlagfoto: © Corbis/beyond
Redaktion: Wiebke Rossa
Satz: Buch-Werkstatt GmbH, Bad Aibling
Druck und Bindung: GGP Media GmbH, Pößneck
CB · Herstellung: IH
Printed in Germany
ISBN 978-3-442-17280-1

www.goldmann-verlag.de

Für Nima, wie immer.
Und für Dave, der unermüdlich Antworten
auf diese eine Frage sucht.

Inhalt

Was *wollen* Frauen denn nun im Bett? 11
So finden Sie heraus, was *Ihre* Partnerin sich wünscht ... 18

Fantastisches Vorspiel 21
Was Männer über das Vorspiel wissen sollten 23
Welche Art von Vorspiel törnt Frauen am meisten an? ... 40
Entdecken Sie den weiblichen Körper:
   die erogenen Zonen der Frau 50
Darauf sollten Sie beim Vorspiel verzichten 53
Was lange währt, wird endlich gut 58

Hand anlegen 61
Was Männer über Handarbeit wissen sollten 63
Push My Buttons: So ist es richtig 76
Push My Buttons: so bitte nicht 82
Die besten Handtechniken 90
Lassen Sie Ihre Finger sprechen 99

Oralsex 105
Was Männer über Oralsex wissen sollten 107
Die größten Fehler beim Oralverkehr 126

Optimaler Druck und Rhythmus 129
Heiße Sachen, die man mit dem Mund
    machen kann 134
Die weibliche Landkarte der Lust 146
Was Männer über Fellatio wissen sollten 150

Der Hauptakt 163
Was Männer über »den Akt« wissen sollten 165
Spielt die Größe eine Rolle? 178
Der beste Ort 182
»Schatz, wir müssen reden!« – Dirty Talk 189
Lieblingspositionen 192
Und wie oft? 205
Ex und hopp: So vergrault man jede Frau 214
Zum Abschluss 222

Alles über den Orgasmus 225
Auf der Jagd nach Big O 227
Orgasmustechniken mit Gelinggarantie 233
Vortäuschen 237
Die Wahrheit über den multiplen Orgasmus 242

Das Nachspiel 245
Was Männer über das Nachspiel wissen sollten 246
Jammer statt Jubel: die größten Fehler
    nach dem Akt 261
In vier einfachen Schritten zum miesen Kerl 269
Das Fazit 273

Auf den Flügeln der Fantasie 275

Was Männer über die sexuellen Fantasien
   der Frauen wissen sollten 276
Wovon träumt sie? 288
Lasst die Spiele beginnen 294
Was Frauen nicht gefällt 298
Zeit für Spielzeug 303
Die Pornofrage 304
Scharfe Fesselspiele: BDSM 311
Sind Sie bereit, Neues zu wagen? 316

Geheimnisse der Verführung 319

Was Männer über die Kunst der Verführung
   wissen sollten 321
Was fällt einer Frau an einem Mann als Erstes auf? ... 340
Welchen männlichen Körperteil finden Frauen
   am schärfsten? 348
Verführung im Klartext 356
Die Tücken des Spiels 359
Wie früh ist zu früh
   (oder nicht früh genug)? 361
Du fängst an. Nein DU fängst an! 365
So halten Sie die Dinge am Laufen 370

Danksagung 375
Register 377

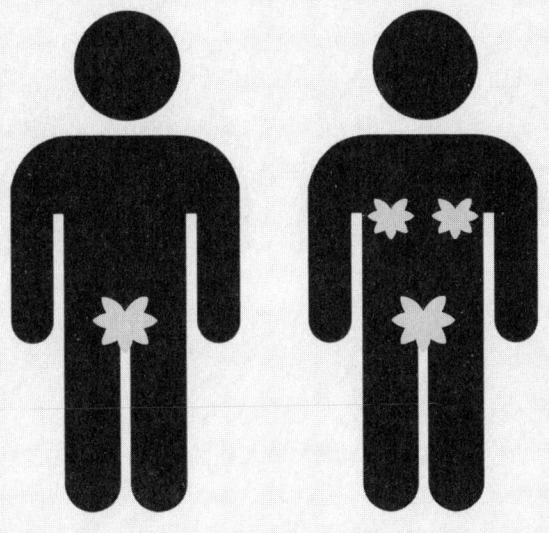

>»Die große Frage, die ich trotz dreißig Jahre langem Forschen in der weiblichen Seele nicht habe beantworten können, ist die: Was will das Weib?«
>
> Sigmund Freud, Vater der Psychoanalyse

Sind Frauen und ihre sexuellen Wünsche und Sehnsüchte Ihnen, wie schon Sigmund Freud, ein ewiges Rätsel? Fragen Sie sich beispielsweise ständig, ob Ihre Frau oder Freundin den Oralsex überhaupt genießt – und zwar sowohl in gebender wie in empfangender Position? Oder rätseln Sie, ob sie sich gewissen Fantasien hingibt, während sie mit Ihnen schläft? Wüssten Sie gern, mit welchen Tricks sie Ihre Partnerin garantiert zum Orgasmus bringen können? Wie sehen ihre geheimsten Wünsche aus? All das sind Fragen, die Sie sich vielleicht insgeheim stellen, die Sie jedoch Ihrer Partnerin gegenüber nicht zu äußern wagen. Deshalb haben wir das für Sie übernommen – und wir haben tatsächlich Antworten bekommen, Sie werden staunen!

Bevor wir uns allerdings auf die spannenden Ergebnisse stürzen, wollen wir noch ein paar Worte zum Hintergrund dieses Buches verlieren. Im Jahr 2005 hatte ich, Cynthia Gentry, endlich genug von all den selbst ernannten »Experten« in Sachen Sex, die einem dauernd erzählen wollen, was man vom anderen Geschlecht zu halten hat. Aus eigener Erfahrung wusste ich nämlich, dass diese Experten keineswegs immer richtiglagen mit ihrer Einschätzung. Daher fasste ich den Entschluss, mich mit echten Männern über ihre ganz persönlichen sexuellen Vorlieben zu unterhalten. Mithilfe eines anderen echten Mannes, meines Ehemanns Nima Badiey, entwickelte ich einen Fragebogen und verschickte diesen an rund 300 Männer. Darin fragte ich die Männer, was ihre Frauen und Freundinnen ihrer Meinung nach über Verführung, Vorspiel, Oralsex, Masturbation, Geschlechtsverkehr, diverse Positionen, Körperbild und vieles mehr wissen sollten. Die offenen und aufrichtigen Antworten der Befragten bildeten die Grundlage für das Buch *Was Männer im Bett wirklich wollen.*

Die Männer enthüllten ihre Geheimnisse, und einige dieser Geheimnisse waren durchaus überraschend. Wer hätte beispielsweise gedacht, dass mehr als die Hälfte der befragten Männer schon einmal einen Orgasmus vorgetäuscht hat? Der relativ anonyme Rahmen der Onlinebefragung gab den Teilnehmern offenbar das Gefühl, ohne Hemmungen über die Dinge sprechen zu können, die sie ihren Partnerinnen gegenüber niemals aussprechen würden. Zum Beispiel wünschen sich die meisten Männer eine Partnerin, die beim Sex hemmungslose Begeisterung an den Tag legt, außerdem ist den Männern die Befriedigung ihrer Partnerin wichtig und eine emotionale Verbindung mit der Frau, mit der sie schlafen (zumindest meistens).

Es schien daraufhin nur logisch und fair, dafür zu sorgen, dass auch die Männer alles über die intimsten Wünsche und Sehnsüchte des weiblichen Geschlechts erfahren.

So wurde die Idee zu *Was Frauen im Bett wirklich wollen* geboren. Für dieses Projekt konnte ich meine langjährige Freundin Dana Fredsti, selbst eine begnadete Schriftstellerin, als Koautorin gewinnen. (Mein Mann Nima war in *Was Männer im Bett wirklich wollen* selbstverständlich nicht nur für die witzigen Randbemerkungen zuständig, aber dazu später mehr.)

Mithilfe eines Internet-Befragungstools erweiterten wir unseren ursprünglichen Umfrageradius, um so viele Frauen wie möglich erreichen zu können. Wir schickten unseren Fragebogen an sämtliche Freundinnen und Bekannte, von denen wir wussten, dass sie sich davon nicht beleidigt fühlen würden – rund 450 Personen insgesamt –, und baten sie, ihn wiederum an alle *ihre* Freundinnen weiterzuleiten. Wir schickten ihn sogar an all die Männer, die sich an der Befragung für *Was Männer im Bett wirklich wollen* beteiligt hatten, und forderten auch sie auf, den Fragebogen an ihre Freundinnen, Ehefrauen und weiblichen Bekannten weiterzuleiten. Wir können nicht genau sagen, wie viele Frauen den Fragebogen letztendlich bekommen haben, doch geantwortet haben uns am Ende ungefähr 300.

Wie schon in *Was Männer im Bett wirklich wollen* müssen wir vorab eines klarstellen: Es handelt sich hier *nicht* um eine wissenschaftlich fundierte Befragung. Wir sind weder Soziologinnen noch Psychologinnen noch sonst irgendwie wissenschaftlich tätig. (Allerdings hat Dana schon diverse Kriminalgeschichten veröffentlicht, weshalb wir sie für besonders qualifiziert halten, die gut gehüteten Geheimnisse der weiblichen Psyche zu enthüllen.) Was uns als Autorinnen qualifiziert, sind eine unersättliche Neugier und unsere schmutzige Fantasie. Zugegeben, wir haben für die Erarbeitung des Fragebogens anfangs einen befreundeten Anthropologen mit ins Boot geholt, doch als sich nach und nach herausstellte, dass er unsere lustige kleine Liste durch ein Kompendium von 500 Fragen ersetzen wollte, das einer wissenschaftlichen Abhandlung gerecht geworden wäre, waren wir uns schnell einig, dass unsere Wege sich wieder trennen mussten. Letzten Endes haben wir den Frauen dann ganz ähnliche Fragen gestellt wie zuvor den Männern – und noch ein paar zusätzliche, von denen wir uns sicher waren, dass Männer darauf gern eine Antwort hätten.

Und wir bekamen auch Antworten. Seitenweise aufrichtige, erhellende Kommentare, einige von ihnen wahnsinnig komisch, andere wiederum herzerweichend traurig. Tatsächlich sahen wir uns zu Beginn mit einer derartigen Fülle an ausgezeichnetem Material konfrontiert, dass wir gar nicht wussten, wo wir beginnen sollten. Wenn Danas Freund, David Fitzgerald, nicht gewesen wäre und die Hunderte von Antworten grob vorsortiert hätte, säßen wir vermutlich immer noch ratlos davor. Wir gehen aber davon aus, dass David Spaß an dieser Aufgabe hatte; schließlich waren es keine mathematischen Gleichungen, die es zu ordnen galt.

Die Frauen, die sich an unserer Umfrage beteiligten, liegen altersmäßig zwischen 22 und 70. Sie stammen aus den unterschiedlichsten Schichten und Berufsgruppen. Darunter Bankerinnen, Verkäuferinnen, Lehrerinnen, nicht berufstätige Mütter und Frauen in leitenden Positionen. Aufgrund der Thematik wollten manche von ihnen einen gewissen Grad an Anonymität aufrechterhalten, daher ließen wir sie Pseudonyme wählen – was einige der ungewöhnlichen Namen erklärt. Die Frauen konnten außerdem entweder ihren wahren Beruf angeben oder den Job, den sie gern hätten. Wenn wir also eine Frau zitieren, die als Beruf »Profi-Wasserskifahrerin« angegeben hat, dann können Sie davon ausgehen, dass das nicht unbedingt der Wahrheit entspricht.

Einige Fragen stellten wir im Multiple-Choice-Format und erhielten quantifizierbare Daten, die das Internetportal SurveyMonkey.com für uns auswertete. Diese Daten sind in den hübschen Schaubildern dargestellt, die Sie über das Buch verteilt finden. Diese Schaubilder verdanken wir Cynthias Mann, Nima. (Sehen Sie! Wir haben Ihnen doch schon angedeutet, dass er nicht nur für die Randbemerkungen verantwortlich war. Hat also doch etwas gebracht, dass er mal kurz als Managementberater gearbeitet hat.) Diese Analysen zeigen unter anderem, dass genau 73,5 Prozent der befragten Frauen sich insgeheim *öfter* Sex wünschen; 25,9 Prozent sind absolut zufrieden, und 0,6 Prozent hätten gern weniger Sex.

Welches Fazit kann man nach Auswertung all der Daten und Kommentare ziehen? Ganz einfach: Frauen lieben Sex. Frauen wollen Sex. Frauen wünschen sich noch mehr Sex. Aber sie wollen auch, dass Sie, die Männer, ihnen zuhören und sich dafür interessieren, was sie sich im Bett wünschen. Aus dem Grund, so hoffen wir, lesen Sie gerade dieses Buch. Nutzen Sie es dazu, mit Ihrer Partnerin ins Gespräch zu kommen. Lassen Sie hin und wieder statistische Werte ins Gespräch einfließen, und fragen Sie sie, was sie davon hält. Lesen Sie ihr ein paar von den gewagteren Aussagen vor, und nutzen Sie das Buch, um das Gespräch auf Ihr eigenes Sexleben zu bringen. Wir glauben fest an MAUPL (Mund auf und Problem lösen!). Mit anderen Worten: Die meisten Missverständnisse würden sich in Luft auflösen, wenn Männer und Frauen einfach nur ehrlich zueinander wären und klipp und klar über ihre Wünsche und Bedürfnisse reden würden, statt sich auf Vermutungen, Freunde oder das Internet zu verlassen. Doch bis Sie so weit sind, hören Sie sich einfach einmal an, was ganz normale Frauen dazu sagen. Also legen Sie los, lesen Sie, und dann versuchen Sie es mit einem ersten Gespräch.

So finden Sie heraus, was *Ihre* Partnerin sich wünscht

Wenn Sie nur eine Erkenntnis aus diesem Buch mitnehmen, dann hoffentlich die folgende: Ebenso wie keine zwei Schneeflocken identisch sind, sind auch keine zwei Frauen identisch. Damit endet der Vergleich allerdings schon. Manche Frauen schmelzen zwar, wie eine Schneeflocke, schon bei der ersten Berührung dahin, doch andere lässt das völlig kalt, es sei denn, man macht sich die Mühe und findet heraus, was sie antörnt. Nehmen Sie sich für jeden einzelnen Schritt ausreichend Zeit, von der ersten Begegnung bis hin zu jenen süßen Stunden, in denen Sie sich gegenseitig verführen und sich bei einem anregenden Vorspiel aufwärmen, um dann zu den Freuden des Akts überzugehen und anschließend die selige Phase danach ausgiebig zu genießen. Wenn Sie nichts überstürzen und immer bereit sind für ein offenes Gespräch, werden Sie in einer Beziehung viel mehr Intimität und Vertrauen schaffen – und damit letzten Endes auch richtig guten Sex haben, der sie von den Socken haut!

Eines allerdings wollen wir zur Vorsicht ganz deutlich sagen (und wir hoffen, dass Sie dies nach der Lektüre auch stets beherzigen): Allen Gemeinsamkeiten zum Trotz hat jede einzelne Frau ihre ganz persönlichen Wünsche und Bedürfnisse, wenn es um Sex geht. Es wäre praktisch, wenn man zu jeder Frau gleich die Betriebsanleitung mitgeliefert bekäme, aber so ist es nun einmal nicht. Die einzige Möglichkeit herauszufinden, was *Ihre* Partnerin sich im Bett wünscht, ist es, auf ihre Signale und Hinweise zu achten ... und viel mit ihr zu reden. Nutzen Sie das vorliegende Buch ruhig als Starthilfe für solche Gespräche. Erkundigen Sie sich bei Ihrer Partnerin, wo sie selbst sich im Spektrum der befragten Frauen einordnen würde. Beobachten Sie, wie sie auf diverse Kommentare von Umfrageteilnehmerinnen reagiert. Mit etwas Glück lenkt so ein Gespräch ihre Gedanken auf Sex und führt schließlich zu, nun ja, ... eher praxisorientiertem Unterricht. Betrachten Sie es ruhig als eine Art »mentales Vorspiel«, denn an dem uralten Spruch ist tatsächlich etwas dran: Sex spielt sich zu 99 Prozent im Kopf ab.

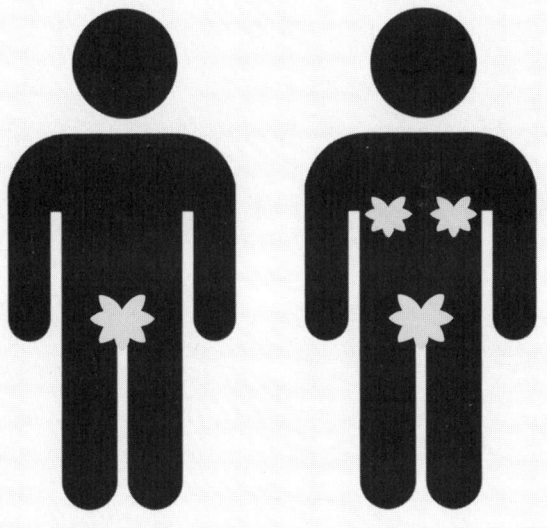

Fantastisches
Vorspiel

> *»Jede Art der Interaktion gehört bereits zum Vorspiel.«*
>
> Chloe (keine Angaben zu Alter/Beruf)

Umfasst Ihre Idealvorstellung von einem Vorspiel eine schnelle Partie Zungenhockey mit anschließendem raschen Entkleiden gefolgt vom Hauptakt, und zwar alles innerhalb kürzester Zeit? Oder gehören Sie zu der sensibleren Sorte Mann, der gern ausgiebig experimentiert und herausfindet, wie er seine Partnerin richtig auf Touren bringt, ehe es ans Eingemachte geht?

Falls Sie sich zu ersterer Gruppe zählen, dann lassen Sie sich gesagt sein, dass zwar grundsätzlich nichts gegen einen Quickie einzuwenden ist – und tatsächlich haben fast alle Frauen *gelegentlich* durchaus Spaß daran –, Sie aber besser daran täten, sich mehr mit der hohen Kunst des Vorspiels zu beschäftigen. Falls Sie *uns* nicht glauben wollen, dann lesen Sie bitte einfach weiter, die von uns befragten Frauen werden Sie sicher überzeugen. Falls bei Ihnen eine solche Belehrung nicht mehr vonnöten ist – sprich: Sie lieben es, Ihre Partnerin vor dem eigentlichen Akt in einen Zustand grenzenlosen Verlangens zu versetzen –, dann nehmen Sie dieses Kapitel als Anregung, Ihr Geschick in Sachen Vorspiel zur Perfektion zu bringen.

Was Männer über das Vorspiel wissen sollten

Das Vorspiel ist ein nicht unbedeutender Bestandteil des Sex. Aber verlassen Sie sich nicht nur auf unser Wort, lesen Sie, was die Frauen in unserer Befragung zu sagen hatten.

Das Vorspiel ist nicht optional

»Ja, ja«, denken Sie vielleicht gerade abwehrend. »Klar ist so ein Vorspiel ganz nett, aber deswegen doch noch lange nicht zwingend notwendig. Wenn's drauf ankommt, bin ich innerhalb von zehn Sekunden so weit, das geht bei ihr doch sicher auch!« Tut uns leid für Sie, aber das Vorspiel ist für Frauen alles andere als nur ein netter Vorschlag. Vielmehr ist es ein unumgänglicher Bestandteil des Geschlechtsverkehrs. Wie eine Freundin von Cynthia gerne sagt: »Die Pfanne muss heiß sein, bevor man das Fleisch reinlegt!« Natürlich kann man seine Wurst auch auf den kalten Grill legen, aber dann dauert es deutlich länger, bis Essen auf den Tisch kommt. (Und damit genug von dieser peinlichen Metapher.) Sie verstehen bestimmt, worauf wir hinauswollen: Dem Großteil der Frauen ist ein Vorspiel nicht nur wichtig, es ist sogar unabdingbar. »Das ist nichts, was man einfach so überspringt und trotzdem ans Ziel kommt«, sagt Shelley (38, Künstlerin). Viele Frauen behaupten sogar, es habe emotionale Auswirkungen, wenn man es weglässt.

»Das Vorspiel ist notwendig, damit eine Frau sich geliebt fühlt«, gibt Ella (36, Geschäftsinhaberin) an. »Das gehört einfach zum Gesamtpaket Sex!«

Tatsächlich betonen sogar mehrere Frauen, dass für sie das Vorspiel gar nicht getrennt vom Sex zu betrachten ist. Wie Nara (41, Masseurin) es treffend ausdrückt: »Es ist einfach überaus wichtig für die sexuelle Begegnung als Ganzes.« Sophie (45, Designerin) sagt dazu: »Das ist kein Einstieg, den man allzu schnell hinter sich bringen sollte.«

Stacey (33, Marketingexpertin) formuliert es ganz unverblümt: »Sex ist für eine Frau kein Spaß, wenn kein Vorspiel stattfindet«, behauptet sie. »Denn das erweckt bei uns den Eindruck, dass es ihm nur um sich selbst geht!«

Allerdings gibt es noch einen sehr viel wichtigeren Grund, weshalb das Vorspiel in der Menüfolge dringend berücksichtigt werden sollte: Die meisten Frauen brauchen es, um überhaupt zum Orgasmus zu kommen. »Ohne Vorspiel komme ich nicht«, sagt Ellen (37, Teamleiterin).

Nichts überstürzen!

Sie verstehen also langsam, warum das Vorspiel für eine Frau so wichtig ist wie die Kontrolle über die Fernbedienung für einen Mann. Sie sollten außerdem wissen, dass man beim Vorspiel nichts überstürzen darf, wenn es am Ende von Erfolg gekrönt sein soll. Also lassen Sie sich

Zeit! Immer wieder rufen die Frauen in der Umfrage dazu auf, es langsamer anzugehen. »Je länger es dauert, desto besser«, meint Judy (59, Wissenschaftlerin). Mit anderen Worten: Eine Frau zwei Minuten lang zu betatschen, bevor man sich aufs Eingemachte stürzt, bringt nichts. »Es müssen ja nicht gleich zwei Stunden sein, aber es ist einfach nicht zielführend, wenn es zu schnell geht«, sagt auch Alina (25, Akademikerin). Marla (44, Sängerin) bringt es wunderbar auf den Punkt: »Mit einem kurzen Grapschen bringt man eine Frau nicht in Stimmung.«

Einer der Gründe hierfür liegt in der weiblichen Anatomie. »Frauen brauchen viel länger als Männer, um auf Touren zu kommen«, meint Alli (32, keine Angaben zum Beruf), »darum kann das Vorspiel gar nicht lang genug sein.« Damit hat Alli recht: Frauen brauchen zwischen zehn und 20 Minuten, bis sie richtig erregt sind. Das ist es vielleicht, was Cari (26, Verwaltungsassistentin) meint, wenn sie sagt: »Wir wissen ja, dass ihr es kaum erwarten könnt, aber wir wollen eben auch auf unsere Kosten kommen, deswegen gehört das Vorspiel allein uns!«

Vergessen Sie bitte nie, dass selbst wenn eine Frau sich feucht anfühlt, sie unter Umständen psychisch noch nicht dazu bereit ist, Sie in sich aufzunehmen. Die Autorinnen Cathy Winks und Anne Semans weisen in ihrem Buch *Good Vibrations* (Goldmann Verlag, 1996) auf Folgendes hin: »Tatsächlich erleben die wenigsten von uns die Erregung dergestalt, als seien ihre Körper Raumschiffe,

Frauen in Stimmung bringen

Wir hoffen, Ihnen ist inzwischen klar geworden, dass Frauen im Normalfall nicht so sind wie die betrunkenen Studentinnen in den *Girls Gone Wild*-Videos und sich *nicht* gleich aus ihren Tops schälen und ihre Brüste zeigen. Doch falls Sie immer noch unrealistische, durch die Medien hervorgerufene Erwartungen hegen, sollten Sie uns vertrauen und uns glauben, dass die meisten Frauen sich einen Partner wünschen, der sich Zeit nimmt und sie ausgiebig in Stimmung bringt. Im Folgenden finden Sie einige Tipps zu diesem Thema (beachten Sie dazu auch das Kapitel »Geheimnisse der Verführung«, S. 319 ff.)!

> »Es ist unabdingbar, dass ein Mann mich in Stimmung bringt, indem er mich liebevoll und zärtlich berührt, streichelt und küsst.« – *Jeester (36, Personalberaterin)*

> »Wenn ein Mann auf sich achtet, sich Mühe mit seinem Aussehen gibt und gepflegt wirkt, dann fällt uns das durchaus auf. Dann finden wir ihn viel attraktiver und sexy, und die Wahrscheinlichkeit, dass wir mit einem solchen Kerl ins Bett gehen, ist viel größer. Wir geben uns für euch ja auch alle Mühe,

möglichst hübsch auszusehen ... ziehen uns was Nettes an, legen Make-up auf, rasieren uns, das ganze Programm. Es ist schön, wenn ein Mann dasselbe tut. Und wer sich auch noch wie ein Gentleman benimmt und sich aufs Komplimentemachen versteht, kommt uns garantiert viel eher an die Wäsche! Wir lieben Romantik, aber richtig guter, schmutziger Sex ist uns ebenso willkommen!« – *Heidi (25, Vorstandsassistentin)*

»Guter Sex fängt schon an, Stunden bevor man sich letzten Endes seiner Kleider entledigt. Intensive Vorbereitung garantiert ein intensives Ergebnis. Sich gegenseitig zu necken und den anderen zu Beginn abwechselnd zu reizen und dann wieder zurückzuweisen, kann den ganzen Prozess bisweilen erheblich beschleunigen.« – *Ginger (38, Projektmanagerin)*

die nach einem strengen Plan eine Startphase nach der anderen durchlaufen, während sie zu einem Orgasmus ›abheben‹.« Dieses Zitat sollten Sie unbedingt irgendwo griffbereit in Ihrem Nachttisch aufbewahren. Oder beten Sie sich einfach immer wieder folgendes Mantra vor: »Der weibliche Körper ist *keine* Rakete!«

Anders ausgedrückt: Seien Sie nicht überrascht, wenn es eine Weile dauert, ehe Ihre Partnerin sowohl physisch als auch psychisch so weit ist. »Wenn es zu lange dauert, dann war es offensichtlich noch nicht lang genug, also weitermachen!«, rät Katia (34, leitende Angestellte), und sie verleiht mit diesen Worten einem Gefühl Ausdruck, das viele der von uns befragten Frauen offenkundig teilen. Es führt nun einmal kein Weg daran vorbei – das Vorspiel ist eins der wenigen Dinge, wo weniger ausnahmsweise *nicht* mehr ist. »Es dauert so lange, wie es eben dauert«, meint Bryn (41, Sekretärin).

Sie fragen sich jetzt sicherlich, woher Sie wissen sollen, dass Sie sich lange genug abgemüht haben, nicht wahr? Dann beobachten Sie Ihre Partnerin bitte eingehend und hören Sie genau hin. Das Vorspiel sollte »so lange dauern, bis eine Frau bereit ist für den nächsten Schritt – und das wird sie ihrem Partner schon deutlich machen«, meint Julie (43, Künstlerin/Schriftstellerin). »Eine Frau sollte man so weit bringen, dass sie um den nächsten Schritt bettelt«, erklärt Troy (29, Anwältin). Cari (26, Verwaltungsassistentin) präzisiert das noch ein wenig: »Ein Mann sollte so lange mit dem Vorspiel weitermachen, bis ich mich von selbst auf ihn stürze. Ich will bestimmen, wann es so weit ist.«

Doch keine Angst: Sie brauchen sich gewiss nicht stundenlang ohne Pause mit ihr zu beschäftigen, ohne für die Mühen letztendlich belohnt zu werden (hoffen wir zumindest). Wenn man das Vorspiel ausdehnt, »dann will eine Frau einen Mann garantiert nur noch mehr«, behauptet Katia (34, leitende Angestellte). Also nehmen Sie sich bitte Zeit. Ziehen Sie das Vorspiel in die Länge. Ähnlich drückt es auch Rose (30, Lehrerin) aus: »Ich wünschte, die Männer wüssten, dass es meine Lust ganz einfach umso mehr steigert, je länger es dauert.« Selbst eine Frau, mit der Sie vielleicht schon mehrere Jahre zusammen sind, braucht womöglich noch eine gewisse Anlaufzeit. »Je länger es dauert, desto schärfer werde ich«, meint Blair (27, Anwältin). »Und bitte beherzigt das nicht nur zu Beginn einer Beziehung. Selbst nach zwei Jahren sollte das Vorspiel noch eine scharfe und sexy Angelegenheit sein und nicht nur Mittel zum Zweck.« (Wir, die Autorinnen, sind der Ansicht, dass dies für die gesamte Dauer der Beziehung gilt, nicht nur für die ersten zwei Jahre!)

Wenn man das Vorspiel nicht beschleunigen darf, was soll man dann die ganze Zeit tun? Einige Frauen geben konkrete Anweisungen, wie sich das Vorspiel gestalten lässt, damit Spaß garantiert ist:

»Langsame, neckische Berührungen sind das Beste!« – *Richelle (47, Anwältin)*

»Berührt uns nur ganz leicht und zärtlich. Und bitte keine zu fahrigen Bewegungen oder ungeduldiges Verhalten.« – *Maureen (45, Archäologin)*

»Es macht einfach Spaß! Wenn es lange und ausdauernd ist, dann finde ich das Vorspiel einfach großartig. Ein Mann sollte sich bloß nie gelangweilt zeigen oder es schnell hinter sich bringen wollen.« – *Helena (39, Professorin)*

»Lasst euch Zeit, aber haltet euch nicht allzu lange an einer Körperstelle auf.« – *Esra (keine Angaben zu Alter/Beruf)*

»Genießt die Entdeckungsreise! Das beste Vorspiel, das ich persönlich erlebt habe, war mit einem Mann, der mich vom Kopf bis zu den Zehen mit Küssen bedeckte.« – *Karen (35, Studentin)*

»Es muss keine kontinuierliche Steigerung bis hin zum Sex sein. Erregung, die anschwillt und dann wieder abebbt, um dann wieder anzusteigen, ist mir am allerliebsten.« – *Teresa (33, Verkäuferin)*

»Entspannt euch und lasst euch Zeit! Härter und schneller heißt nicht, dass ich so schneller zum Orgasmus komme. Macht ein bisschen langsamer, und seid ein wenig zärtlicher.« – *Lulu (35, Strafverteidigerin)*

»Nehmt euch ein wenig Zeit dafür, und tut es mit Interesse – *nein, besser noch mit Begeisterung!« – Helen (48, Geschäftsführerin)*

Sie haben jetzt bestimmt verstanden, worum es geht. Übrigens: Wenn Sie erst einmal beim Vorspiel angelangt sind, besteht kein Grund zur Hetze, denn dann ist das Ergebnis normalerweise klar. So sagt Leslie (30, Volkswirtschaftlerin): »Bitte keine Eile. Ich laufe ja nicht weg.«

Manchmal ist ein Quickie in Ordnung

Nachdem wir Ihnen nun eingetrichtert haben, dass man beim Vorspiel nichts überstürzen sollte, müssen wir diese Aussage ein bisschen präzisieren: Das Vorspiel muss nicht stundenlang dauern, denn es gibt durchaus Frauen, die es vorziehen, wenn es gleich zur Sache geht. Wer hegt keine zärtlichen Erinnerungen an einen einfachen morgendlichen Abschiedskuss, aus dem ein leidenschaftliches Intermezzo im Stehen wurde? So sagt beispielsweise Heidi (25, Vorstandsassistentin): »Manchmal bevorzuge ich ein ausgiebiges Vorspiel – und manchmal ist es sogar besser als der anschließende Sex. Doch es gibt auch Gelegenheiten, da würde ich es am liebsten überspringen und ihm gern sofort die Kleider vom Leib reißen, um einen Quickie mit ihm hinzulegen!« Michelle (36, Managementberaterin) stimmt dem zu und bemerkt zudem, dass ein Mann einer Frau vertrauen sollte, wenn sie ihn bittet, das Vorspiel wegzulassen: »Auch wenn ich ein gutes Vorspiel toll finde, ist ein Quickie hin und wieder auch völlig in Ordnung! Und wenn ich das sage, dann meine ich es auch so!«

Auch wenn Frauen eine gewisse Aufwärmphase benötigen, reicht oft schon ein kurzes Vorspiel. »Ich steh auf das Vorspiel, aber manchmal scheinen die Kerle zu denken, es müsste Stunden dauern«, klagt Matilda (32, Apothekerin). »Es gibt einfach Situationen, da will man es *sofort,* ohne langes Rumgetue.« Shannon (40, Reisebuchautorin) meint: »Wenn ich bereit bin, dann bin ich bereit«, wohingegen Brooke (keine Angabe von Alter/Beruf) den Männern ins Gedächtnis ruft: »Wir müssen nicht unbedingt schon dreimal gekommen sein, ehe es an den eigentlichen Sex geht!«

Auch wenn das Vorspiel unverzichtbar ist, stellt es für viele Frauen dennoch nur »den kleinen Appetitanreger« dar, wie Paula (55, keine Angaben zum Beruf) es ausdrückt. »Manchmal ist es schon das beste Vorspiel, wenn er mir die Kleider vom Leib reißt!«, so Destiny (keine Angaben zu Alter/Beruf).

Nicht direkt auf die Genitalien stürzen

Wenn Sie Ihrer Partnerin einheizen wollen, dann langen Sie ihr nicht gleich als Erstes an die Brüste und in den Schritt. Der kluge Liebhaber weiß genau, wie man eine Frau reizt und erregt. Man sollte ihren Körper mit Berührungen liebkosen, und zwar überall, »bevor man sich an die besten Stücke heranmacht«, so Paris (24, Wissenschaftlerin). Es gilt, mit Sarahs (47, Anwältin) Worten, »sich einige Zeit oberhalb der Gürtellinie aufzuhalten«. Der gesamte weibliche Körper, so sagt man, ist eine einzige erogene Zone – und das schließt auch den Bereich zwischen den Ohren mit ein, sprich das Gehirn. Also seien Sie kreativ, und gehen Sie auf Entdeckungsreise. Stellen Sie die Genitalien dabei *ganz hinten* an, bis Ihre Partnerin es früher oder später gar nicht mehr erwarten kann, dass Sie sie endlich dort berühren.

»Frauen sind nicht wie Rennautos – sie schaffen es nicht von null auf hundert in nur zehn Sekunden«, erklärt Roxanne (45, Autorin). »Also nehmt euch etwas Zeit und heizt uns erst mal kräftig ein. Muss ja nicht Stunden dauern. Stürzt euch aber bloß nicht sofort zwischen unsere Beine, um erst hinterher auch andere Körperregionen (inklusive Gehirn) zu berücksichtigen.«

Im Folgenden noch ein paar ganz konkrete Tipps von unseren Umfrageteilnehmerinnen:

> »Ein Mann sollte mit ganz sanften, zärtlichen Berührungen am ganzen Körper beginnen. Wo er seine Hände hinwandern lässt, sollte eine Überraschung für mich sein. Aber er soll mir bloß nicht gleich die Finger ins Höschen stecken.« – *Abbey (30, Designerin)*

»Er soll mich überall berühren, nicht nur an einer Stelle, und auf keinen Fall denken ›So, jetzt hab ich ihre Brüste geküsst, das wäre erledigt, Zeit für richtigen Sex!‹« – *Carrie (28, Unternehmerin)*

»Stürzt euch nicht direkt auf die Brustwarzen oder die Klitoris. Wenn man mich eine Zeit lang stimuliert, steigert das bei mir die Erregung, aber wenn man mich direkt an den Liebesknospen anfasst, stört mich das!« – *Inara (46, Autorin)*

Wie bereits erwähnt, kommt Ihnen ein ausgedehntes Vorspiel selbst nur zugute. »Männer sollten eine Frau viel mehr auf die Folter spannen und sie reizen«, meint Summer (27, Werbekauffrau). »Wenn sie mich überall berühren und die offensichtlichen erogenen Zonen so lange wie möglich umgehen würden, dann würde mich allein die Vorfreude darauf immens erregen.«

Scarlet (34, Köchin) formuliert es folgendermaßen: »Je langsamer und ausdauernder ein Mann mich berührt (statt sich direkt auf meinen Schritt zu stürzen), desto erregter werden wir beide, und desto höher ist die Wahrscheinlichkeit, dass das Ganze noch weitergeht.«

Zärtlichkeit ist Trumpf

Wie sollten Sie den Körper einer Frau also berühren?
Ganz einfach: Seien Sie zärtlich. Leidenschaft ist nichts
Schlimmes, aber man sollte auf keinen Fall zu grob werden oder sich gefühllos zeigen. Die Brüste dürfen nicht
wie »die Knöpfe an einem Flipperautomaten« traktiert
werden (wie es ein Mann einmal bei Jackie, 50, Künstlerin
gemacht hat), und man sollte die Brustwarzen auch nicht
mit »den Senderknöpfen an einem Radio« verwechseln
(eine eher schmerzhafte Erinnerung für Inara, 46, Autorin). Wenn Sie sich in ihre südlicheren Gefilde begeben,
sollte Sie immer Lulas (30, Bibliothekarin) warnende Worte im Hinterkopf behalten: »Die Klitoris ist extrem empfindlich, und wenn ein Mann sich direkt darauf stürzt,
dann tut das verdammt noch mal weh! Also fangt bitte
langsam und zärtlich an.«

Die meisten Frauen sehnen sich während des Vorspiels
nach sanften Berührungen am ganzen Körper – und das
erscheint auch logisch, schließlich ist die Haut das größte
Organ des Menschen. Deshalb rät Elizabeth (28, Werbeverkaufsmanagerin) Folgendes: »Ein Mann sollte nie damit aufhören, mich zu berühren. Denn die Haut der Frau
ist wahnsinnig empfindsam.«

»Mit zärtlichen Berührungen kommt man bei mir am
weitesten«, meint Violet (40, Wissenschaftlerin), aber dabei
sollte ein Mann nie die Frau selbst aus den Augen verlieren.
Denn Frauen haben einen sechsten Sinn, wenn es darum

geht, egoistisches Verhalten zu entlarven. »Ein Mann sollte mich berühren, weil er will, dass ich mich gut fühle«, sagt Ava (keine Angaben zu Alter/Beruf), »und nicht nur, weil er selbst diesen Teil meines Körpers anfassen will.«

Wichtig ist in diesem Zusammenhang auch, dass zärtliche Berührungen das Vertrauen bei der Partnerin festigen. Dies ist nicht der Fall, wenn sie sich die ganze Zeit gegen frontale Angriffe verteidigen muss. »Eine Frau sollte man nicht nur in Erregung versetzen, man sollte unbedingt auch erst mal ihr Vertrauen gewinnen«, erklärt Keite (31, Bürochefin).

Seien Sie kreativ

Abwechslung ist die Würze des Lebens, sagt ein amerikanisches Sprichwort – und das gilt auch für das Vorspiel. Eine Frau zu erregen funktioniert nicht nach dem Prinzip »Malen nach Zahlen«, wie Erika (50, Autorin/Lehrerin) es ausdrückt. Daher sollte man immer wieder die Routine durchbrechen und Neues ausprobieren. Weichen Sie ruhig einmal ab von den üblichen Tricks, von denen Sie genau wissen, dass sie Ihre Partnerin antörnen, auch wenn natürlich nichts dagegen spricht, dass Sie dieses Ass »als krönenden Abschluss« aus dem Ärmel schütteln, wie Dawn (29, PR-Angestellte) meint. Scheuen Sie sich aber nie vor Neuem. »Es macht viel mehr Spaß, wenn man nicht immer nur das Gleiche in derselben Reihenfolge macht«, bemerkt Mae (31, Doktorandin). Vanessa (35, Verwaltungsangestellte) fügt hinzu: »Es frustriert mich, wenn irgendwann alles vorhersehbar ist.«

Zudem ist es sehr wahrscheinlich, dass das, was Ihre Partnerin antörnt, sich abhängig von verschiedenen Faktoren immer wieder verändert. »Mich machen immer wieder neue Dinge an«, meint Sara (30, Ingenieurin). »Manchmal wirken bei mir anzügliche Worte am besten. Dann sind es wieder Rückenmassagen. Manchmal passiert es, wenn er mir die Füße massiert und sich dann weiter nach oben arbeitet. Bisweilen ist es das beste Vorspiel, wenn wir uns einfach nur tief in die Augen sehen. Und hin und wieder darf es ruhig auch ein bisschen rauer und vulgär zugehen.«

Wie also sieht die optimale Mischung aus, was das Vorspiel betrifft? Wir wissen, dass Männer in der Regel stolz sind auf ihren kleinen Freund, aber jeder Mann sollte wenigstens ein Mal eine Stunde lang Sex mit einer Frau gehabt haben, *ohne* dass der Penis involviert ist. Was würden Sie dann tun? Worauf würden Sie sich konzentrieren? Lassen Sie sich etwas einfallen! An dieser Stelle kann man beispielsweise Spielzeug für Erwachsene zum Einsatz bringen. »Beim Vorspiel geht man davon aus, dass die Penetration das Ziel ist«, sagt Annette (44, Managerin). »Aber so ist es nicht immer. Denn zwei Frauen können sich ja auch gegenseitig wunderbar befriedigen, ganz ohne einen Penis.«

Ganz gleich, was Sie tun, achten Sie immer auf Hinweise Ihrer Partnerin. »Wenn wir einem Mann signalisieren, dass uns das, was er tut, nichts gibt, dann darf er daraus nicht schließen, dass er denselben Punkt nur mit noch mehr Kraft und Ausdauer bearbeiten soll«, rät Carissa (34, Kommunikationsberaterin). »Dann hört er am besten auf und versucht es mit was anderem.«

Zuhören und lernen

Das bringt uns zu unserer nächsten Empfehlung: Achten Sie während des Vorspiels ganz genau auf die Signale Ihrer Partnerin, sowohl auf verbale als auch auf nonverbale. »Wir machen ständig deutlich, was uns gefällt und was nicht«, sagt Ulla (29, Schauspielerin). Doch anscheinend sind Männer für diese Hinweise bisweilen völlig unempfänglich. »Manchmal haben die Jungs echt kein Gespür für ein solches Feedback – dann kommt es einem fast so vor, als wäre man gar nicht anwesend«, sagt Hailey (keine Angaben zu Alter/Beruf).

Ihre Fähigkeiten, die Gedanken Ihrer Partnerin zu lesen, sind leider ein bisschen eingerostet? Dann halten Sie sich an Jennifers (34, Mitarbeiterin einer Non-Profit-Organisation) Rat: »Hört einer Frau genau zu, und achtet darauf, was ihr gefällt (entweder wenn sie es explizit sagt oder anhand sonstiger verbaler Äußerungen), und wenn nicht ganz klar wird, was sie euch sagen will, dann fragt sie einfach direkt, was sie mag.«

Genießen Sie es

Alle Tipps und Techniken der Welt können nicht helfen, wenn ein Mann selbst keinen Spaß am Vorspiel hat. (Doch wenn man danach geht, was die Recherchen zu *Was Männer im Bett wirklich wollen* ergeben haben, dann ist das nur bei den wenigsten der Fall). Wenn ein Mann nur bestimmte Tagesordnungspunkte abarbeitet oder das Vorspiel als eine unangenehme Pflicht empfindet, bringt es auch der Frau nichts. Immer wieder gaben die von uns befragten Frauen an, dass sie sich Sexualpartner wünschen, die Spaß an der Sache haben und sich mit Vergnügen der Kunst des gepflegten Verführens widmen. »Je mehr ein Mann sich für uns und unseren Körper interessiert, desto schneller kommen wir auf Touren«, meint Ilea (24, Versicherungsangestellte). Tatsächlich fällt dabei immer wieder das Wort »Spaß«. »Die Sache sollte nicht so furchtbar ernst genommen werden«, meint Jyllian (44, Ingenieurin/Mutter). »Gemeinsam zu lachen bewirkt manchmal Wunder.«

Jenny (28, Sprechstundenhilfe) bringt es auf den Punkt: »In der Bezeichnung ›Vorspiel‹ steckt nicht umsonst das Wort ›Spiel‹ mit drin. Spiel und Spaß an der Sache schafft bei mir Vertrauen, dann bin ich normalerweise später eher bereit, auch Experimente zu wagen.«

Welche Art von Vorspiel törnt Frauen am meisten an?

Widmen wir uns nun dem Wesentlichen: Wie bringt man eine Frau am besten auf Touren? (Natürlich immer eingedenk der Tatsache, dass jede Frau individuell ist.)

Konzentrieren Sie sich auf ihr Gehirn

Auch wenn es *Ihnen* vielleicht sehr viel gibt, törnt es eine Frau nicht unbedingt an, wenn man ihr einfach nur die Kleider herunterreißt. Oft hängt der Grad ihrer Erregung von gewissen psychologischen Faktoren ab: wie wohl sie sich mit einem Mann fühlt, ob sie einen guten oder schlechten Tag in der Arbeit hatte, ob sie müde ist. Beinahe 28 Prozent der Frauen gaben an, dass die Art von Vorspiel, die sie am schnellsten in Erregung versetzt, absolut von ihrer momentanen Stimmung und der jeweiligen Situation abhängt. Des Weiteren nannten 23 Prozent das »mentale Vorspiel« als die zuverlässigste Art, sie in Fahrt zu bringen. Das Vorspiel »muss nicht immer rein körperlicher Natur sein«, meint Alicia (keine Angaben zu Alter/Beruf). »Manchmal macht es mich viel mehr an, wenn man meine Fantasie anregt.«

Für viele Frauen bedeutet ein mentales Vorspiel Flirten und diverse Arten von anzüglichen Gesprächen. »Es gefällt uns manchmal sogar, wenn ihr schmutzige Dinge sagt«, meint Hester (37, Meeresbiologin); andere wiederum regt Nähe an und Übereinstimmung auf intellektueller Ebene. Einige Frauen gaben ganz konkrete Anweisungen, wie so ein mentales Vorspiel auszusehen hat:

»Ein geistiger Schlagabtausch? Ein mentales Kräftemessen? Für mich das beste Vorspiel.« – *Daisy (40, Hausfrau/Mutter)*

»Ein Gespräch, bei dem man das Gefühl hat, dass man sich echt richtig gut versteht und denkt ›Ja, genau!‹, nur dass man sich zugleich zum Gesprächspartner hingezogen fühlt und gern mit ihm flirtet.« – *Rachel (45, Unternehmerin)*

»Wenn ein Mann mich will, dann muss er mich das spüren lassen.« – *Francesca (39, Erzieherin)*

»Ich muss das Gefühl haben, dass ich etwas Besonderes bin und dass er mich begehrt.« – *Michelle (44, Hausfrau/Mutter)*

»Zuerst muss man mich geistig ansprechen. Am besten ist es, wenn er mir das Gefühl gibt, dass er mich echt will und dass er in meiner Gegenwart seine Gefühle nicht mehr unter Kontrolle hat.« – *Allison (keine Angaben zu Alter/Beruf)*

»Bei mir stehen die Genitalien nicht im Mittelpunkt. Ich bevorzuge eher ein mentales Vorspiel.« – *Emily (30, Anwältin)*

»Das Gehirn ist das erotischste Organ der Frau.« – *Murphy (60, Künstlerin)*

»Der Geist ist wichtiger als der Körper.« – *Beth (43, Designerin)*

Welche taktischen Fehler sollte ein Mann in diesem Bereich unbedingt vermeiden? Er sollte nicht erst damit beginnen, den Intellekt einer Frau anzusprechen, wenn er bereits mit ihr zwischen den Laken liegt. »Ich befürchte, die Männer unterschätzen die Bedeutung des mentalen Vorspiels«, meint Sunny (36, Projektmanagerin). »Oder ihnen ist nicht klar, dass diese Art von Vorspiel schon *lange* vor dem eigentlichen Akt beginnt, mit sexy E-Mails während der Arbeit zum Beispiel.«

Michelle (35, Projektmanagerin) ist ebenfalls dieser Meinung. »Es kann schon Stunden vorher mit einem Blick beginnen, einer sanften Berührung oder ein paar ins Ohr geflüsterten Worten«, sagt sie.

Noch ein guter Tipp zum Abschluss: Achten Sie darauf, dass diese geflüsterten Worte romantischer Natur sind. Sylvia (48, Marketingbeauftragte) ruft den Männern ins Gedächtnis, dass es kein heißes mentales Vorspiel ist,

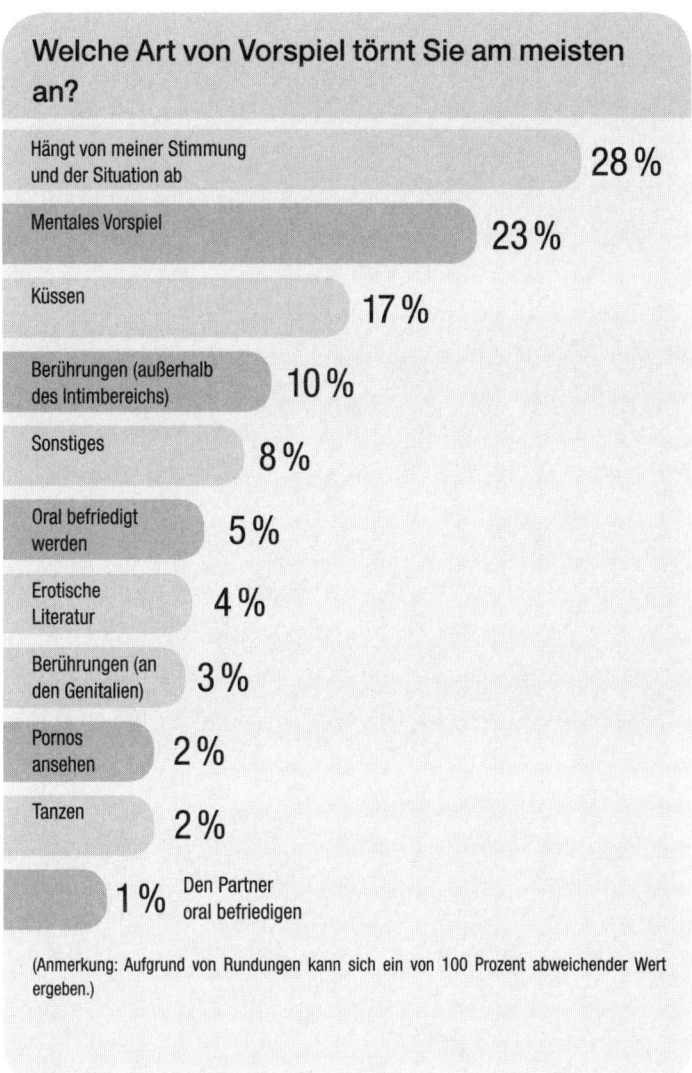

Welche Art von Vorspiel törnt Sie am meisten an?

Hängt von meiner Stimmung und der Situation ab — 28 %

Mentales Vorspiel — 23 %

Küssen — 17 %

Berührungen (außerhalb des Intimbereichs) — 10 %

Sonstiges — 8 %

Oral befriedigt werden — 5 %

Erotische Literatur — 4 %

Berührungen (an den Genitalien) — 3 %

Pornos ansehen — 2 %

Tanzen — 2 %

1 % — Den Partner oral befriedigen

(Anmerkung: Aufgrund von Rundungen kann sich ein von 100 Prozent abweichender Wert ergeben.)

»wenn er mir sagt, dass wir uns ganz schnell ausziehen müssen, weil das letzte Mal ja schon zwei Wochen her ist. Danke, Mr Terminplan.«

Küssen will gelernt sein

Wie man küsst, sagt viel darüber aus, was für ein Mensch und wie man als Liebhaber ist. Frauen gehen normalerweise davon aus, dass ein schlechter Küsser auch schlecht im Bett ist. Andererseits erhöht ein Mann, der gut küsst, die Chance, dass er bei einer Frau die nächste Ebene erreicht. Vielleicht liegt es daran, dass 17 Prozent der an unserer Umfrage Beteiligten angeben, Küssen sei ihr liebstes Vorspiel. Dies scheint auch noch zu gelten, wenn man sich in einer langjährigen Beziehung befindet. Der klügste Kommentar zu diesem Thema kommt von Caroline (29, Lehrerin): »Knutschen ist eine Kunst, die leider allzu oft in Vergessenheit gerät, sobald man das erste Mal Sex miteinander hatte. Verzichtet nicht darauf. Küssen hält nämlich jung, steigert die Vorfreude und gibt uns die Zeit, so richtig in Fahrt zu kommen.«

Wie werden die Frauen gern geküsst? Ähnlich wie man sich nicht direkt auf die Genitalien stürzen sollte, gilt auch beim Küssen, dass man nicht gleich mit weit aufgerissenem Mund und herausgestreckter Zunge auf die Herzdame zusteuern soll. (Was für ein Graus!) Man fängt am besten ganz langsam und zärtlich an und steigert sich dann nach und nach. Zunächst erforscht man mit der Zunge den Mund der Partnerin; man sollte ihr so zu verstehen geben, auf welche Art und Weise man gern mit ihr schlafen möchte. Man sollte sich mittels seiner Küsse verständigen und der Partnerin zeigen, wer man ist. Tatsächlich bevorzugen 61 Prozent der Befragten Küsse, die tief und ausdauernd sind. »Ich könnte stundenlang küssen«, meint Judy (36, Lehrerin). An zweiter Stelle erst kamen zärtliche Küsse, gefolgt von »kurzen, liebevollen« Küssen (obwohl eine von uns Autorinnen, die kurzzeitig einmal mit einem Mann zusammen war, der sich weigerte, seine Lippen beim Küssen zu öffnen, dies ganz weit hinten anstellen würde), aber auch »fordernde« Küsse sind durchaus in Ordnung.

Welche Küsse sind am wenigsten gefragt? 73 Prozent gaben in unserer Umfrage an, sie stünden ganz und gar nicht auf feuchte, schlabberige Küsse. Behalten Sie Ihren Speichel also besser in Ihrem Mund, und verteilen Sie ihn nicht auf dem Gesicht Ihrer Partnerin. Um das Ganze noch einmal zusammenzufassen: Konzentrieren Sie sich auf den tiefen, ausdauernden Kuss, und vergessen Sie feuchtes Geschlabber und Gesabber.

Die Macht der Berührung

Wenn Sie ein heißes Vorspiel wollen, dann können wir Ihnen nur wärmstens ans Herz legen, dass Sie Ihre Partnerin ausgiebig berühren. Und mit »berühren« ist nicht der Griff in ihren Intimbereich gemeint – denn nur 2,6 Prozent der Frauen geben an, dass Berührungen an den Genitalien zu ihren Vorspielfavoriten zählen. Stattdessen sollten Sie Ihre Partnerin am gesamten Körper zärtlich streicheln, und zwar vom Scheitel bis zur Sohle. Streichen Sie mit den Fingern sanft an ihrem Arm auf und ab. Küssen Sie sie in der Nackenbeuge. Umarmen Sie sie ganz fest, und lassen Sie sie die Wärme Ihres Körpers spüren.

Cari (26, Verwaltungsassistentin) nennt als ihr liebstes Vorspiel »zufällige Berührungen wie Umarmungen, Küsse in den Nacken, wenn er die Arme um mich schlingt oder meine Hand hält«. Andere Frauen wiederum stehen auf ganz spezifische Formen der Berührung: Arianna (33, Hausfrau) gibt an, sie liebe es, wenn man ihre »Fußsohlen ganz sanft berührt, gerade so, dass es nicht kitzelt«. Das ist nicht überraschend, denn in den Zehen und den Fußsohlen bündeln sich unzählige Nervenenden.

Selbstverständlich wird es Sie auch nicht überraschen, dass Frauen eine Massage als exzellentes Vorspiel zum Sex betrachten. (Vielleicht weil man so eine gute Entschuldigung hat, sich seiner Kleider zu entledigen, etwas, was auch eine der Autorinnen dieses Buchs in düsterer Vorzeit zu ihrem Vorteil zu nutzen wusste. Heutzutage allerdings würde diese Autorin lieber jemanden für eine Massage bezahlen, nur damit sie kein schlechtes Gewissen haben muss, wenn sie dabei einschläft.) Doch das ist nicht immer so. Einige Frauen können es partout nicht ausstehen, wenn man sie massiert. So wie Bryn (41, Sekretärin), die erzählt: »Mein Mann ist von Beruf Masseur, weshalb Massagen für mich ein absoluter Abtörner sind, weil ich dabei an seine Patienten denken muss. Trotzdem spüre ich gern männliche Hände auf mir, ich mag es, wenn man mich am Nacken, am Hals, am Haar, den Schultern und den Brüsten berührt.«

Aber denken Sie jetzt bitte nicht, dass sexuelle Berührungen beim Vorspiel grundsätzlich auf dem Index stehen. Einige Frauen gaben nämlich an, dass sie Berührungen mögen, die zu Oralsex führen (und zwar in empfangender Position). Das vorherrschende Gefühl aber ist, dass Männer ihre Fähigkeiten in puncto Handarbeit ruhig ein wenig verbessern könnten. »Ein Mann sollte fähig sein, mich mit der Hand zu befriedigen«, meint January (47, Rechtsanwaltsgehilfin), während Nana (37, Marketingmanagerin) sich wünscht, dass ein Mann »öfter mal beim Vorspiel meine Klitoris stimulieren sollte, während er mich küsst«. Wenn Sie es damit versuchen möchten, verzichten Sie dabei auf blindes Herumtasten. »Männer sollten viel mehr Bücher darüber lesen, wie man eine Frau befriedigt – ernsthaft«, sagt Paige (keine Angaben zu Alter/Beruf). »Es gibt gewisse Dinge, die man wissen sollte, wo der G-Punkt ist oder die Klitoris beispielsweise.«

Vergessen sollte man auch nicht, einer Frau mittels Berührungen mitzuteilen, wie sehr man sie begehrt. Heidi (25, Vorstandsassistentin) erklärt, dass ihre Motoren erst so richtig auf Touren kommen, »wenn ein Mann mich heftig küsst, die Hände nicht mehr von mir lassen kann und mir die Kleider vom Leib reißen will!«

Oralsex ist auch Sex

Nur rund fünf Prozent der Teilnehmerinnen an unserer Befragung geben an, Oralsex sei das Vorspiel, das sie am schärfsten mache. Das liegt vermutlich daran, dass für viele Frauen der Cunnilingus (und in geringerem Maße auch Fellatio) für sich allein schon als Hauptakt gelten kann und nicht als reine Aufwärmübung. So sagt zum Beispiel Annette (44, Managerin): »Es kommt ganz auf die Situation an, aber beim ›Vorspiel‹ wird oft der Geschlechtsverkehr als ultimativer Akt angesehen. Das sollte aber nicht so sein. Für mich ist auch Oralsex, egal, ob man mich oral befriedigt oder ich meinen Partner, *richtiger* Sex.«

Falls Sie Ihre Partnerin mit Oralsex einstimmen wollen, dann sollten Sie auch wissen, wie man das macht (konkrete Tipps unserer Umfrageteilnehmerinnen finden Sie im Kapitel »Oralsex«, S. 105 ff.) Annie (62, Schriftstellerin) findet: »Alle Männer sollten lernen, wie Cunnilingus geht, damit es sich für die Frau richtig gut anfühlt und sie vor dem Geschlechtsverkehr zum Orgasmus kommt. Mein erster Ehemann hat es immer zu fest gemacht; mein zweiter Ehemann mochte es offensichtlich überhaupt nicht. Dazwischen hatte ich ein paar echte Experten, aber die waren sehr selten. Schade.«

Haushaltspflichten

Unterschätzen Sie nicht das erotische Potenzial so mancher als lästig empfundenen Aufgabe im Haushalt. Helfen Sie Ihrer Partnerin bei diesen Pflichten, dann werden Sie reichlich dafür entlohnt – mit sexueller Hingabe. Falls Sie der Meinung sind, Sie tragen sowieso schon ausreichend bei, dann denken Sie noch einmal darüber nach. Denn unzähligen Umfragen zufolge reicht das lange noch nicht. Die Worte von Stacey (33, Marketingexpertin) sagen alles: »Für mich als Mutter zählt all das zum Vorspiel, was mich entlastet. Wenn ich nach Hause komme, und er hat die Wäsche gemacht oder übernimmt das Kochen oder bietet an, unseren Sohn zu baden und ins Bett zu bringen, dann wird er davon profitieren, weil ich am Ende nicht so müde und erschöpft bin. Aber leider verstehen das die wenigsten Männer!«

Roxy (31, Verwaltungsangestellte) sagt es noch deutlicher: »Das hat nichts mit Kaugummi zu tun. Also bitte nicht drauf rumkauen.«

Entdecken Sie den weiblichen Körper: die erogenen Zonen der Frau

Bei dem Wort »erogen« denken die meisten Männer natürlich sofort an die Genitalien. Doch wir möchten Sie darüber aufklären, dass die tatsächliche Definition von »erogen« – »leicht erregbar, reizbar« – nichts mit Penissen und Vaginen zu tun hat, und das eröffnet uns eine ganz neue Dimension von Möglichkeiten! Brauchen Sie Beispiele? Dann sehen Sie sich die folgenden beliebtesten (nichtgenitalen) erogenen Zonen an.

Das Gesicht

Ganz oben auf der Liste steht das Gesicht – und das beschränkt sich nicht nur auf die Lippen. »Ich mag es, wenn man meine Stirn mit sanften Küssen bedeckt, weil ich normalerweise kleiner bin als mein Partner«, sagt Carrie (28, Unternehmerin). »Ich liebe es, wenn er sich herunterbeugt und mir einen kurzen, zärtlichen Kuss auf die Stirn drückt. Dann fühle ich mich wie eine kleine Prinzessin.«

Der Nacken

Gleich an zweiter Stelle folgt der Nacken, den Sunny (36, Projektmanagerin) »mit Abstand« als ihre liebste erogene Zone bezeichnet. Annette (44, Managerin) schwärmt, dass »ein etwas heftigeres Küssen oder ein Knabbern am Nacken beim Sex« einfach unglaublich ist.

Die Brüste

Den dritten Platz nehmen die Brüste ein. »Beim leidenschaftlichen Küssen stehen meinem Partner noch zwei Startknöpfe zur Verfügung: meine linke und meine rechte Brust«, sagt Casi (keine Angaben zu Alter/Beruf). Wir waren ein wenig überrascht, dass die Brüste noch vor den Lippen und dem Mund kommen, obwohl doch so viele Frauen angeben, Küssen sei ihre liebste Form des Vorspiels. Allerdings lässt sich das ganz leicht erklären: Die Brüste einer Frau – und insbesondere die Brustwarzen – sind vollgepackt mit Nervenenden. »Meine Brüste sind im Allgemeinen nicht so empfindlich, aber meine Brustwarzen sind es, vor allem wenn man durch Beißen oder Pressen Druck ausübt«, meint Jennifer (34, Mitarbeiterin einer Non-Profit-Organisation).

Wenn die Brustwarzen stimuliert werden und dies zu Erregung führt, wird im Körper ein Hormon namens Oxytocin freigesetzt. Diese wundervolle chemische Substanz wird auch als »Kuschelhormon« bezeichnet, weil sie auch beim Stillen freigesetzt wird, wo es zur Festigung der Mutter-Kind-Bindung beiträgt.

Andere weibliche erogene Zonen

Es würde Sie überraschen, wie viele von diesen Hotspots man findet, wenn man den weiblichen Körper von oben bis unten betrachtet. Die Frauen in unserer Umfrage nannten das Schlüsselbein (»O ja!« – Karen, 35, Studentin), den unteren Rücken (»Überraschend empfindlich.« – Beth, 43, Designerin), den Oberarm kurz vor der Achselhöhle, die Innenseite des Ellbogens, die zarte Haut an der Innenseite des Unterarms, die Hände und natürlich die Füße (»Eine kräftige Fußmassage ist ein gutes Vorspiel.« – Marisol, 66, Schriftstellerin). Einige Frauen nannten auch die Kniekehlen, und tatsächlich ist die Haut hier dünner, die Nerven liegen näher an der Oberfläche und können so leichter stimuliert werden.

Fragen Sie sich jetzt, wo bei Ihrer Partnerin die empfindsamsten Punkte liegen? Wenn Sie sich nicht sicher sind, dann fragen Sie sie einfach. Sie liegen aber auf gar keinen Fall falsch, wenn man Sie sich dem gesamten Körper Ihrer Partnerin widmet. Ob sie nun auf »feste, aber zärtliche« Berührungen steht wie Elizabeth (54, Schauspielerin) oder auf leichte Streicheleinheiten (»Probiert es aus, Jungs!« – Grape, 32, Model/Schauspielerin), eins steht fest: Frauen werden gern berührt. »Ich werde am liebsten die meiste Zeit gestreichelt, und zwar am besten fast überall am ganzen Körper«, meint Inara (46, Autorin). Dabei dürfen Sie ruhig kreativ werden: »Manchmal ist eine Überraschung besser als das, was ich normalerweise vorziehe«, rät Ginger (38, Projektmanagerin).

Das letzte – und überzeugendste – Wort zum Thema Berührungen und erogene Zonen wollen wir Helena (39, Professorin) überlassen: »Ich finde, unerwartete Berührungen am ganzen Körper sind der beste und umfassendste Antörner«, sagt sie. »Ich liebe es, nackt mit jemandem zusammen zu sein, dem ich vertraue und zu dem ich mich hingezogen fühle, und sich gegenseitig überall zu berühren.«

Darauf sollten Sie beim Vorspiel verzichten

Wir haben Sie hoffentlich inzwischen davon überzeugen können, dass es sich lohnt, ein wenig Zeit und Energie auf das Vorspiel zu verwenden. Allerdings gibt es gewisse Fehler, die es dabei zu vermeiden gilt, wenn Sie Ihre Partnerin in Stimmung bringen wollen.

Zunächst einmal sollten Sie einen Blick auf das Schaubild auf S. 54 werfen. Denn jeder dieser Fehltritte könnte bewirken, dass Ihre Partnerin sofort Reißaus nimmt. Tatsächlich sind für viele Frauen gleich alle genannten Punkte absolute Abtörner. »Wie, ich soll nur einen Punkt nennen?«, meint Bryn (41, Sekretärin). »Jeder einzelne ist ein echter Stimmungstöter: wenn man mich hetzt, wenn er sich gelangweilt oder unbeteiligt zeigt, oder wenn er immer nur dasselbe macht.«

Im Folgenden finden Sie konkrete Hinweise zu den häufigsten Fauxpas beim Vorspiel.

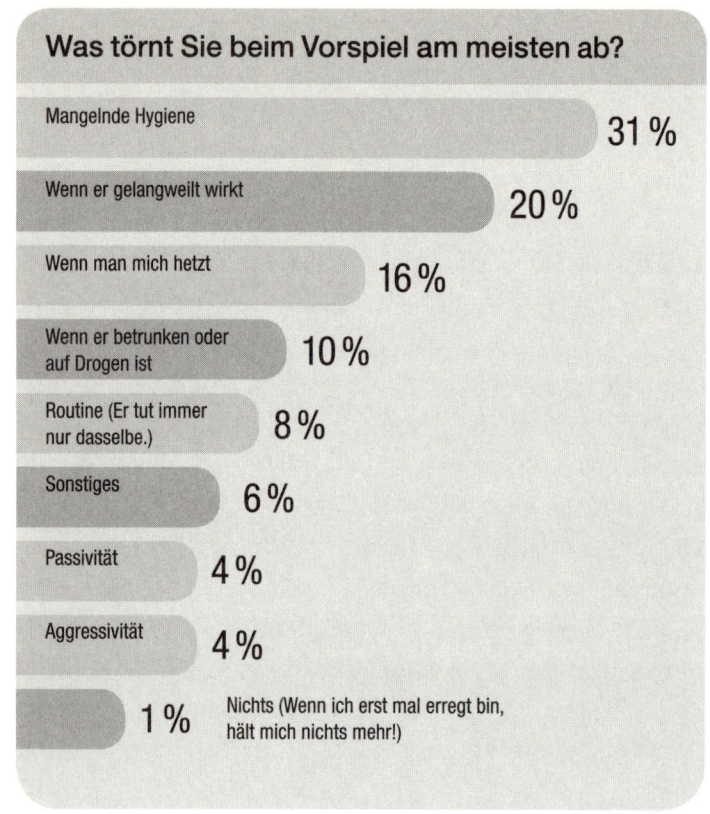

Was törnt Sie beim Vorspiel am meisten ab?

Mangelnde Hygiene — 31 %

Wenn er gelangweilt wirkt — 20 %

Wenn man mich hetzt — 16 %

Wenn er betrunken oder auf Drogen ist — 10 %

Routine (Er tut immer nur dasselbe.) — 8 %

Sonstiges — 6 %

Passivität — 4 %

Aggressivität — 4 %

1 % Nichts (Wenn ich erst mal erregt bin, hält mich nichts mehr!)

Sauber ist sexy

Frauen stehen auf Matthew McConaugheys Muskelpakete, doch falls Sie nicht Matthew McConaughey sind, sollten Sie Abstand nehmen von seiner angeblichen Ablehnung von Deodorants. Wir wollen es ganz offen sagen:

Nichts – und wir meinen wirklich rein gar nichts – törnt eine Frau mehr ab als ein Mann, der stinkt. In unserer Umfrage gaben 31 Prozent (also ein Großteil) mangelnde Hygiene als übelsten Abtörner an.

Wenn Sie also wissen (oder zumindest hoffen), dass Sie mit einer Frau zur Sache kommen werden, dann waschen Sie sich vorher bitte gründlich. »Können wir nicht um Himmels willen alle vorher kurz duschen?«, meint Dawn (42, Hausfrau). Rachel (45, Unternehmerin) sieht es ähnlich: »Wenn ich irgendwelche schlimmen Gerüche in die Nase kriege, igitt!«

Vergessen Sie nie, dass da noch jemand ist

Gelangweilt tun. Die Partnerin hetzen. Ihr das Gefühl geben, als wären ihre Bedürfnisse nicht von Bedeutung. Mit all diesen Fehltritten bringen Sie sich selbst auf die Strafbank. Alex (35, Professorin) törnt es nicht nur ab, es frustriert sie sogar über die Maßen, »wenn ein Mann nicht auf mich eingeht – wenn er mich falsch oder zu fest anpackt, oder wenn er ein Problem damit hat, wenn ich etwas sage«.

Für Heather (31, Sängerin) liegt der größte Abtörner beim Vorspiel darin, »wenn es ihm nur um sich selbst geht und wenn er mich behandelt wie eine Sexpuppe zum Aufblasen.«

Schalten Sie nicht auf Autopilot

Nehmen wir einmal an, Sie haben einen ganz bestimmten Trick drauf, der Ihre Partnerin jedes Mal abheben lässt. Oder Sie sind schon eine Weile mit derselben Frau zusammen und kennen inzwischen ihren Körper und seine Reaktionen in- und auswendig. Nun, sollen wir Ihnen etwas verraten? Irgendwann kommen Sie mit solchen altbewährten Kniffen bei ihr nicht mehr weiter. »Wenn beim Sex Routine einkehrt, törnt mich das ab«, meint Ava (keine Angaben zu Alter/Beruf). »Soll mich das etwa anmachen, wenn er seinen Körper auf mich draufwuchtet?«

Genau wie zu Beginn einer Beziehung, wo alles noch frisch und neu und aufregend ist, sollte man die Partnerin auch später immer wieder überraschen können. Sonst weiß sie bald, »was ich zu erwarten habe, und das langweilt mich«, wie Carissa (34, Kommunikationsberaterin) erklärt. Sehen Sie es doch einmal folgendermaßen: Wissenschaftler betonen immer wieder, dass sich neue Verknüpfungen im Gehirn bilden und es einen jung hält, wenn man immer wieder einen anderen Weg zur Arbeit nimmt. Dasselbe gilt für unsere Lust, also variieren Sie.

Behalten Sie Ihre Vergangenheit für sich

Seraphin (40, Technologiestrategin) gibt an, dass es sie beim Liebesspiel am meisten abtörnt, wenn ein Mann »andere Frauen erwähnt, mit denen er geschlafen hat, und mir zum Beispiel sagt, was sie gerne mochten«.

Das bringt uns direkt zu unserem nächsten Punkt. Eigentlich sollten wir Sie nicht daran erinnern müssen, aber wir tun es trotzdem. Wissen Sie noch, wir sprachen von diesem speziellen Kniff, den Sie womöglich draufhaben? Dieser Trick, der Ihre erste Freundin immer total ausrasten ließ? Prima. Schön, dass Sie sich daran erinnern, aber *bitte sprechen Sie nicht die ganze Zeit davon, wenn Sie mit Ihrer aktuellen Partnerin zusammen sind.* »Bambi fand das immer ganz toll«, das ist kein Satz, der Sie weiterbringt.

Wir verlangen nicht, dass Sie Ihre Vergangenheit wie ein rätselhaftes Mysterium unter Verschluss halten. Denn natürlich zählt es zu den Freuden einer stabilen, langfristigen Beziehung, dass man sich mit dem Partner so wohlfühlt und ihm derart vertraut, dass man auch über vergangene Beziehungen sprechen kann, ohne dass einer der Beteiligten sich bedroht fühlen müsste. (Solche Gespräche können höchst unterhaltsam und amüsant sein.) Dennoch sollte man dieses Thema nicht unbedingt anschneiden, wenn man beim Sex gerade mittendrin ist.

Was lange währt, wird endlich gut

Wir wollen nicht den Eindruck bei Ihnen hinterlassen, das Vorspiel sei ein explosives Minenfeld. Denn das Gegenteil ist der Fall: Frauen stehen genau wie Männer total auf das Vorspiel – und dass die Männer es mögen, wissen wir aus der Umfrage für das Buch *Was Männer im Bett wirklich wollen*. Falls Sie aber noch nicht restlos überzeugt sind, führen Sie sich die folgenden abschließenden Gedanken zu Gemüte:

>»Je länger ein Mann mich zappeln lässt, umso schärfer werde ich.« – *Amy (30, Wissenschaftlerin)*

>»Je mehr Zeit ein Mann darauf verwendet und je mehr Mühe er sich dabei gibt, umso mehr steigert sich die Lust beider Partner beim Geschlechtsverkehr.« – *Pearl (22, Apothekerin)*

>»Männer sollten sich klarmachen, wie viel Macht im Vorspiel steckt. Und wenn ein Kerl das einmal kapiert hat, bekommt er vermutlich alles, was er sich wünscht.« – *Vicky (43, Profi-Wasserskifahrerin)*

>»Wenn ihr uns nur zehn bis 15 Minuten Zeit fürs Vorspiel schenken würdet, dann bekämt ihr von uns hinterher alles, was ihr euch erträumt. (Zu-

mindest wäre das bei mir so!)« – *Adrienne (33, Doktorandin)*

»Das Vorspiel bereichert die sexuelle Erfahrung sowohl für die Frau als auch für den Mann.« – *Liz (36, Ärztin)*

»Je mehr Begeisterung ein Mann zeigt, wenn er meinen Körper sieht und mich befriedigt, desto begeisterter werde ich sein, desto besser fühle ich mich, und desto mehr möchte ich seine Zuwendungen erwidern.« – *Camilla (25, Werbemanagerin)*

»Überstürzt bitte nichts, gebt euch Mühe, dann revanchieren wir uns mit größtem Vergnügen!« – *Dawn (42, Hausfrau)*

»Jede Frau ist anders – also nehmt euch die Zeit und findet raus, worauf wir stehen, und hört bloß nicht auf, romantisch zu sein oder uns im Bett beeindrucken zu wollen.« – *Vanessa (35, Verwaltungsangestellte)*

»Versucht es einmal. Es funktioniert.« – *Morgan (26, Doktorandin)*

Wir allerdings finden, das beste Argument für das Vorspiel (oder zumindest das treffendste und anschau-

lichste) kommt von Roxie (35, Kommunikationsfachfrau):
»Seht es als eine Art Anlagenrendite: Es ist am besten,
sämtliche verfügbaren Aktien und Anleihen in Betracht zu
ziehen (sprich: jeden Zentimeter ihres Körpers) und zu
prüfen, in welchen Bereichen sich die Investition lohnt.
Natürlich unterliegen manche Bereiche Fluktuationen
und Veränderungen, es kommt zu Schwankungen, und
gerade darin liegt ja auch der ›Reiz‹. Bleibt dennoch dran,
haltet die Augen offen, und geht einfach immer davon
aus, dass die Marktentwicklung früher oder später zu eu-
ren Gunsten verlaufen und explodieren wird. An dem Ge-
winn werdet ihr eure wahre Freude haben, dass kann ich
versprechen.«

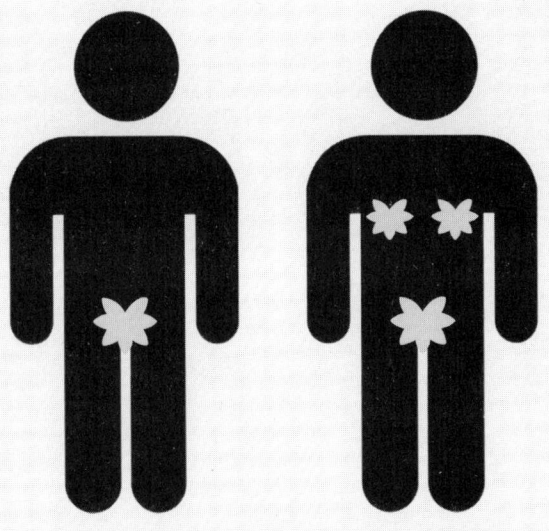

Frauen mögen es, wenn sie sich in guten Händen wähnen. Überlegen Sie sich nur einmal, welch ungeahnte Möglichkeiten sich Ihnen dank ihrer magischen Berührungen eröffnen: Sie können Ihre Hände durch das Haar Ihrer Partnerin gleiten lassen, Ihre Lippen berühren, sanft über ihren Rücken kratzen, jeden Zentimeter ihres Körpers streicheln, sie umarmen und hochheben, ihren Hintern umfassen und sie ganz nah zu sich heranziehen. Frauen sehnen sich danach, dass die Hände des Partners sie in jeder erdenklichen Weise anfassen, von sanften, schmetterlingsgleichen Berührungen der Fingerspitzen bis hin zur heftigsten Umarmung. Aber lesen Sie selbst, was die Frauen dazu sagen.

Was Männer über Handarbeit wissen sollten

Um mit Billy Idol zu sprechen: »She want more, more, more«! Wie recht er doch hat. Frauen können gar nicht genug kriegen von Ihren Berührungen, ob es nun zarte Streicheleien sind oder ein beherztes Zupacken an den richtigen Stellen. Die richtige Berührung vor, während oder nach dem Sex kann den feinen Unterschied ausmachen zwischen einer leidenschaftlichen Nacht und einer leidlich überstandenen Nacht.

»Die Männer sollten viel öfter mal ihre Hände benutzen!«, fordert Brianna (30, Marketingspezialistin) – und so wie sie denken rund 99 Prozent der Frauen, die wir befragten. Sarah (30, Verkäuferin) gibt an, dass »die meisten Frauen zusätzliche Stimulierung brauchen, um zum Orgasmus zu kommen, da sind Berührungen gut.«

Tatsächlich scheinen die Frauen es gar nicht genug betonen zu können, wie gern sie am ganzen Körper berührt werden. »Frauen stehen wirklich total drauf!«, versichert uns Katherine (38, Managerin). »Es ist einfach sexy, angefasst zu werden«, meint auch Z. B. (27, Forscherin), und Christina (32, Marketingexpertin) teilt diese Ansicht: »Es törnt mich total an und sollte beim Geschlechtsverkehr nie vergessen werden.«

Ein guter Liebhaber weiß, dass er sich die Zeit nehmen sollte, den gesamten Körper seiner Partnerin zu erforschen, und zwar nicht nur die offensichtlichen Stellen. Im Folgenden haben wir ein paar Tipps für Sie.

Berühren Sie sie überall

Es ist erstaunlich, wie viele Frauen sich beschweren, dass ihre jeweiligen Partner keinen anderen Körperteilen als den Brustwarzen und der Vagina Aufmerksamkeit schenken. Eine Frau hat nicht nur *einen* »Anschaltknopf«. Man muss sie immer wieder mit neuen Reizen konfrontieren und sie überraschen … und das fängt bei Bereichen des Körpers an, die nicht unbedingt als die schärfsten Stellen gelten. »Berührungen sollten sich nicht nur auf die erogenen Zonen beschränken«, meint Karen (35, Studentin). »Er kann mich doch auch beim Küssen im Nacken packen, mein Haar streicheln, meinen Körper liebkosen, meine Hände und meine Handgelenke festhalten.«

Elizabeth (28, Werbeverkaufsmanagerin) pflichtet dem bei: »Stürzt euch nicht gleich auf die Genitalien oder die Brüste! Um mich zu erregen, sollte ein Mann auch andere Bereiche meines Körpers berühren; zum Beispiel den Hintern, Nacken, Rücken, die Hüften oder die Beine.« Ava (keine Angaben zu Alter/Beruf) meint: »Fasst mich einfach immer irgendwo an.«

Das Gute daran ist, dass es sich auszahlt, wenn ein Mann sich geduldig zeigt und sich dem gesamten Körper seiner Partnerin widmet. Blair (27, Anwältin) beispielsweise sagt: »Es fühlt sich wirklich richtig gut an, wenn ein Mann mich überall berührt und ich spüre, wie stark und sanft zugleich seine Hände sind.« Kelly (32, Wildtierbiologin) verkündet die frohe Botschaft folgendermaßen: »Bringt mich zum Schnurren. Wenn ich erst mal erregt bin, dann wird mein gesamter Körper zur erogenen Zone!«

Langsam anfangen und dann steigern

Wenn Sie nur dieses eine Geheimnis in Sachen Liebesspiel kennen würden und sonst nichts, wären Sie immer noch ein besserer Liebhaber als jemand, der zwar sonst viel weiß, aber Folgendes nicht beachtet: Wichtig ist eine allmähliche Steigerung. Hier ist die richtige Formel dafür:

»Macht langsam und fangt ganz zärtlich an – am Anfang ist weniger definitiv mehr. Spannung aufzubauen bedeutet Verlangen aufzubauen.« – *Andrea (40, Verwaltungschefin)*

»Man sollte mit sanften Berührungen beginnen und dann immer kräftigeren Druck ausüben. Das Ganze sollte langsam voranschreiten.« – *Elizabeth (32, Therapeutin)*

»Anfangs am besten nur leichte Streicheleinheiten ... wobei die Haut fast nicht berührt wird. Und wenn es dann heißer hergeht, darf es auch mehr

Druck und mehr Bewegung sein.« – *Chloe (keine An-gaben zu Alter/Beruf)*

»Ich würde gern viel mehr gereizt und geneckt wer-den. Ein Mann sollte mich so weit bringen, dass ich es unbedingt will.« – *Beth (43, Designerin)*

»Ich mag es, wenn sich die Spannung nach und nach steigert, deshalb hab ich es nicht gern, wenn ich zu schnell zu heftig stimuliert werde. Am Anfang ist mir indirekter Kontakt lieber, dann ganz sanfte und langsame Berührungen, und wenn ich dann erst mal richtig erregt bin, darf es auch härter und schneller zur Sache gehen.« – *Bryn (41, Sekretärin)*

Sie müssen nicht wie ein Kolibri flatternd über ihren Kör-per huschen. Wenn Sie einmal herausgefunden haben, was bei Ihrer Partnerin funktioniert (und glauben Sie uns, wenn Sie gut aufpassen, sagt sie Ihnen ganz genau, was das ist), dann bleiben Sie dabei. Es gibt nichts Frustrieren-deres als das Gefühl, wenn ein sich anbahnender Orgas-mus jäh unterbrochen wird, weil der eigene Partner sich auf einmal auf einen anderen Körperteil konzentriert oder den Rhythmus ändert. Dawn (29, PR-Angestellte) rät in diesem Zusammenhang: »Lasst euch Zeit. Behaltet den Rhythmus bei. Und macht nicht alle fünf Sekunden was anderes. Denn das lenkt uns nur ab.« Daisy (40, Hausfrau/

Mutter) sagt: »Es geht nicht darum, dass wir mehr Stimulation brauchen, sondern dass wir zur richtigen Zeit die richtige Stimulation bekommen.«

Einige Frauen brauchen Zeit vor der eigentlichen Penetration; es dauert einfach eine Weile, bis sie bereit sind für den Geschlechtsverkehr. Elli (32, keine Angaben zum Beruf) warnt deshalb: »Bitte nichts in die Vagina stecken, bevor eine Frau so richtig auf Touren ist. Am besten wartet ein Mann ab, bis sie darum bettelt.«

Seien Sie sanft

Ja, Frauen lieben es, die Hand eines Mannes auf ihrem Körper zu spüren. Aber sie mögen es *nicht,* wenn man sie wie ein überdrehtes kleines Hündchen mit den Pfoten betatscht. Wir sagen es noch einmal: Seien Sie sanft, zumindest zu Beginn. Wie bei einer Massage sollte man mit ganz leichten, aber festen Berührungen beginnen und die Reaktion der Partnerin beobachten. Es ist wie bei einem Tanz, wo Aktion und Reaktion aufeinander aufbauen. »Sanfte Berührungen sind fast immer die bessere Wahl«, rät Lula (30, Bibliothekarin). »Wenn ich mehr will, dann sage ich das schon.« Zelda (26, Schauspielerin) findet »zarte Streicheleinheiten mit den Fingerspitzen« am besten; und ähnlich sagt es auch Marisol (66, Schriftstellerin), für die »normalerweise sanftes Streicheln, aber ausnahmsweise auch kräftige Rückenmassagen« am besten funktionieren.

Sophie (45, Designerin) erinnert daran, dass die Zärtlichkeiten, nach denen Frauen sich sehnen, nicht immer nur physischer Natur sind. »Ich bin kein Automat«, meint sie. »Zu Berührungen gehören auch Blickkontakt, ein warmes Lächeln zwischendurch und Geräusche. Ein emotionaler und geistiger Austausch gehört einfach dazu.« Mit anderen Worten: Ein Mann kann die beste Technik der Welt beherrschen, sie wird nicht auf fruchtbaren Boden fallen, wenn er sich nicht bemüht, auch auf emotionaler und mentaler Ebene eine Verbindung mit der Partnerin herzustellen.

Auch wenn Frauen eine härtere Gangart hin und wieder zu schätzen wissen, mag es die Mehrheit der von uns Befragten doch eher sanft. Leichte, zärtliche Streicheleinheiten sind in den meisten Fällen viel erregender als grobes Quetschen und Drücken. »Seid nicht zu grob, es sei denn, eine Frau bittet euch darum«, meint Liz (36, Ärztin).

Tatsächlich kann es nach hinten losgehen, wenn man eine Frau gleich zu Beginn zu fest anpackt. »Wir sind keine Puppen«, sagt Judy (59, Wissenschaftlerin), »und auch wenn wir nicht zerbrechlich sind, braucht ihr nicht so zu tun, als wären wir ein Einmachglas, bei dem der Deckel klemmt.« Das gilt insbesondere für ihre Liebesknospe. Carrie (40, Wissenschaftlerin) beispielsweise sagt: »Manchmal tut meine Klitoris richtig weh, wenn man sie zu sehr reizt. Also nicht gleich von Anfang an zu grob damit umgehen, sonst wird sie überstimuliert.« Es gibt leider keine Ersatzteile für eine Frau, deshalb seien Sie bitte zärtlich, es sei denn, Ihre Partnerin verlangt etwas anderes.

Neben der Klitoris werden auch die Brüste immer wieder unsachgemäß behandelt. Es gibt zum Beispiel Männer, die bedienen sich gern einer Technik, die wir als »Teigknettechnik« bezeichnen. Das Problem dabei ist folgendes: Brüste wachsen nicht auf die doppelte Größe an, ganz gleich, wie fest oder wie lange man sie auch knetet und quetscht, und bei vielen Frauen sind die Brustwarzen äußerst empfindlich, insbesondere in der Zeit während des Eisprungs oder während der Menstruation. Paula (55, keine Angaben zum Beruf) drückt sich klar aus: »Meine Brüste lassen sich nicht melken wie die Euter einer Kuh.«

Caroline (29, Lehrerin) sagt es ebenfalls ganz deutlich: »Weniger ist mehr, und wenn wir mehr wollen, dann bitten wir einfach darum. Wenn ein Mann gleich mit zu viel Druck oder heftigen Bewegungen loslegt, dann müssen wir ihn auffordern, es langsamer anzugehen, nur dass wir das ungern tun, weil wir seine Technik nicht gern kritisieren und seine Gefühle nicht verletzen wollen.«

Abgesehen davon, dass man eine Frau eher sanft anfassen sollte, ist es wichtig, sich Zeit zu lassen. Lulu (35, Strafverteidigerin) möchte, dass die Männer »ein wenig langsamer und zärtlicher vorgehen«. Cari (26, Verwaltungsassistentin) bringt es zusammenfassend auf den Punkt: »Langsam, aber beharrlich kommt man am besten ans Ziel!«

Seien Sie selbstsicher und bestimmt

Andererseits sollte ein Mann auch nicht allzu übertrieben sanft sein. (Also bitte, Sie dachten doch nicht ernsthaft, dass es *so* einfach ist, oder?) Sanft, ja – aber auch fest. Wenn Sie in diesem Punkt ein gesundes Gleichgewicht hinbekommen, dann wird Ihre Partnerin Sie morgen ihren Freundinnen gegenüber in den höchsten Tönen loben. Ob es um eine Massage oder um das Liebesspiel geht (und wenn Sie sich gern *so richtig* beliebt machen wollen, dann kombinieren Sie ruhig beides), niemand mag lasche, lustlose Berührungen, genauso wenig wie eine Behandlung mit dem Vorschlaghammer. Wie also lautet das Erfolgsgeheimnis? Jill (37, leitende Angestellte) rät: »Fassen Sie fest an, aber nicht zu aggressiv.« Und Susie (52, Marketingberaterin) empfiehlt »sanfte, zärtliche, aber auch feste Berührungen überall«. Michelle (35, Projektmanagerin) fasst es zusammen, wenn sie sagt: »Ich will spüren, wie man mich anpackt, also traut euch ruhig, langt kräftig zu und zeigt euch selbstsicher.«

Die Mischung macht's

Wenn Sie den Dreh erst einmal raus und die richtige Geschwindigkeit gefunden haben, dann vergessen Sie nicht, was Frauen sich außerdem noch wünschen, nämlich Abwechslung. Seien Sie nicht vorhersehbar. So sagt zum Beispiel Shannon (40, Reisebuchautorin): »Neugierde und Experimentierfreude sind gut. Macht nicht immer nur das Gleiche.« Alina (25, Akademikerin) zufolge »ist es am besten, wenn man immer wieder mal was anderes ausprobiert. Denn wenn man sich zu sehr auf einen Bereich konzentriert, kann das auch den gegenteiligen Effekt haben.« Bieten Sie Ihrer Partnerin also Abwechslung. Halten Sie sich erst an einer Stelle auf, gehen Sie dann weiter zur nächsten – am meisten Freude bereitet oftmals das Unerwartete. (Es sei denn, sie steht kurz vor dem Orgasmus. In dem Fall machen Sie bitte einfach weiter mit dem, was Sie gerade tun, bis sie es nicht länger aushält. Wir sind hier aber immer noch beim Vorspiel, wohlgemerkt.) »Ich sollte nicht immer gleich kriegen, was ich will«, meint Ginger (38, Projektmanagerin). »Manchmal reizt es mich viel mehr, wenn man mir etwas verweigert.«

Manche Frauen bevorzugen eine Mischung aus Zärtlichkeit und Leidenschaft. Roxie (35, Kommunikationsfachfrau) beispielsweise sagt: »Man sollte die zarten Berührungen nicht unterschätzen. Aber noch schöner sind sie, wenn sie sich abwechseln mit festen und fordernden Berührungen.« Ulla (29, Schauspielerin) weist auf

Sie will es ebenso sehr wie Sie

Männer scheinen bisweilen zu vergessen, dass Frauen genauso gern Sex haben und sich ebenso danach sehnen wie sie selbst. Wir leben offensichtlich immer noch in einer Welt, in der es als normal gilt, dass der Mann den ersten Schritt tut. Viele Frauen kostet es eine gehörige Portion Mut, ihre Wünsche zum Ausdruck zu bringen, wie folgende Kommentare zeigen.

»Ich will es mehr, als man glauben möchte. Ich werde ganz traurig und fühle mich zurückgewiesen, wenn man mich abwehrt oder meine Annäherungsversuche ignoriert. Ich würde gern neue Dinge ausprobieren, auch an neuen Orten, aber ich brauche Unterstützung, damit ich überhaupt sagen kann, was ich will.« – *Jenny (28, Sprechstundenhilfe)*

»Ich werde gern hart und heftig gefickt und voll und ganz genommen … neck mich, schmeck mich, erforsche meinen Körper und öffne mich. Dann bin ich gern deine kleine Hure; dein kleiner Liebling. Sag mir einfach, was du willst, und ich geb mich dir hin!« – *Marla (30, Künstlerin)*

Folgendes hin: Wenn man die Regeln erst einmal kennt, weiß man auch, wann man sie brechen kann. »Die Mischung macht's!«, meint sie. »Ich mag es normalerweise schon sanft, aber ich bin immer wieder freudig überrascht, wenn ein Mann dann doch etwas fester zupackt!«

Beachten Sie ihre Signale

Sind Sie sich unsicher, wie viel und wann und welche Art von Druck Sie ausüben sollen? Viele Frauen, wie auch Raena (52, Geschäftsinhaberin), wünschen sich, dass »ein Mann sich meiner Gefühle bewusst ist und weiß, was ich will«. Leichter gesagt als getan, meinen Sie? Nun, Seraphin (40, Technologiestrategin) hat in diesem Punkt immerhin Mitleid mit Ihnen: »Kein Wunder, dass die Männer sich immer beschweren, wir würden erwarten, dass sie Gedanken lesen können«, gibt sie seufzend zu. »Denn es ist wirklich so.« Dennoch besteht kein Grund zur Verzweiflung. Sara (30, Ingenieurin) nämlich meint, es gehe allein um die Kreativität: »Ein Mann sollte herausfinden, was ich will, und offen und erfinderisch sein.«

Dazu sollte man genau auf Hinweise vonseiten der Partnerin achten. Sie können uns ruhig glauben, dass jede normale Frau ihr Bestes gibt, um ihrem Partner mitzuteilen, was ihr gefällt und was nicht. »Lasst euch von den Händen eurer Partnerin leiten«, meint Gayle (33, Autorin). Das kann einerseits bedeuten, dass Sie sich buchstäblich von Ihrer Partnerin dorthin führen lassen, wo sie Sie spüren will, oder aber, wenn sie dafür zu schüchtern ist, dass sie Sie so anfasst, wie sie selbst gern angefasst werden würde.

Meagen (37, Psychotherapeutin) rät den Männern, »sanft zu sein und auf nonverbale Hinweise zu achten«, und damit steht sie nicht allein da. »Ein Mann sollte auf meine Reaktionen lauschen oder sie beobachten, und wenn etwas den Anschein macht, als würde es bei mir funktionieren, dann sollte er dabei bleiben«, meint Sheba (35, Anwältin). Achten Sie auch genau auf ihren Gesichtsausdruck. »Er sollte mit leichtem Druck beginnen und mir ins Gesicht sehen, dann wird er schon merken, ob ich mehr will«, rät Roxy (31, Verwaltungsangestellte). Werden Sie aber nicht gleich allzu selbstbewusst. So wie alle Frauen unterschiedlich sind, so kann etwas, was eine Frau bei der einen Sexsession total befriedigt hat, sie beim nächsten Mal schon wieder völlig kalt lassen. Annette (44, Managerin) merkt in diesem Zusammenhang an, dass »was gestern noch funktioniert hat, nicht zwangsläufig auch morgen klappen muss. Achtet auf nonverbale Hinweise wie ein Stöhnen, ob ich mich aufbäume oder ob ich mich zurückziehe. Man kann mich aber auch einfach fragen, wo ich es denn gern hätte.«

Wichtig ist vor allem eins: Wenn eine Frau Nein sagt, dann nehmen Sie das bitte unbedingt ernst. Denn das ist keine Empfehlung, sondern ein Befehl. Marla (44, Sängerin) spricht folgende Warnung aus: »Nein heißt nein, und es bezieht sich auf bestimmte Praktiken oder Körperbereiche. Es bedeutet hingegen nicht ›Warte bitte, bis ich richtig auf Touren bin, dann kannst du alles mit mir anstellen‹. Nichts ist ein schlimmerer Stimmungstöter, als wenn ein Mann bestimmte Grenzen missachtet.«

Die Lektion, die es hier zu lernen gilt, lautet: Eine Frau hat normalerweise kein Problem damit, wenn man Dinge vorab mit ihr bespricht; vielleicht verlässt sie sich sogar darauf. Manche Frauen, wie beispielsweise Casi (keine Angaben zu Alter/Beruf), wollen die Männer darauf hinweisen, dass man beim Sex immer ein Team ist. »Fragt ruhig, was ich gern mag, fragt mich, was sich gut anfühlt«, sagt sie. »Hey, immerhin sind wir beide Partner bei dieser intimen Form der Kommunikation. Ich frage die Jungs schon, was sie gern haben. Also keine Scheu, auch mich darf man getrost fragen.«

Haben Sie Spaß daran

Den meisten Frauen geht es allerdings nicht ausschließlich nur um die eigene Befriedigung und den eigenen Nutzen; ihnen liegt durchaus etwas am Wohl des Partners. Ein aktiv beteiligter Partner, der ganz offensichtlich Spaß hat, macht eine Frau viel mehr an als ein Mann, der kaum auf das achtet, was er tut. Zeigen Sie unbedingt Präsenz, und lassen Sie Ihre Partnerin wissen, dass Sie sie ebenso sehr wollen wie sie Sie. Roxanne (45, Autorin) erklärt uns

Folgendes: »Wenn ich das Gefühl habe, dass ein Mann das, was er tut, gerne tut und dass er mich gern antörnt, dann kann ich mich viel eher entspannen und es weit mehr genießen.« Michelle (44, Hausfrau/Mutter) meint: »Macht alles mit Leidenschaft. Uns berühren. Fühlen. Genießt es. Habt Spaß!«

Push My Buttons: So ist es richtig

In Bezug auf die Klitoris gibt es keine bestimmte Art und Weise, eine Frau anzufassen, die besser wäre als alle anderen. Dennoch sind einige Techniken beliebter als andere: Die Frauen in unserer Umfrage jedenfalls geben an, dass sie generell eher leichten Druck und einen gleichbleibenden Rhythmus bevorzugen oder aber die indirekte Berührung zu beiden Seiten der Klitoris. Viele Frauen ziehen keine bestimmte Herangehensweise vor: »Es hängt bei mir ganz vom Grad der Erregung ab«, meint Elizabeth (32, Therapeutin). »Zum richtigen Zeitpunkt kann sich alles gut anfühlen.«

Handtechniken, die ankommen

Viele von den Umfrageteilnehmerinnen sprachen von einer ganz bestimmten Technik, die sie in den Wahnsinn treibt. Im Folgenden ein paar Beispiele, was bei diesen Frauen gut ankommt:

»Ich mag leichtes Stupsen oder sanftes Streicheln an der Klitoris, aber nicht zu fest. Ich mag es aber auch, wenn man in konstantem Rhythmus zu beiden Seiten der Klitoris reibt. Und ein Mann weiß sofort, wenn er es richtig macht, das kann ich versprechen.« – *Inara (46, Autorin)*

»Ich steh drauf, wenn man ein Stück oberhalb der Klitoris drückt, statt sie direkt anzufassen. Der Druck sollte fest und gleichmäßig sein, obwohl er auch wechseln kann als Antwort auf meinen eigenen Rhythmus und meine Signale (das heißt, er soll nicht um jeden Preis gleich bleiben, aber auch nicht je nach Lust und Laune wechseln).« – *Mae (31, Doktorandin)*

»Ein leichtes Zwicken und Ziehen, abwechselnd mit kreisenden Bewegungen und leichtem Druck. Es ist aber kein verdammter Rufknopf im Aufzug.« – *Seraphin (40, Technologiestrategin)*

»Meine Klitoris streichelt man am besten von oben nach unten oder berührt sie seitlich. Wenn ein Mann von der Vagina aus nach oben über die Klitoris fährt und dann weiter bis zum Bauchnabel, dann fühlt sich das nicht gut für mich an und bringt mich total raus. Das wirft mich ein paar Schritte zurück.« – *Emily (30, Anwältin)*

Andere Frauen wiederum haben am liebsten ein bisschen was von allem:

> »Es fühlt sich großartig an, wenn man mir während des Geschlechtsverkehrs mit den Fingern die Klitoris stimuliert, so hab ich viel bessere Orgasmen.« – *Pearl (22, Apothekerin)*

> »Am besten sind leichte Berührungen oder wenn man mir die Klitoris leckt, während man mit dem Finger hart in die Vagina eindringt.« – *Heidi (25, Vorstandsassistentin)*

Was man mit den Händen sonst noch machen kann

Der Orgasmus einer Frau hängt nicht allein von der Klitoris ab. Wir haben gefragt, wie oder wo sie sonst noch gern berührt werden, und das Ergebnis ist folgendes:

Inara (46, Autorin) mag »so ziemlich alles«, während Marla (30, Künstlerin) sich wünscht, dass ein Mann »jedem einzelnen Zentimeter meines Körpers Beachtung schenkt und ihn so toll findet wie ich selbst. Wenn ich mich geliebt fühle, dann macht das für mich den entscheidenden Unterschied.« Paige (keine Angaben zu Alter/Beruf) hingegen empfiehlt »gleichförmigen Druck, ganz egal wo, ähnlich wie bei einer normalen Massage«. Carrie (40, Wissenschaftlerin) hat folgenden Rat auf La-

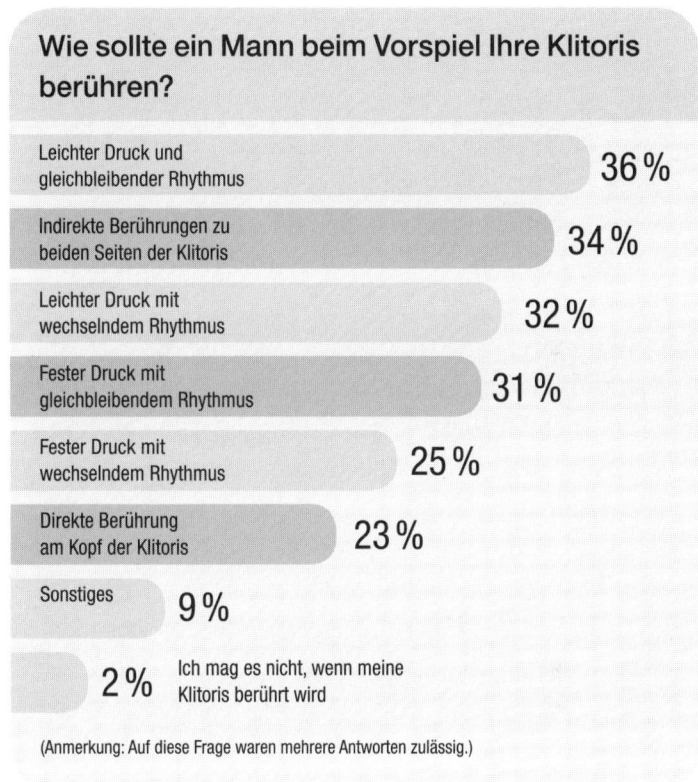

Wie sollte ein Mann beim Vorspiel Ihre Klitoris berühren?

Leichter Druck und gleichbleibender Rhythmus — 36 %

Indirekte Berührungen zu beiden Seiten der Klitoris — 34 %

Leichter Druck mit wechselndem Rhythmus — 32 %

Fester Druck mit gleichbleibendem Rhythmus — 31 %

Fester Druck mit wechselndem Rhythmus — 25 %

Direkte Berührung am Kopf der Klitoris — 23 %

Sonstiges — 9 %

Ich mag es nicht, wenn meine Klitoris berührt wird — 2 %

(Anmerkung: Auf diese Frage waren mehrere Antworten zulässig.)

ger: »Ein Mann kann mich am ganzen Körper berühren. Er darf mich zwicken, leicht kratzen oder kitzeln (aber nur am Anfang, damit man spielerisch in Stimmung kommt).« Hier noch ein paar weitere konkrete Hinweise, wie Frauen gern von geschickten Männerhänden und Fingern berührt werden möchten:

»Am besten findet ein Mann erst mal heraus, wo ich kitzelig bin. Wenn eine Frau gern gekitzelt wird, kein Problem, aber ansonsten sollte man eine Frau so berühren, dass sie stöhnt und nicht hysterisch kichert.« – *Bryn (41, Sekretärin)*

»Ich mag es, wenn man mich beim Sex leicht in die Brustwarzen zwickt.« – *Kate (34, Ärztin)*

»Ich mag es, wenn ein Mann mich an den Hüften packt, meine Brüste massiert und mich an den Haaren zieht, also probiert das aus!« – *Grape (32, Model/ Schauspielerin)*

»Lernt bitte, den G-Punkt richtig zu stimulieren.« – *Jennifer (34, Mitarbeiterin einer Non-Profit-Organisation)*

Eine ganz bestimmte Attraktion der weiblichen Anatomie haben wir in unserer Umfrage nicht berücksichtigt, sie wurde aber von einigen Frauen ausdrücklich erwähnt. Was das sein soll, fragen Sie sich? Genau, gemeint ist der *Musculus gluteus maximus,* zu Deutsch: das Hinterteil. Einige Frauen gaben in ihren Rückmeldungen an, dass sie es mögen, wenn man ihren Hintern beim Vorspiel liebkost, packt, drückt und damit spielt. Tatsächlich gefällt es fast jeder Frau, wenn man sich mit ihrem Po beschäftigt, sie »sind aber zu schüchtern, um

Wie und wo außerhalb der Klitoris werden Sie gern stimuliert?

Mit Mund und Zunge
(zusätzlich zu den Fingern) am Körper — **80 %**

Spielen an den Brustwarzen — **70 %**

Eindringen mit einem oder
mehreren Fingern in die Vagina — **69 %**

Streicheln der Brüste — **62 %**

Stimulation des G-Punkts — **52 %**

Fester Druck mit der flachen
Hand auf den Venushügel — **51 %**

Mit etwas, was leicht vibriert
(Erwachsenenspielzeug) — **46 %**

Sanftes Streicheln über
den Venushügel — **40 %**

32 % Gleichzeitige Stimulation von Vagina
und After mit den Fingern

Sonstiges — **5 %**

1 % Ich mag es nicht, wenn man
meine Genitalien berührt

(Anmerkung: Auf diese Frage waren mehrere Antworten zulässig.)

darum zu bitten«, wie Nana (37, Marketingmanagerin) behauptet.

Viele Frauen mögen es also, wenn man ihren Hintern oder sogar den After streichelt, mit den Händen bearbeitet oder sogar beim Geschlechtsakt eindringt. Ginger (38, Projektmanagerin) berichtet von einer Technik, bei der »die beiden Pobacken im Wechsel aneinandergerieben und dann wieder auseinandergezogen werden«, die sie als »äußerst erregend« empfindet. Heather (28, Reisefotografin) liebt es, wenn ihr Partner ihren »Hintern drückt, die Klitoris streichelt und mich ganz fest hält, kurz bevor ich komme«. Marla (30, Künstlerin) erfreut uns mit folgendem unvergesslichen Motto: »Das Pimmelchen ins Himmelchen, das Fingerchen ins Stinkerchen!«

Schon gut, Sie haben recht. Wir wissen auch nicht, was wir von diesem letzten Zitat halten sollen.

Push My Buttons: so bitte nicht

Es gibt Männer, die scheinen immer nur die *falschen* Knöpfe zu betätigen. Den Typ Mann kennen wir: Er ist viel zu aufdringlich, geht zu forsch ans Werk und gibt einer Frau für gewöhnlich das Gefühl, als würde sie gerade eine Wrestlingpartie verlieren. Oder er tut genau das Gegenteil, sodass die Frauen sich fragen, ob er überhaupt an ihnen interessiert ist. Die häufigsten Fehler lassen sich folgenden drei Kategorien von schlechten Liebhabern zuordnen.

Schlechter Liebhaber Nr. 1: der Grobian

Grobiane sind entweder aggressiv oder zu ungeduldig; sie begrapschen und betatschen ihre Partnerinnen plump, es fehlt ihnen an Feingefühl und Einfühlungsvermögen, und sie verärgern oder verletzen ihre Partnerinnen häufig. Zu den häufigsten Vergehen dieses Typs zählen:

Grapschen

> »Grobe, riesige Hände sind ein echter Abtörner.« – *Shelley (38, Künstlerin)*

> »Ich bin keine Frucht, die man ausquetschen kann.« – *Sylvia (48, Marketingbeauftragte)*

> »Plumpes Grabbeln. Ein bisschen mehr Feingefühl, bitte.« – *Roxanne (45, Autorin)*

Sie wissen sicher, wovon die Rede ist. Besonders zu erwähnen wäre noch, wo wir schon beim Grapschen sind, das falsche Anpacken der Genitalien. Hier die drei wichtigsten Tabus:

»Wenn er mir den Finger zu grob in die Vagina steckt.« – *Annabelle (keine Angaben zu Alter/Beruf)*

»Wenn er versucht, mir die ganze Hand in die Vagina zu schieben.« – *Allison (keine Angaben zu Alter/Beruf)*

»Manche Männer berühren die Genitalien entweder zu früh oder zu fest.« – *Andrea (40, Verwaltungschefin)*

Festes Zupacken

»Ich hasse es, wenn Kerle zu grob sind mit ihren Händen oder wenn sie zu hart zupacken oder zu fahrig sind«, sagt Georgie (43, Redakteurin). Mit dieser Meinung steht sie nicht allein da. Auch wenn ein festeres Zupacken durchaus seine Berechtigung haben kann, ist es in Bezug auf die erogenen Zonen normalerweise nicht angemessen. Annie (62, Schriftstellerin) mag es nicht, »wenn zu viel Druck auf die erogenen Zonen ausgeübt wird. Mein Körper ist äußerst empfindlich, das würde mich nur abschrecken.«

Die häufigste Beschwerde ist zu fester Druck auf die Klitoris. Daisy (40, Hausfrau/Mutter) hat es nicht gern, wenn ein Mann »rubbelt, als wäre da ein Fleck«. Neben zu viel Druck gelten auch »zu viele Finger gleichzeitig« als Fehlgriff, zumindest für Taylor (35, Lehrerin) sowie für Dawn (42, Hausfrau), die keinen Gefallen daran findet, wenn man ihr »einen oder mehrere Finger hart reinschiebt«.

Doch die Klitoris ist nicht der einzige Tatort, wenn es um aggressives Zupacken geht. Nana (37, Marketingmanagerin) hat ein Problem damit, wenn ein Mann sich »zu energisch an meinem Anus zu schaffen macht«, und Elizabeth (28, Werbeverkaufsmanagerin) ist ähnlich genervt von Typen, »die zu viele Finger reinstecken und zu lang mit den Brustwarzen herumspielen, bis sie sich fast taub anfühlen«.

Emily (30, Anwältin) fasst es zusammen, wenn sie uns erklärt, dass nichts sie mehr abtörnt als ein Mann, der »mit meinen empfindsamen weiblichen Körperteilen unsanft umgeht«.

Schnell zur Sache kommen

Eines müssen wir noch einmal betonen: Bitte lassen Sie sich Zeit! Sich direkt auf die erogenen Zonen zu stürzen, ohne dass die Partnerin dazu bereit wäre, ist absolut tabu! Erinnern Sie sich noch, was wir (und die von uns befragten Frauen) zum Thema Scharfmachen gesagt haben? Hester (37, Meeresbiologin) bittet jedenfalls darum, dass Sie sich vorher »zumindest die Finger anfeuchten«.

Die folgenden Dinge funktionieren bei den Frauen, die wir befragt haben, nicht:

> »Wenn ein Mann als Erstes die Klitoris attackiert. Er kann echt jeden anderen Bereich meines Körpers anfassen.« – *Keite (31, Bürochefin)*

»Mir ohne Vorwarnung und ohne ausreichende Befeuchtung einen Finger irgendwo reinstecken.« – *Alina (25, Akademikerin)*

»Wenn ein Kerl mir einen Finger in irgendeine Köperöffnung schiebt (Vagina oder Anus), wenn ich überhaupt nicht darauf vorbereitet bin.« – *Pearl (22, Apothekerin)*

»Sich direkt auf die Klitoris zu stürzen mit zu viel Druck, ehe der Motor ausreichend warmgelaufen ist.« – *Summer (27, Werbekauffrau)*

»Mit irgendwas in mich eindringen, wenn ich nicht feucht genug bin.« – *Beth (43, Designerin)*

»Wenn er von Anfang an zu schnell ist. Man muss sich doch ganz langsam steigern.« – *Stacey (33, Marketingexpertin)*

Und das Fazit? »Männer sollten vor allem endlich mal kapieren, dass es sich nicht gut anfühlt, wenn sie einem die Finger reinstecken und dann herumstochern«, rät Dawn (29, PR-Angestellte). »Seid sanft, macht langsam, lasst euch Zeit und widmet dann erst mal eure ganze Aufmerksamkeit der Klitoris. Danach bin ich auch feucht genug, dass man einen Finger einführen kann und es sich gut anfühlt.«

Schlechter Liebhaber Nr. 2: das Weichei

Ebenso wie es ein echter Abtörner sein kann, wenn ein Mann zu grob und aggressiv vorgeht, gilt dies auch für das genaue Gegenteil. Frauen stehen zwar nicht unbedingt auf »böse Jungs«, doch sie halten auch nichts von Männern, die nicht wissen, wann sie beherzt zupacken müssen. Den befragten Frauen zufolge sind diese »Weicheier« zu schüchtern, packen zu schwach zu und bewegen ihre Hände zu ungleichförmig. Stattdessen schwirren sie von einer Ecke in die nächste wie eine Mücke und geben ihrer Partnerin nicht das, wonach sie sich sehnt. »Schnell und ruckartig wie ein Kaninchen«, meint Allison (34, Fundraiserin). »Sie betatschen einen überall«, klagt Leslie (30, Volkswirtschaftlerin). Sally (35, Verwaltungsangestellte) vergleicht dieses »sprunghafte Verhalten« sogar mit einer Krankheit, dem sogenannten Aufmerksamkeitsdefizitsyndrom. Weitere Beschwerden sind:

»Keine zärtlichen Berührungen oder zu zaghaftes Anfassen, ungleichförmiges Streicheln.« – *Helena (39, Professorin)*

»Kitzeln.« – *Denise (keine Angaben zu Alter/Beruf)*

»Wenn einer nicht viel mehr Druck ausübt als auf eine geschälte Banane.« – *Vanessa (35, Verwaltungsangestellte)*

»Wenn einer zu schüchtern ist.« – *Jennifer (30, Bankerin)*

»Zu flatterhaftes Verhalten.« – *Rachel (45, Unternehmerin)*

»Wenn ein Mann nichts mit den Händen anzufangen weiß oder einen nur freundlich tätschelt oder massiert. Überhaupt nicht sexy.« – *Bryn (41, Sekretärin)*

Eine überwältigende Mehrheit der von uns befragten Frauen gab an, dass es das absolut Unverzeihlichste sei, wenn derartige Weicheier mit ihren Händen … »nichts« tun (Breanna, 51, Verlagsleiterin); eine Frau »nicht genug – oder nicht überall – anfassen« (Brianna, 30, Marketingspezialistin); »wie auf Autopilot funktionieren« (Inara, 46, Autorin); oder »überhaupt nichts mit ihren Händen anzufangen wissen« (Heather, 28, Reisefotografin). Als wir Z. B. (27, Forscherin) fragten, was Männer ihrer Meinung nach besser lassen sollten, lautete ihre Antwort ganz kurz und knapp: »Aufhören.«

Schlechter Liebhaber Nr. 3: der Klotz

Ein Klotz hat überhaupt keinen Plan. Mit den Händen ist er mehr als ungeschickt: Er bekommt nichts von den Signalen mit, die seine Partnerin aussendet, er denkt nicht über das nach, was er tut, und (die absolute Todsünde) er hat keinen Funken Fantasie. Er handelt unüberlegt und ist zu sämtlichen dummen Fehlern fähig. Im Folgenden finden Sie verschiedene Merkmale, die diesen Typen auszeichnen, damit Sie hoffentlich niemals als Klotz gebrandmarkt werden:

>Er fummelt ziellos und ungeschickt herum.« – *Beth (43, Designerin)*

>Er überreizt die Klitoris und achtet nicht auf meine Hinweise.« – *Caroline (29, Lehrerin)*

>Er stürzt sich sofort auf die Brüste und die Brustwarzen und ist da nicht mehr wegzukriegen. Langweilig!« – *Michelle (35, Projektmanagerin)*

>Er geht ganz mechanisch vor. So als müsste er es schnell hinter sich bringen, damit er endlich in mich rein darf.« – *Matilda (32, Apothekerin)*

>Unangenehme Berührungen, falscher Druck, falsches Timing. Oder wenn er mit etwas weitermacht, obwohl ich schon deutlich gemacht habe, dass mir das nicht gefällt.« – *Alex (35, Professorin)*

Eine spezielle Sache, die der Klotz gern tut und die bei unseren Umfrageteilnehmerinnen denkbar schlecht ankommt, beschreibt Mae (31, Doktorandin): »Wenn ein Mann mir seinen Finger erst in den After steckt und hinterher in die Vagina. Das gilt auch für andere Objekte. Ich find's echt toll, wenn ich hinterher zum Gynäkologen muss, damit der die entstandene Infektion behandelt.« Auch Troy (29, Anwältin) bittet darum, dass »man nicht mit demselben Finger zwischen Vagina und After abwechselt«. Grape (32, Model/Schauspielerin) ist der gleichen Meinung: »Die denken wohl, es ist cool, mir erst was in den Hintern zu stecken und dann in die Vagina … Hallo? Klar führt das zu Infektionen.«

Die besten Handtechniken

Wo wir schon beim Thema Hände sind, lassen Sie es uns von der positiven Seite betrachten und uns ansehen, welche Formen der Berührung *gut* ankommen. Jede Frau erinnert sich gern an einen Mann, der sie so zu berühren wusste, dass sie wahre Höhenflüge erlebte und seufzend um mehr bettelte. Es sind diese Erinnerungen, die den Frauen bei vielen ihrer Solosexsessions einheizen – manche denken vielleicht sogar bei jedem Liebesspiel daran. Sehen Sie sich die erstaunlichen Handtechniken in diesem Kapitel genau an, vielleicht möchten Sie die eine oder andere in Ihr persönliches Repertoire aufnehmen.

Der G-Punkt

»Es ist zweifellos das Beste, wenn mir ein Mann mit der Hand den G-Punkt massiert – einfach umwerfend«, schwärmt Jennifer (34, Mitarbeiterin einer Non-Profit-Organisation). Forscher sind sich immer noch uneins, was der G-Punkt eigentlich ist. Einige sehen in ihm das weibliche Äquivalent zur Prostata, andere behaupten, es handle sich lediglich um einen Ausläufer der Klitoris. Sie allerdings sollten vor allen Dingen wissen, wo er bei Ihrer Partnerin zu finden ist und wie sie dort stimuliert werden möchte. Arianna (33, Hausfrau) gibt konkrete Hinweise auf seine Lage: »Man steckt einen Finger rein und macht dann eine Bewegung, als wollte man sagen ›Komm her‹, dann trifft man genau die richtige Stelle.« Es handelt sich um einen etwas erhöhten, rauen Bereich (etwa zweieinhalb Zentimeter im Durchmesser) oben im vorderen Teil der Vagina. Da dieser Punkt aus erektilem Gewebe besteht, schwillt er an, wenn man ihn stimuliert. Wie Sie dies am besten anstellen, verraten Ihnen im Folgenden die Frauen selbst mit ein paar Tipps:

»Zwei Finger reinstecken und diese dann scherenartig bewegen, und zwar schnell. So als würde man die Finger marschieren lassen, aber es sollte an ›Speedwalking‹ oder an eine Art Tanz erinnern, vielleicht einen Twist.« – *Seraphin (40, Technologiestrategin)*

»Am besten legt ein Mann einen Finger an den G-Punkt und einen an die Klitoris.« – *Nara (41, Masseurin)*

»Den G-Punkt mit zwei oder mehr Fingern stimulieren.« – *Suzy (32, Geschäftsführerin)*

»Den G-Punkt massieren, während man mich oral befriedigt.« – *Roxy (31, Verwaltungsangestellte)*

»Wenn ein Mann mir über den Venushügel reibt und gleichzeitig mit dem Daumen den G-Punkt stimuliert.« – *Ava (keine Angaben zu Alter/Beruf)*

Die Finger wandern lassen

So toll der G-Punkt auch ist, es gibt noch unzählige andere Dinge, die Sie mit Ihren Händen machen können und die einer Frau gut gefallen. Troy (29, Anwältin) teilt mit uns das folgende Erlebnis: »Ein Mann mit recht langen Fingern hat sich mal ganz ausgiebig mit meiner Vagina beschäftigt und dabei Punkte entdeckt, die ich selbst noch nie gespürt hatte. Und dabei hat er mir tief in die Augen gesehen. Extrem sexy, sehr intim, ich hab mich ihm total ausgeliefert gefühlt.« Alina (25, Akademikerin) mag es, wenn man sie »sanft erregt bis kurz vor den Orgasmus und dann direkt auf die Klitoris drückt und daran zupft«.

»Mein Freund am College hat seine Finger immer superschnell vibrieren lassen, ähnlich wie ein Vibrator«, erzählt Sara (27, Wirtschaftsprüferin). »Echt umwerfend.«

Welche Techniken versetzen Frauen sonst noch in Ekstase? Versuchen Sie es mal mit den folgenden:

»Eine Kombination aus klitoraler Stimulation, unterbrochen von gelegentlichem Eindringen mit dem Finger.« – *Allison (keine Angaben zu Alter/Beruf)*

»Wenn er zwei Finger ganz schnell rein und raus bewegt.« – *Zelda (26, Schauspielerin)*

»Drei Finger auf der Klitoris, als würde man über die Saiten einer Gitarre streifen.« – *Sasha (44, Geschäftsleiterin)*

»Ich kann nicht behaupten, dass es das absolut Außergewöhnlichste wäre, aber ich komme am schnellsten zum Orgasmus, wenn kräftig Druck auf die Klitoris ausgeübt wird und mein Partner mit dem Finger im perfekten Rhythmus drüberreibt.« – *Adrienne (33, Doktorandin)*

»Der optimale Druck, mit dem ich zum klitoralen Orgasmus komme, und zwar ganz langsam zu Beginn und dann immer schneller mit immer stärkerem Druck.« – *Elizabeth (28, Werbeverkaufsmanagerin)*

»Wenn der Mann eine Hand unter mich schiebt und mich sanft anhebt, während er überall reibt und zwischendurch mit den Fingern in mich eindringt!« – *Paige (keine Angaben zu Alter/Beruf)*

»Toll, wenn ein Mann auf meine Anweisungen hört und sich daran hält, wenn ich sage, dass nur dieser eine Punkt funktioniert.« – *Alex (35, Professorin)*

»Während wir uns küssten, steckte er mir den Mittel- und Ringfinger in die Vagina. Ich war noch überhaupt nicht feucht, deshalb fühlte es sich erst furchtbar grob an. Doch er ließ sie drinnen, drückte nur leicht nach oben, während er mich weiter küsste und streichelte. Und als ich dann langsam feucht wurde, bewegte er seine Finger raus und rein. Es war erst ein bisschen hart und aggressiv, aber dann fühlte es sich umwerfend an.« – *Bryn (41, Sekretärin)*

Ein bisschen was von allem

Wenn Sie mit Ihren Fingern geschickt sind, dann stellen Sie sich bloß einmal vor, was Sie mit Ihren Fingern *und* der Zunge alles anfangen könnten. Die folgenden Frauen jedenfalls finden es toll:

»Ein paar Finger in der Vagina und dazu Oralsex.« – *Richelle (47, Anwältin)*

»Wenn ein Mann seine Hände benutzt (mir also einen oder mehrere Finger in die Vagina einführt) und mich dabei gleichzeitig oral befriedigt – *eine großartige Kombination! Und wenn er das schon anfangs beim Rummachen tut – einen besseren Antörner gibt es nicht!«* – Sunny (36, Projektmanagerin)

»Eine Kombination aus Oralsex und dazu einen Finger auf der Klitoris und einen drinnen.« – *Sarah (47, Anwältin)*

»Wenn er mit Mund und Zunge Teile meines Körpers liebkost und dabei die Innenseiten meiner Schenkel streichelt. Oder wenn er die Hände um meinen Hintern legt und mich zu seinem Mund hochhebt.« – *Sylvia (48, Marketingbeauftragte)*

Der »Sixpack«

Was können Sie sonst noch tun? Versuchen Sie es doch einmal mit folgendem Trick, den Abbey (30, Designerin) als den »Sixpack« bezeichnet. »Das ist der absolute Hammer. Mit anderen Worten, das gleichzeitige Eindringen in Vagina und Anus.« Aber sie ist nicht die Einzige, die auf Derartiges steht:

»Zwei Finger in der Vagina, während einer über den After reibt. Ich glaube, da waren auch noch Finger auf meiner Klitoris. Eigentlich waren überall Finger!« – *Carrie (40, Wissenschaftlerin)*

»Vagina und Anus gleichzeitig. Ich weiß nicht, wie der Kerl das gemacht hat, aber es war einfach umwerfend.« – *Jenny (28, Sprechstundenhilfe)*

»Mit einer Hand einen Finger in der Vagina und einen im After. Und die andere Hand oder die Zunge an der Klitoris.« – *Nana (37, Marketingmanagerin)*

»Ich mag es, wenn ein Mann mit den Fingern sowohl die Klitoris als auch den Anus stimuliert, während er fest auf meinen Venushügel drückt.« – *Pat (56, Projektmanagerin)*

»Ich bezeichne das liebevoll als ›Sixpack‹... wenn er mir den Daumen und den Mittelfinger in Vagina und Anus steckt, je nachdem, ob er von hinten oder von vorne kommt. Wow.« – *Ulla (29, Schauspielerin)*

»Ich hab gern einen Finger im Po, zwei in der Vagina, und dabei sollte gleichzeitig meine Klitoris gestreichelt werden ... Dann komme ich eigentlich fast sofort.« – *Hester (37, Meeresbiologin)*

Von hinten

Wie jeder Immobilienmakler wohl bestätigen kann, ist die Lage entscheidend. Von hinten genommen zu werden hat etwas Ursprüngliches, ob es nun um richtigen Geschlechtsverkehr oder die manuelle Stimulation von hinten geht. Im Folgenden ein paar Tricks, die Sie sich aneignen können, wenn Sie Ihre Partnerin von hinten verwöhnen wollen:

>Ich mag es, wenn er hinter mir steht, während er seine Finger in meine Vagina gleiten lässt. In dieser Position kann er mit der Hand oder dem Handgelenk gleichzeitig meine Klitoris stimulieren.« – *Pearl (22, Apothekerin)*

>Er hat mich vornübergebeugt und mich von hinten genommen, und zur selben Zeit hat er mich mit der Hand an der Klitoris und drumherum bearbeitet.« – *Inara (46, Autorin)*

>Den linken Arm hatte er hinten um meinen Rücken gelegt, damit er mit den Fingern von hinten in meine Vagina eindringen konnte, und mit der rechten Hand hat er zusätzlich meine Klitoris stimuliert.« – *Helen (48, Geschäftsführerin)*

»Ich steh drauf, wenn ein Mann mit den Fingern meine Klitoris streichelt, während wir es in der Hundeposition tun. Ich glaube, das ist meine Lieblingsposition bzw. -technik.« – *Emily (30, Anwältin)*

Den restlichen Körper nicht vergessen

Es geht beim Sex allerdings nicht ausschließlich um zuckende Lenden und bebende Schenkel. Vernachlässigen Sie den restlichen Körper Ihrer Partnerin nicht; sie wird es Ihnen danken. Helena (39, Professorin) meint seufzend: »Ich erinnere mich immer gerne an die Männer, die meinen ganzen Körper mit zärtlichen Berührungen übersäen. Dann vergisst man alles um sich herum und lässt sich völlig fallen und merkt kaum mehr, was mit einem geschieht. Mit Männern, die diese Ganzkörpertechnik draufhaben, habe ich am ehesten einen Orgasmus.« Im Folgenden noch ein paar ausgewählte Erlebnisse, die Frauen gern wiederholen würden:

»Mich hat mal ein Mann beim Geschlechtsverkehr ganz langsam am ganzen Oberkörper gestreichelt und meinen gesamten Körper erforscht und liebkost. So fühl ich mich total sexy.« – *Frankie (36, Schwimmlehrerin)*

»Wenn man mich eine Weile überall anfasst, nur nicht an der Klitoris ... und dann einmal ganz langsam und sanft darüberstreift.« – *Summer (27, Werbe-kauffrau)*

»Langsame, zarte Streicheleinheiten von oben bis unten am ganzen Körper, ganz ohne Eile. Er schien die Berührungen fast mehr zu genießen als ich selbst, und er machte weiter und immer weiter, bis ich es nicht länger aushielt und ihn einfach in mir spüren musste.« – *Michelle (35, Projektmanagerin)*

Lassen Sie Ihre Finger sprechen

Wir können unmöglich ein ganzes Kapitel den Händen widmen, ohne über Masturbation zu sprechen. Dass Männer gern zusehen, wie Frauen sich selbst befriedigen, wissen wir. (In *Was Männer im Bett wirklich wollen* gaben 82 Prozent der befragten Männer an, dass sie eine Frau gern masturbieren sehen – und kein einziger Mann sagte, dass er es nicht mag.) Wie aber fühlen die Frauen sich, wenn sie dabei beobachtet werden?

Auch wenn der Großteil der Frauen behauptet, dass sie grundsätzlich nichts gegen eine kleine Masturbationsshow haben, lautet der häufigste Zusatz, wie bei so vielen anderen Themenbereichen unserer Sexumfrage: Kommt ganz darauf an.

»Es hängt davon ab, wie wohl ich mich mit einem

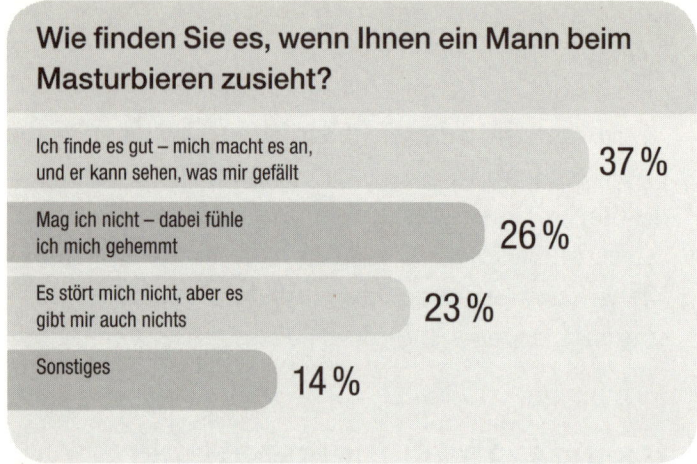

Wie finden Sie es, wenn Ihnen ein Mann beim Masturbieren zusieht?

Ich finde es gut – mich macht es an, und er kann sehen, was mir gefällt — **37 %**

Mag ich nicht – dabei fühle ich mich gehemmt — **26 %**

Es stört mich nicht, aber es gibt mir auch nichts — **23 %**

Sonstiges — **14 %**

Menschen fühle«, meint Annette (44, Managerin). »Mit manchen Männern macht es Spaß, doch bei anderen fühle ich mich nicht wohl dabei.« Sophie (45, Designerin) meint: »Kommt drauf an. Wenn er auch ein bisschen mitmacht, mich berührt und sich beteiligt, dann ist es toll, aber nicht, wenn er einfach nur dasitzt und zusieht.« Bryn (41, Sekretärin) gibt an, es noch nie versucht zu haben, gesteht aber auch, dass sie »grundsätzlich nicht abgeneigt« wäre. »Könnte für ihn ja ganz lehrreich sein.«

Andere Frauen wiederum sind nicht so begeistert von der Idee, in einer privaten Masturbationsshow aufzutreten:

»Ich war nie so richtig gut im Masturbieren, deshalb hätte ich das Gefühl, ihm was vormachen zu müssen.« – *Camilla (25, Werbemanagerin)*

»Ich bin eine von den wenigen, die sich nicht selbst befriedigen können. Traurig, aber wahr. Ich hab mir schon Bücher dazu gekauft und alles Mögliche probiert. Aber nichts funktioniert. Ich kann einfach nicht so tun als ob.« – *Seraphin (40, Technologiestrategin)*

»Ich kriege das nicht so hin, wenn mir ein Mann dabei zusieht – zumindest glaube ich das, deshalb habe ich auch noch nie einen Mann zusehen lassen. Ich versinke dann immer ziemlich in meiner eigenen Fantasiewelt, und wenn ein Mann dabei wäre, wäre ich zu sehr abgelenkt.« – *Mae (31, Doktorandin)*

Wenn Sie also gern zusehen würden, wie Ihre Partnerin sich selbst befriedigt – sei es, weil Sie etwas lernen wollen, oder auch, weil es Sie total scharfmacht –, dann überzeugen Sie sie zuvor davon, wie sehr Ihnen das gefallen würde. Tun Sie alles, damit sie sich wohlfühlt. Nehmen Sie ihre Hand, und führen Sie sie zur Klitoris. Flüstern Sie ihr ins Ohr, dass Sie ihr gern beim Masturbieren zusehen würden. Falls sie zum Orgasmus kommt, sagen Sie ihr, wie wunderschön und erregend es für Sie war, sie kommen zu sehen. Was auch immer Sie tun, setzen Sie sie auf keinen Fall unter Druck. Wenn sie sich nicht vor Ihren Augen selbst anfassen will, dann vergessen Sie die Sache.

Wie sieht es mit dem umgekehrten Fall aus? Mehr als die Hälfte der von uns befragten Frauen gab an, die Vorstellung, dem Partner beim Masturbieren zuzusehen, gefalle ihnen. Heather (31, Sängerin) ist tatsächlich ganz begeistert: »Ich finde das toll!« Doch natürlich hängt das für den Großteil der Frauen ganz von verschiedenen Faktoren ab – vom jeweiligen Mann, von der eigenen Stimmung und von vielem anderen. Annette (44, Managerin) gibt an: »Es kommt ganz darauf an, wie sehr ich einem Mann vertraue. Und ich mach dann gern auch mit, indem ich ihn irgendwo lecke oder streichle, während er es sich selbst besorgt.« Rachel (45, Unternehmerin) teilt uns mit, »es hängt von dem Mann ab und davon, wie er es macht. Wenn es eine Art Vorführung ist, finde ich es faszinierend.«

Seraphin (40, Technologiestrategin) führt ihre Antwort zu diesem Thema ein wenig weiter aus: »Manchmal ist es total erotisch. Hängt ganz von dem Mann ab, wie er masturbiert und wie oft es passiert. Ich war mal mit einem Typen zusammen, der hat sich immer einen riesigen Dildo in den Hintern geschoben, während er sich einen runtergeholt hat. Das war kein bisschen erotisch. Und dann hat er sich gewundert, warum ich ihn nicht heiraten wollte.«

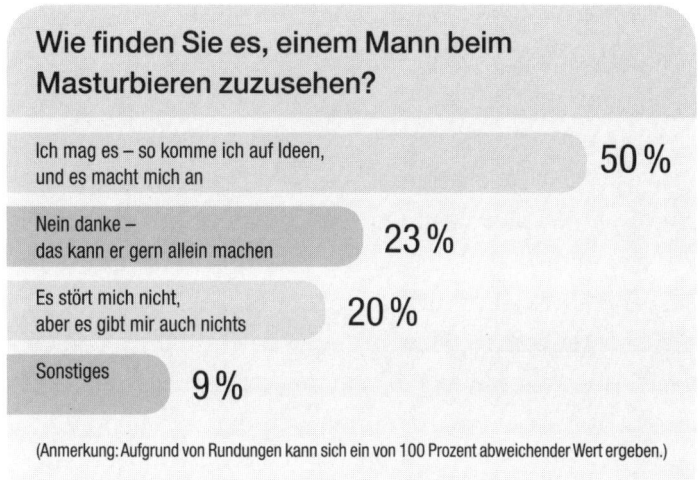

Wie finden Sie es, einem Mann beim Masturbieren zuzusehen?

Ich mag es – so komme ich auf Ideen, und es macht mich an — **50 %**

Nein danke – das kann er gern allein machen — **23 %**

Es stört mich nicht, aber es gibt mir auch nichts — **20 %**

Sonstiges — **9 %**

(Anmerkung: Aufgrund von Rundungen kann sich ein von 100 Prozent abweichender Wert ergeben.)

Natürlich haben nicht alle Frauen so traumatische Erlebnisse zu verdauen wie Seraphin, sondern es hat sich einfach noch nicht die Gelegenheit dazu ergeben. Sheba (35, Anwältin) ist ein bisschen unsicher. »Mir gefällt die Vorstellung, aber gemacht hat er das noch nie, und ich traue mich auch nicht, ihn zu fragen.« Marla (30, Künstlerin) hingegen sagt: »Ich glaube, das würde mir nichts ausmachen. Ich möchte bloß nicht zufällig dazukommen und eine Überraschung erleben … Das wäre mir unangenehm.« Andere Umfrageteilnehmerinnen haben wiederum ihre Gründe, weshalb sie ihren Männern nicht beim Masturbieren zusehen wollen. Karen (35, Studentin) beispielsweise führt an, sie »würde es vorziehen, wenn er sich nicht selbst versorgt. Mich macht es an, wenn ich weiß, dass er sich so weit beherrschen kann und wartet, bis ich ihn befriedige.« (Sie scheint nicht zu wissen, dass die meisten Männer einzig und allein aus Gründen des Stressabbaus masturbieren.) Ginger (38, Projektmanagerin) gesteht uns Folgendes: »Ich gucke jedem gern dabei zu, wie er sich mit sich selbst vergnügt, aber ich werde schnell eifersüchtig und möchte dann selbst auch gern die Gelegenheit nutzen und was davon haben.« Selbstverständlich können beide Partner davon nur profitieren, denn auf diese Weise sieht man, was der andere mag, und kann es dann in das gemeinsame Liebesspiel einbauen!

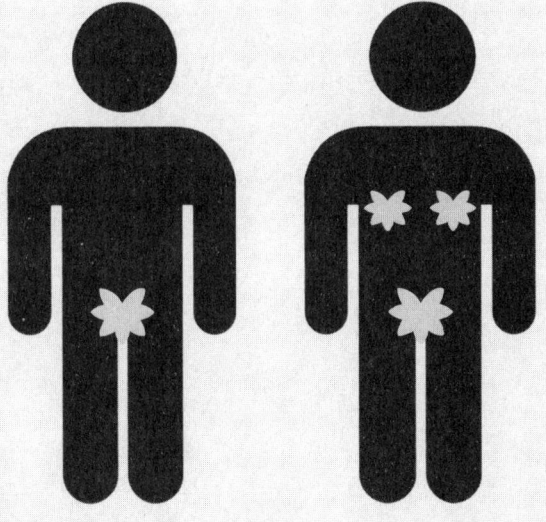

> »Wenn ein Mann es mit Leidenschaft tut und Spaß daran hat, dann ist es meistens gut.«
>
> Paige (keine Angaben zu Alter/Beruf)

Wir wissen selbstverständlich, dass *Sie* auf Oralsex stehen – und zwar in beide Richtungen. Für den Fall, dass Sie eine Statistik benötigen, um Ihre Partnerin davon zu überzeugen: Mehr als 80 Prozent der für *Was Männer im Bett wirklich wollen* befragten Männer gaben an, dass sie ihre Partnerin gern mit dem Mund befriedigen. Dennoch zögern viele Männer, sich einer Frau auf diese Weise zu nähern, aus Angst, etwas falsch zu machen, oder weil sie sich Sorgen machen, es könnte ihr nicht gefallen.

Es besteht wahrlich kein Grund zur Sorge. Wie die meisten Männer wird auch der Großteil der Frauen liebend gern oral beglückt. Denn mit der Zunge lassen sich genau der richtige Druck und die richtige Geschwindigkeit ausüben, die sie in andere Sphären versetzen, vorausgesetzt natürlich, man achtet dabei auf ihre Instruktionen. Es zahlt sich also aus, zum Experten in Sachen Cunnilingus zu werden. Vielleicht will oder braucht Ihre Partnerin es nicht bei jedem einzelnen Schäferstündchen, aber es gibt kaum eine Frau, die sich gar nichts daraus macht.

Falls es Ihrer Partnerin tatsächlich keinen Spaß macht, erzwingen Sie es nicht. »Wenn wir sagen, wir mögen es nicht, dann könnt ihr uns das ruhig glauben. Nehmt es bitte nicht persönlich; ist einfach nur nicht unser Ding«, meint Cari (26, Verwaltungsassistentin). Was haben die Frauen sonst noch zu diesem Thema zu sagen? Lesen Sie einfach weiter.

Was Männer über Oralsex wissen sollten

Wir sagen es noch einmal: Jede Frau ist anders, und das trifft in besonderem Maße beim Oralsex zu. Manche Mädels lieben es, wenn man ihre Klitoris mit der Zunge direkt stimuliert, andere bevorzugen es, wenn man ihre Lustknospe zärtlich umkreist. Die eine Frau mag nur zarte Berührungen, die andere möchte gern richtiggehend verschlungen werden. Wie eine Frau es mag, findet man nur heraus, indem man einfach alles ausprobiert (und scheuen Sie sich nicht, zwischendrin auch mal direkt nach dem Weg zu fragen).

Allerdings gibt es so etwas wie einen kleinsten gemeinsamen Nenner in Bezug auf Frauen und Oralsex. Mit den folgenden Tipps werden Sie anderen Männern eine Nasenlänge voraus sein (und das Wortspiel ist hier absolut beabsichtigt).

Frauen lieben es (sehr)

Wir wollen es gleich am Anfang klarstellen: Frauen lieben Oralsex. »Für uns ist es genauso gut wie für euch, wenn wir es euch besorgen«, sagt Sarah (31, Therapeutin). Eigentlich wünschen sie es sich viel häufiger, viel, viel häufiger – eigentlich so oft wie nur möglich, könnte man sagen. Dawn (29, PR-Angestellte) gibt sogar an, »es sollte jedes Mal Bestandteil sein, wenn wir Sex haben«, während Jane (39, Geschäftsfrau) den Vorschlag macht, es »einfach die ganze Zeit zu tun!« (Keine Sorge. Wir sind uns darüber im Klaren, dass Männer keine Maschinen sind.)

Allerdings sollten Sie auch wissen, dass die Vorlieben der Frauen in puncto Oralsex so unterschiedlich sind wie sie selbst. Helena (39, Professorin) zum Beispiel meint: »Ich liebe Oralsex, aber ich muss es nicht die ganze Zeit haben. Manchmal fände ich es auch ganz gut, wenn ein Mann es damit kombiniert, dass er irgendetwas in mich einführt. Und für diejenigen Männer, die total auf Oralverkehr stehen, will ich nur betonen, dass sie erst mal sicherstellen sollten, ob ihre Partnerin es auch gutheißen kann, wenn er für eine längere Zeit abtaucht! Ich finde auch so viele andere Dinge gut.«

Im Kapitel »Fantastisches Vorspiel« (S. 21 ff.) haben Sie erfahren, dass viele Frauen Oralsex gern als Teil des Vorspiels mögen, aber es gibt auch Frauen, für die ist es schon so etwas wie der Hauptakt. »Ich will, dass es noch länger dauert«, meint Carrie (40, Wissenschaftlerin), »nicht einfach nur so lange, bis ich erregt bin, damit er dann mit richtigem Sex weitermachen kann. Es sollte nicht einfach nur als Mittel zum Zweck missbraucht werden.« Und die Moral von der Geschichte? Selbst wenn Ihre Partnerin auf Oralsex als Einleitung zum Liebesspiel steht, sollte dieses Vergnügen auch hin und wieder als Hauptgericht auf dem Menüplan stehen.

Zeigen Sie Begeisterung

Wenn eine Frau es zulässt, dass ein Mann sie oral befriedigt, dann ist das ein immenser Vertrauensbeweis. Für die meisten unserer Umfrageteilnehmerinnen ist es also wichtig, dass der Partner dabei auch ein wenig Leidenschaft an den Tag legt. Er sollte stöhnen, seufzen, ihr in die Augen sehen oder ihr vorschwärmen, wie gut sie sich anfühlt und schmeckt. Sonst hat sie möglicherweise Probleme, sich zu entspannen und es zu genießen – weil sie sich seinetwegen Gedanken macht. (Denn viele Frauen sind nun einmal so erzogen, dass sie, komme was wolle, es allen recht machen möchten, und das sogar im Bett.) »Ich will, dass er Spaß an der Sache hat«, erklärt Abbey (30, Designerin). Wie so viele andere auch würde sie es bevorzugen, wenn ihr Partner Oralsex genießt und es nicht nur als Mittel zum Zweck betrachtet, um sie scharfzumachen. Frauen brauchen Ihre Begeisterung, um sich zu entspannen und um sich überhaupt erst darauf einlassen zu können. »Ich finde, es ist eine sehr persönliche, sehr liebevolle Sache, wenn ein Mann es einem so besorgt«, meint Camilla (25, Werbemanagerin). »Auf diese Weise zeigt er mir, dass er mich und meinen Körper mag. Und solange er dabei Spaß hat und es nicht offensichtlich schnell hinter sich bringen will, bin ich sehr glücklich.«

Tatsächlich scheint diese Begeisterung sogar noch viel wichtiger zu sein als die richtige Technik – und sie ist zudem ein Garant dafür, dass das Ganze eine positive Erfahrung für alle Beteiligten wird. »Wenn ein Mann es mit Leidenschaft tut und Spaß daran hat, dann ist es meistens gut«, meint Paige (keine Angaben zu Alter/Beruf), und Michelle (35, Projektmanagerin) sagt: »Wenn er zum Ausdruck bringt, dass er es gerne tut, und es auch nicht eilig hat, dann entspanne ich mich und genieße es so richtig.«

Sollten Sie tatsächlich nicht gern oral mit einer Frau verkehren, dann tun Sie es auf keinen Fall aus einem Pflichtgefühl heraus. Denn das ist das Letzte, was Frauen wollen. »Ich würde dann viel lieber etwas tun, woran wir beide Spaß haben«, meint Karren (45, Anwältin), während Heather (29, Konditorin) dazu sagt: »Wenn ein Mann nicht wirklich Spaß daran hat, dann ist es mir lieber, er lässt es, als mir was vorzumachen.«

Vergessen Sie nie, dass Frauen sehr intuitive Wesen sind, deshalb ist die Wahrscheinlichkeit hoch, dass Ihre Partnerin es durchaus merkt, sollten Sie der Sache abgeneigt sein. »Wenn ein Mann es nicht wirklich aufrichtig und von Herzen gern macht, dann merke ich das, und dann hab ich das Gefühl, als würde er eine lästige Pflicht erfüllen müssen und es nicht mit Vergnügen tun«, erklärt Pat (56, Projektmanagerin). Taylor (65, Comedy-Autorin) meint dazu: »Es ist keine Aufgabe, die ein großes Opfer erfordern sollte!«

Ein Grund, weshalb Frauen in diesem Punkt Bestätigung brauchen, liegt darin, dass fast jede Einzelne von ihnen bereits alles andere als himmlische Erfahrungen gemacht hat. »Ein Mann muss mich schon davon überzeugen, dass er es gerne tut«, sagt Caroline (29, Lehrerin). »Ein Typ hat mal den Fehler gemacht und mir gestanden, dass er es nicht mag, das war zugleich das Aus für unsere sexuelle Beziehung. Wie soll ich denn Spaß an was haben, von dem ich weiß, dass er es nicht mag?«

Also keine Scheu. Wenn Sie eine Frau gern oral befriedigen, dann lassen Sie sie es wissen! Und wenn nicht, dann verlieren Sie kein Wort darüber, vor allem dann nicht, wenn Sie Ihrerseits gern auf diese Weise beglückt werden möchten. »Wenn ein Mann es von mir erwartet, dann sollte er zumindest so tun, als täte er es genauso gern für mich«, meint Kate (35, Autorin).

Kommunikation ist alles

Gute Kommunikation ist entscheidend, wenn eine sexuelle Begegnung für beide Seiten gleichermaßen befriedigend sein soll. Zwar ist es richtig, dass man nicht alles immer zu Tode analysieren soll, aber zu wissen, was den eigenen Partner anmacht, bevor man mit ihm im Schlafzimmer verschwindet, und dieses Wissen auch entsprechend zu nutzen bringt nicht nur mehr Spaß für alle Beteiligten, nein, es erhöht auch noch die Chance, dass es nicht bei dieser einen Begegnung bleiben wird.

»Es bringt echt unheimlich viel, vorher darüber zu sprechen, was man mag und was nicht! Ich will doch wissen, was meinen Partner anmacht oder was ihn abtörnt, und er sollte das auch von mir wissen. Kommunikation ist alles!« – *Cari (26, Verwaltungsassistentin)*

»Wenn man sich mit dem eigenen Partner wohlfühlt, dann sind dem, was man bereit ist auszuprobieren, kaum Grenzen gesetzt. Man sollte aber auf jeden Fall offen miteinander reden und nie nur an sich selbst denken. Ein Mann sollte immer versuchen, seine Partnerin glücklich zu machen, dann wird auch sie sich alle Mühe geben, ihn glücklich zu machen.« – *Annette (44, Managerin)*

»Guter Sex ist normalerweise das Ergebnis von entweder a) der richtigen Chemie oder b) guter Kommunikation. Wenn die Chemie nicht da ist, sollte man wenigstens an den eigenen Kommunikationsfähigkeiten arbeiten.« – *Bryn (41, Sekretärin)*

Achten Sie auf ihre Signale

Vielleicht sind Sie ja überzeugt, Sie hätten die weltbeste Oralsextechnik drauf. Selbst wenn es womöglich wirklich so ist, nutzt Ihnen das alles nichts, wenn diese Technik bei Ihrer aktuellen Partnerin nicht ankommt. Deshalb können wir gar nicht oft genug darauf herumreiten, wie wichtig es ist, auf das Feedback der Partnerin zu achten. Achten Sie auf die folgenden Signale: ihr Stöhnen, ihr Seufzen, wie sie sich vor Lust windet, ihre Freudenschreie – oder auch deren Ausbleiben –, und finden Sie so heraus, was bei ihr funktioniert und was nicht.

Hier noch mehr Ratschläge von unseren Umfrageteilnehmerinnen:

»Wir sind dort unten sehr empfindlich. Mag ja sein, dass eure letzte Freundin es gern härter mochte, aber jedes Mädchen ist anders, deshalb solltet ihr genau auf unsere Signale hören und aufpassen, wie wir es mögen.« – *Heidi (25, Vorstandsassistentin)*

»Ein Mann sollte auf meine nonverbalen Reaktionen achten und den richtigen Zeitpunkt abwarten, um sich nach da unten zu bewegen. Denn ich muss vorher ausreichend erregt sein. Wenn ein Mann meint, er kann sich sofort draufstürzen, dann hat er sich getäuscht!« – *Allison (keine Angaben zu Alter/Beruf)*

»Der größte Fehler, den ein Mann machen kann, ist es, wenn er seinem eigenen Rhythmus folgt, bei dem er mal schneller und mal langsamer wird, statt auf meinen Rhythmus einzugehen und auf meine Signale zu achten.« – *Mae (31, Doktorandin)*

»Es ist doch nicht so schwer. Sollte eigentlich offensichtlich sein aufgrund meiner Reaktionen, was mir gefällt und was nicht. Und wenn einer von beiden nicht richtig bei der Sache ist, dann lohnt sich die Mühe nicht.« – *Maureen (45, Archäologin)*

»Ein Mann sollte auf meine nonverbalen Signale reagieren. Eine Sache kann zwar erregend sein, muss deshalb aber noch lange nicht jedes Mal zum Orgasmus führen, also sollte ihm klar sein, wann er besser aufhören und was anderes machen sollte.« – *Alison (36, Hausfrau)*

»Achtet bitte mehr auf unsere rhythmischen Reaktionen.« – *Helen (48, Geschäftsführerin)*

»Wenn meine verbalen Reaktionen andeuten, dass mir etwas gefällt, dann bitte nicht damit aufhören!« – *Ellen (37, Teamleiterin)*

Im Zweifel nach dem Weg fragen

Damit wären wir bei unserem nächsten Tipp. Auch wenn nonverbale Signale ein guter Indikator für den Grad der Erregung der Partnerin sind, tut es nicht weh, dennoch einmal nachzufragen, wie es ihr gefällt – oder sogar um konkrete Anweisungen zu bitten. Jede Frau ist anders, daher gilt es, immer wieder aufs Neue herauszufinden, was für die jeweilige Partnerin funktioniert, weil das, was die Ex gern mochte, bei der neuen Flamme nicht unbedingt gut ankommen muss. »Es gibt so viele Möglichkeiten, wie man jemanden oral befriedigt, aber nicht alle Frauen stehen auf dieselben Techniken«, meint Denise (keine Angaben zu Alter/Beruf). »Am einfachsten ist es, eine Frau zu fragen, was sie mag.« (Denn wir gehen davon aus, dass Sie keine hellseherischen Fähigkeiten besitzen.)

Ein weiterer guter Grund, einfach einmal zu fragen, ist die Tatsache, dass sie von sich aus vielleicht nicht gern Anweisungen gibt. »Ich sag nicht gerne von mir aus, was ich will«, gesteht zum Beispiel Z. B. (27, Forscherin). Außerdem schätzen Frauen es sehr, wenn man sie direkt fragt: »Seid nicht schüchtern«, rät Roxie (35, Kommunikationsfachfrau). »Man darf eine Lady ruhig fragen, wonach ihr der Sinn steht – das findet sie scharf!«

Selbstverständlich sollten Sie, wenn Sie Ihre Partnerin schon um ein Feedback bitten, ihr dann auch gut zuhören und ihre Antwort beherzigen. Nichts frustriert eine Frau mehr, als wenn sie das Gefühl hat, man hört ihr nicht richtig zu. »Wenn ich den Kerlen schon sage, was sie wissen müssen«, meint Seraphin (40, Technologiestrategin), »dann sollten sie sich das auch merken, damit ich mich nicht ständig wiederholen muss. Das ist nervig und ärgerlich und auch peinlich. Wieso erinnern sie sich an so viele dämliche, nutzlose Nebensächlichkeiten, aber die wichtigen Sachen vergessen sie?« Heather (28, Reisefotografin) meint ebenfalls entnervt: »Wenn sie einfach nur da unten bleiben und meinen Anweisungen folgen würden, dann würde ich schon kommen.«

Bitte recht zärtlich

Auf die Frage »Welche eine Sache sollten Männer unbedingt über Oralsex wissen?« antworteten viele Frauen mit der Bitte um sanfteres Vorgehen dort unten. »Meine Klitoris ist ziemlich empfindlich, und ich steh nicht so auf direkten Druck – das ist mir einfach zu viel«, meint Inara (46, Autorin), und sie spricht damit vielen Umfrageteilnehmerinnen aus der Seele. Gleichmäßiger, leichter Druck scheint bei den meisten (wenn auch nicht allen) Frauen gut anzukommen.

Außerdem sollte ein Mann sich etwas zurücknehmen, wenn seine Partnerin erst einmal gekommen ist. »Nach dem Orgasmus bin ich einfach ein Weilchen zu sensibel, also bloß nicht weitermachen«, meint Murphy (60, Künstlerin). »Ich brauche dann eine kurze Pause, dann komme ich hinterher gern noch einmal!«

Benutzen Sie Ihre Finger

Manche Frauen mögen es, wenn man ihre Lust noch ein wenig steigert, indem man die oralen Liebkosungen mit geschickten Fingerübungen kombiniert. »Mit Fingern ist es manchmal eine noch viel tollere Erfahrung«, sagt Katia (34, leitende Angestellte). Für einige Frauen ist es mehr als nur eine kleine Steigerung: Sie brauchen es ganz einfach. »Zunge allein ist ganz okay, aber ich komme so nicht ganz ans Ziel«, meint Sara (27, Wirtschaftsprüferin). »Ich brauche dazu auch noch die Hände und die Finger.«

Hände und Finger kann man wiederum auf verschiedenste Weise einsetzen. Streicheln Sie ihre Haut, spielen Sie mit ihren Brustwarzen, gönnen Sie Ihrer Zunge eine Pause, und massieren Sie die Klitoris mit einem oder zwei

Fingern. Vielleicht freut Ihre Partnerin sich sogar, wenn Sie einen Finger in sie hineingleiten lassen. »Es ist einfach großartig, wenn man mit einem Finger in mich eindringt, während an der Klitoris geleckt wird!«, erklärt Liz (36, Ärztin).

Allerdings ist dies eine Technik, an die man sich nur langsam und vorsichtig heranwagen sollte. Streicheln Sie Ihre Partnerin zunächst mit den Händen, dann führen Sie einen Finger ganz sanft ein. Unter gar keinen Umständen dürfen Sie mit den Fingern zustoßen. »Da drin ist kein verstecktes Gold zu finden – also lasst das einfach, und bohrt eure Finger nicht immer tiefer rein!«, bittet Caroline (29, Lehrerin). »Ein Finger ist genug, es reicht, ihn mich einfach nur da drin fühlen zu lassen, und auch wenn er sich langsam raus und rein bewegt, ist das eine wundervolle Ergänzung zu dem, was die Zunge mit der Klitoris macht. Aber wenn einer da drinnen rumstochert, dann törnt mich das total ab. Das ist echt nicht nötig!«

Finden Sie die Klitoris

Einige Frauen in unserer Befragung vermeiden es ganz gezielt, bestimmte Techniken zu empfehlen. Stattdessen erteilen sie den Männern den allgemeinen Rat, sich auf die Suche nach dem einen Organ am Körper einer Frau zu machen, das einzig und allein der sexuellen Befriedigung dient. »Habt ihr schon mal von diesem Ding gehört, das man die Klitoris nennt?«, fragt Carrie (28, Unternehmerin). »Nun, dann findet es, verdammt noch mal! Und dann spielt damit!«

Für all diejenigen unter Ihnen, die nicht wissen, wo die Klitoris zu finden ist – sei es aus Mangel an Erfahrung oder aufgrund anderer rätselhafter Umstände –, folgt nun der genaue Lageplan. (Das muss Ihnen nicht peinlich sein. Jeder fängt mal klein an.) Im oberen Schambereich, dort, wo sich die beiden Falten (die sogenannten Schamlippen) treffen, befindet sich ein kleiner, fester Knubbel, der von einem Häutchen, der Vorhaut, verdeckt ist. Wenn man dieses Häutchen wegzieht, offenbart sich die Eichel der Klitoris. Diese Eichel ist, nur so nebenbei, in der Regel viel zu empfindlich, als dass man sie direkt anfassen sollte. Doch weil jede Klitoris anders beschaffen ist, schadet es auf keinen Fall, die jeweilige Besitzerin zu bitten, einen an der Hand zu nehmen und an die richtige Stelle zu führen. Die Chancen, dass die Frau sich höchst erfreut über dieses Angebot zeigt, stehen gut.

Die Würze des Lebens

Der häufigste Rat, den die Teilnehmerinnen an unserer Umfrage in Bezug auf Oralsex loswerden wollten, war der, dass ein Mann die Liebkosungen mit dem Mund ruhig variieren und dann auf die Reaktionen der Partnerin achten sollte. Denn ein und dieselbe Frau muss eine bestimmte Technik nicht unbedingt jedes Mal gleich gut finden. »Was sich für mich am besten anfühlt, ändert sich immer wieder, deshalb sollte ein Mann auch seine Technik variieren«, meint Maren (32, Physiotherapeutin). »Es ist besser, verschiedene Geschwindigkeiten und verschiedene Methoden auszuprobieren«, rät auch Blair (27, Anwältin). »Er sollte es nicht einfach immer nur langsam oder immer nur schnell machen. Er soll stattdessen lieber für Abwechslung sorgen.« Und wie wir bereits betonten: Es ist anzunehmen, dass einer neuen Partnerin nicht unbedingt dasselbe gefällt wie der Ex.

Dennoch sollte man mit dem Variieren sofort aufhören, sobald deutlich wird, dass ihr gefällt, was man tut – oder wenn sie sich offensichtlich auf der Zielgeraden zum Orgasmus befindet. Zu diesem Zeitpunkt würde es sie nämlich nur rausbringen, wenn man die Position, den Druck oder die Technik ändert. »Finden Sie heraus, was funktioniert, und dann bleiben Sie dabei«, rät Kristy (34, Apothekerin). »Auf keinen Fall sollte man alle zwei Minuten was anderes machen.«

Vergessen Sie auch nicht, dass der gesamte Genitalbereich der Frau reagiert, wenn Sie ihm Ihre Aufmerksamkeit schenken. »Ein Mann sollte auf Entdeckungsreise gehen und nicht nur bei einem Punkt, meistens ist das die Klitoris, verharren«, fordert Kyleranne (20, Studentin). Annette (44, Managerin) bietet in diesem Zusammenhang sogar ganz konkrete Hilfestellung: »Am besten küsst ein Mann eine Frau überall, nicht nur an der Klitoris. Man kann an den Schamlippen saugen (und zwar an beiden), ihr die Zunge reinstecken, an ihr knabbern. Dort unten wild knutschen!«

Eine weitere entscheidende Fähigkeit: Multitasking. Setzen Sie die Hände ein, um das, was Ihr Mund macht, noch zu ergänzen. Berühren Sie sie, und streicheln Sie ihren ganzen Körper. Küssen Sie die Innenseiten ihrer Schenkel. Spielen Sie mit ihren Brüsten und, noch viel besser, mit ihren Brustwarzen. »Ich liebe es, wenn ein Mann mit meinen Brustwarzen spielt, während wir Sex haben, egal wie«, schwärmt Casi (keine Angaben zu Alter/Beruf).

Es ist kein Wettrennen – lassen Sie sich Zeit

Haben Sie Geduld. Oralsex ist eine Kunst, bei der man nichts überstürzen sollte – darin sind sich die Frauen, die wir befragten, einig. Um das beste Ergebnis zu erzielen, fängt man ganz langsam an, lässt sich Zeit und steigert dann nach und nach das Tempo. »Er sollte schon eine Zeit lang dabeibleiben, deswegen kommt es auf ein gutes Durchhaltevermögen an«, meint Keite (31, Bürochefin). »Nicht gleich von Anfang an mit voller Kraft und höchstem Tempo loslegen, sonst kommt man nicht ans Ziel.«

Hier noch ein paar weitere Ratschläge und Hinweise von den befragten Frauen:

»Er sollte erst meinen Bauch und die Innenseiten meiner Schenkel küssen und so Spannung und Erregung steigern, bevor er sich dann meinen Genitalien widmet. Und bevor er das tut, sollte er mich so weit haben, dass ich ihn unbedingt will.« – *Andrea (40, Verwaltungschefin)*

»Ich brauch Zeit dafür, es bringt nichts, wenn man mich hetzt.« – *Georgie (43, Redakteurin)*

»Ein Mann sollte sich Zeit lassen und herausfinden, wie ich ticke. Wir sind alle unterschiedlich und stehen auf verschiedene Dinge.« – *Adrienne (33, Doktorandin)*

»Es dauert schon seine Zeit ... bloß nicht immer zwischendrin aufhören. Die Klitoris will kontinuierlich und gleichförmig behandelt werden. Wenn er eine Pause braucht, kann er ruhig zur Abwechslung die Finger nehmen. Aber bloß nicht aufhören.« – *Nana (37, Marketingmanagerin)*

»Bitte schön langsam. Es sollte wie beim Knutschen sein, nicht zu wild.« – *Sam (35, Anwältin)*

»Es dauert schon länger als zwei Minuten, also ruhig mal die Geschwindigkeit und den Druck variieren. Ich hasse es, wenn einer nur rauf und runter leckt. Fühlt sich dann an wie eine Zungenwaschung.« – *Vanessa (35, Verwaltungsangestellte)*

»Am Anfang langsam, dann immer schneller, bis ich so richtig drin bin. Aber etwas sanfteren Druck auf die Klitoris, bitte.« – *Suzy (32, Geschäftsführerin)*

»Lasst euch Zeit ... es wäre schön, wenn ein Mann Spaß daran hat und nicht so tut, als hätte er es mit einem saftigen Burger zu tun, mit dem er nichts anzufangen weiß.« – *Marla (30, Künstlerin)*

»Langsam und gleichförmig lautet die Devise. Und Geduld ist gefragt. Ich muss mich ohne allzu viele Erwartungen bis zum Orgasmus steigern dürfen. Und ich muss wissen, dass es ihm auch gefällt.« – *Beth (43, Designerin)*

Wie lautet nun das Fazit? Hören Sie einfach auf den Rat von Elizabeth (28, Werbeverkaufsmanagerin), der im Grunde alles bisher Gesagte zusammenfasst: »Ein Mann sollte einfach die weibliche Vagina als Ganzes, innen wie außen, erforschen. Und dabei auch den gesamten Bereich um die Genitalien herum mit berücksichtigen. Ich benötige eine gewisse Aufwärmphase! Deshalb bitte nicht gleich mit der Tür ins Haus fallen! Langsam anfangen und ganz sanft, dann nach und nach schneller werden und mehr Druck ausüben, je erregter ich werde. Bitte erst auf die Klitoris konzentrieren, wenn ich bereit bin für den Orgasmus. Und dann den Rhythmus (schnell!) beibehalten.«

Sorgen Sie dafür, dass sie sich wohlfühlt

Aufgrund der Tatsache, dass man heutzutage mit Werbung für Intimduschen, Intimdeodorants und Ähnliches bombardiert wird, sind viele Frauen leider ein wenig verunsichert, wie sie wohl »dort unten« riechen mögen. Das ist eine Schande, denn diese Art von Produkten ist nicht nur vollkommen überflüssig – die Vagina ist nämlich ein selbstreinigendes Organ, und derlei Produkte bringen lediglich ihr natürliches Gleichgewicht durcheinander –, Männer stehen sogar auf den natürlichen weiblichen Duft. Um eine Frau in dieser Hinsicht zu beruhigen, sollten Sie sich dem oralen Verkehr mit großem Genuss widmen. Troy (29) rät außerdem: »Versichert einer Frau stets, dass ihr ihren Duft und ihren Geschmack liebt, denn eine ganze Menge Frauen machen sich deswegen Gedanken.«

Was auch immer Sie tun, behalten Sie folgende Worte von Jyllian (44, Ingenieurin/Mutter) im Hinterkopf: »Gütiger Gott, bitte, ein Mann sollte niemals irgendwas über meinen Geruch oder Geschmack sagen. Unter keinen Umständen.«

Damit genug der Worte zu diesem Thema.

Es ist noch nicht der Hauptgang

Ja, es stimmt, viele Frauen betrachten Oralsex als genau das – Sex –, und er darf auch ruhig einmal das Hauptgericht sein bei einer Liebessession zu zweit. Allerdings betonen einige der befragten Frauen, dass Oralsex oftmals nur als »kleiner Appetitanreger« zu sehen ist, wie Paula (55, keine Angaben zum Beruf) das ausdrückt. Dabei spielt es keine Rolle, ob der Oralverkehr zum Orgasmus geführt hat oder nicht. Tatsächlich kann es auch nach hinten losgehen, wenn es zu lange dauert, und das liegt mitunter an den folgenden Gründen:

> »Wenn ich erst mal gekommen bin, will ich meistens, dass er endlich in mich eindringt ... und zwar sofort.« – *Daisy (40, Hausfrau/Mutter)*

> »Ich liebe Oralverkehr, komme aber selten dabei, aber darum geht es auch nicht. Denn es heizt mir immerhin so sehr ein, dass ich hinterher bereit bin für sein Eindringen.« – *Scarlet (34, Köchin)*

> »Als ein Teil vom Liebesspiel ist es großartig, aber nichts kann für mich den eigentlichen Geschlechtsverkehr ersetzen. Niemand sollte sich unter Druck gesetzt fühlen, jemanden allzu lange oral befriedigen zu müssen.« – *Monica (49, Restaurantbesitzerin)*

> »Irgendwann werde ich immer unsicher. Ich will mich nicht unter Druck gesetzt fühlen, endlich zum Orgasmus zu kommen. Das kann und will ich zwar, aber wenn das sein einziges Ziel ist, dann fühle ich mich zu sehr gedrängt, und dann kann ich mich

nicht entspannen und loslassen.« – *Elizabeth (32, The-rapeutin)*

Bedenken Sie, dass die Lust und die Befriedigung Ihrer Partnerin von Faktoren abhängen können, die Sie selbst nicht unter Kontrolle haben. »Wenn ich irgendwas mit Alkohol getrunken habe, komme ich beim Oralsex fast nie zum Orgasmus«, erklärt Roxanne (45, Autorin).

Daher sollten Sie weder sich selbst noch Ihre Partnerin unnötig unter Druck setzen. Genießen Sie es, ihr eine kleine Freude zu bereiten, aber entspannen Sie sich dabei, und denken Sie nicht über das Ergebnis nach. »Ich denke immer, die Männer stehen viel zu sehr unter Druck, mich zum Orgasmus zu bringen«, meint Camilla (25, Werbemanagerin). »Ich werde gern oral befriedigt, mir gefällt das Erlebnis als Ganzes. Es geht nicht nur darum, ein bestimmtes Ziel zu erreichen.«

Die größten Fehler beim Oralverkehr

Fragen Sie sich jetzt, wie Sie die größten Fehltritte beim Oralverkehr vermeiden können? Nun, dann stürzen Sie sich zum einen nicht gleich schnurstracks auf die Lustknospe Ihrer Partnerin. Denn der bei Weitem größte Fehler, den Männer begehen, wenn sie eine Frau oral beglücken, ist das zu frühe Ausüben von zu festem und zu

Manchmal wollen wir keine Vorspeise

O ja, man kann vom Guten tatsächlich auch zu viel kriegen. Ihre Partnerin erwartet – und will – sicherlich nicht von Ihnen, dass Sie sie jedes Mal oral befriedigen. Das bestätigen die von uns befragten Frauen. »Ich will es nicht immer, und wenn ich sage ›aufhören‹, dann meine ich das auch so«, erklärt Julie (43, Künstlerin/Schriftstellerin). Machen Sie sich keine Sorgen: Sie wird trotzdem ihren Spaß haben am Sex.

Vertrauen Sie Ihrer Liebsten, wenn sie sagt, dass sie keine Lust auf Oralsex hat. »Wenn mein Kopf woanders ist, dann könnte man genauso gut auch an meinem Ellbogen lecken, hätte denselben Effekt«, meint Jackie (50, Künstlerin). Doch was auch immer passiert, nehmen Sie das auf keinen Fall persönlich.

direktem Druck auf die Klitoris. Auch wenn viele Frauen leichten Druck auf die Klitorisvorhaut mögen und brauchen, geben doch fast 33 Prozent der von uns Befragten an, dass sie es nicht leiden können, wenn ihr Partner sie mit der Zunge so traktiert, als wolle er einen Fleck aus dem Teppich entfernen. Die Klitoris mag es nicht, wenn man sie zu fest und zu direkt stimuliert.

Der nächste Fehler, auf den wir gar nicht deutlich ge-

Welches ist der größte Fehler, den Männer beim Oralsex machen?

Zu viel direkter Druck
auf die Klitoris — **33 %**

Er scheint es nicht
gerne zu tun — **12 %**

Schenkt der Klitoris nicht
genügend Aufmerksamkeit — **12 %**

Nicht ausreichender
Druck — **8 %**

Sonstiges — **8 %**

Ungleichmäßiger
Rhythmus — **8 %**

Alles
Genannte — **5 %**

Lässt mich seine
Zähne spüren — **4 %**

3 % Wenn er es überhaupt versucht –
ich steh nicht drauf

3 % Er hört nicht zu, wenn ich
ihm sage, was ich will

Fehlender
Blickkontakt — **2 %**

Zu
langsam — **1 %**

(Anmerkung: Aufgrund von Rundungen kann sich ein von 100 Prozent abweichender Wert ergeben.)

nug hinweisen können, ist folgender: Frauen wollen das Gefühl haben, dass Sie es gerne tun. »Ich glaube, der größte Fehler, den ein Mann begehen kann, ist, mich oral zu befriedigen, weil er denkt, dass ich es ›erwarte‹, nicht weil es ihm gefällt oder weil er mir gern eine Freude macht«, sagt Sylvia (48, Marketingbeauftragte). »So als müsste er eine Liste von Dingen abarbeiten, die nötig sind, damit er endlich zum Geschlechtsverkehr übergehen kann. Der Nacken ist erledigt, abgehakt. Brüste, abgehakt …«

Optimaler Druck und Rhythmus

Wir haben die Themen Rhythmus und Druck ja bereits angeschnitten. Unter dem Vorbehalt, dass jede Frau anders ist, lässt sich feststellen, dass 50 Prozent der von uns Befragten sich eine Kombination aus verschiedenen Geschwindigkeiten und unterschiedlich starkem Druck wünschen. Das bedeutet jedoch nicht, dass Sie nun ständig schneller und langsamer werden können oder so tun sollen, als müssten Sie mit der Zunge eine Botschaft im Morsecode verschicken. Der Großteil der Frauen gab an, sie würden es bevorzugen, wenn ihr Partner langsam anfängt, mit leichtem, spielerischem Druck, und sich dann nach und nach steigert, sowohl im Tempo als auch in der Intensität, bis sie in höheren Sphären schweben. »Bitte immer schön gleichmäßig«, meint Erika (50, Autorin/

Lehrerin). Beth (43, Designerin) hingegen gibt an, bei ihr müsse es ein rhythmisches Streicheln an der Seite sein, aber »bitte nicht planlos überall rubbeln, und um Himmels willen nicht im falschen Moment aufhören«.

Auch in diesem Zusammenhang ist es wichtig, dass Sie darauf achten, welche Informationen Sie aus dem Feedback Ihrer Partnerin ziehen können. »Am besten fängt mein Partner ganz langsam und sanft an, aber zum Orgasmus komme ich auf diese Weise nicht«, meint Keite (31, Bürochefin), »daher muss er unbedingt auf meine Signale achten (oder noch besser, er weiß einfach genau, was ich fühle und will).«

Aber wie findet man heraus, welchen Rhythmus und wie viel Druck die eigene Partnerin mag? Die meisten Frauen – 45 Prozent in unserer Umfrage – empfehlen, dass ein Mann einfach den Körper seiner Partnerin und deren Reaktionen genau beobachten soll. »Der Körper verrät schnell, was eine Frau mag und was nicht«, findet Grape (32, Model/Schauspielerin). »Sie windet sich, so als wollte sie flüchten? Das tut sie deshalb, weil sie genau das will: die Flucht ergreifen. Macht langsam. Fast alle Frauen bewegen ihre Hüften und zerren ihren Partner sanft an den Haaren, um ihn auf die richtige Fährte zu setzen.« Und keine Sorge: Die meisten von uns befragten Frauen wissen genau, dass ihr Partner ein Weilchen braucht, bis er ein Gespür dafür hat, was sie will.

Wenn Sie immer noch Zweifel haben, empfehlen 30 Prozent, dass Sie Ihre Herzensdame einfach fragen, was ihr gefällt. Einige Frauen sind so vorausschauend und geben ihrem Partner konkrete Anweisungen, doch viele andere sind dafür zu schüchtern, denn sie befürchten, sie könnten wirken wie ein Oberfeldwebel. »Es hilft, wenn ein Mann vorschlägt: ›Sag einfach Ja, wenn dir etwas besonders gut gefällt, dann weiß ich, was gut funktioniert bei dir‹«, meint Roxie (35, Kommunikationsfachfrau). »So fühlt sich eine Frau viel wohler dabei, ›Anweisungen‹ zu geben oder zu sagen, was sie sich wünscht.«

Roxie hatte darüber hinaus noch einen weiteren tollen Vorschlag: nämlich ein Spiel daraus zu machen. »Sagt zu ihr: ›Ich probiere jetzt alle möglichen Sachen aus, und du sagst mir dann, ob es wärmer wird oder kälter – oder ganz heiß!‹«

Aber bitte beachten Sie, dass es einen riesigen Unterschied macht, ob man sie schlicht fragt, was sie mag, oder ob man sie richtig in die Mangel nimmt. »Ich habe nicht gern das Gefühl, als würde ich nach den ersten paar Runden einen Fragebogen ausfüllen müssen«, meint Ginger (38, Projektmanagerin), »aber wenn ein Mann bleibende Zweifel hat, beantworte ich durchaus gern ein paar Fragen.«

Sie sollten also keine Scheu haben, um Anweisungen zu bitten, und es darf Ihnen auch nicht peinlich sein, wenn Ihre Partnerin diese Anweisungen bereitwillig gibt. »Die meisten Kerle sind zu schnell und machen es nicht

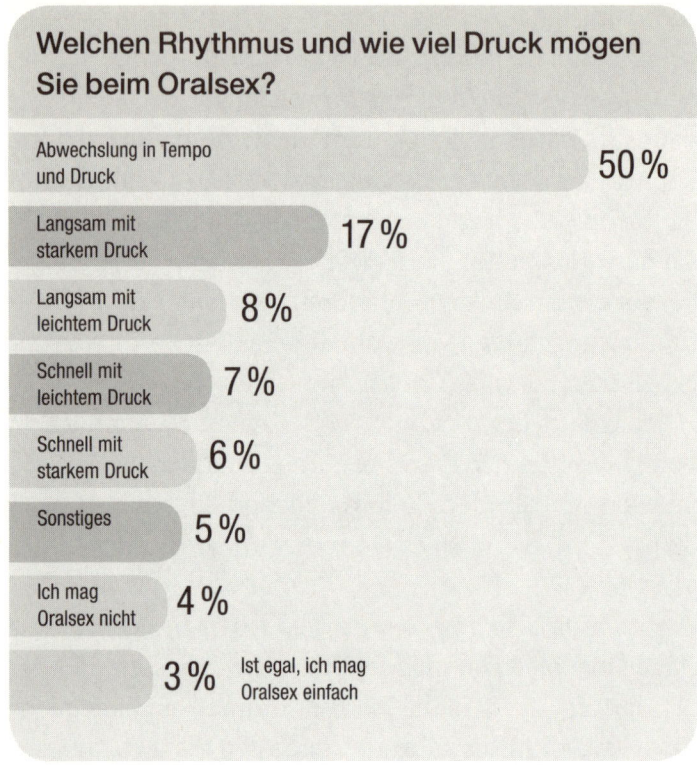

Welchen Rhythmus und wie viel Druck mögen Sie beim Oralsex?

Abwechslung in Tempo und Druck	**50 %**
Langsam mit starkem Druck	**17 %**
Langsam mit leichtem Druck	**8 %**
Schnell mit leichtem Druck	**7 %**
Schnell mit starkem Druck	**6 %**
Sonstiges	**5 %**
Ich mag Oralsex nicht	**4 %**
Ist egal, ich mag Oralsex einfach	**3 %**

fest genug«, sagt Mae (31, Doktorandin). »Vielleicht liegt es einfach daran, dass ich anders funktioniere als andere Frauen, aber ich muss den Jungs fast immer sagen, was sie tun sollen.«

Hier die gute Nachricht: Frauen sind durchaus offen für Experimente. »Ich sehe mir gern erst mal an, was ein Mann so zu bieten hat, bevor ich ihm dann Vorschläge

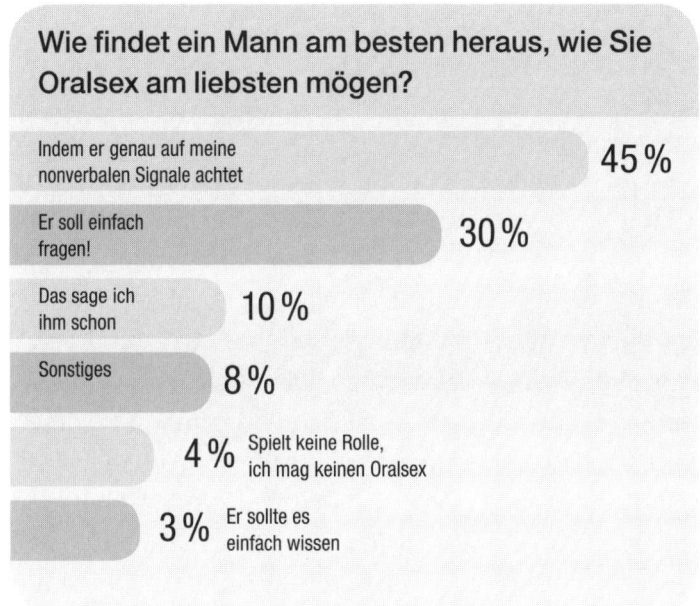

Wie findet ein Mann am besten heraus, wie Sie Oralsex am liebsten mögen?

Indem er genau auf meine nonverbalen Signale achtet — **45 %**

Er soll einfach fragen! — **30 %**

Das sage ich ihm schon — **10 %**

Sonstiges — **8 %**

4 % Spielt keine Rolle, ich mag keinen Oralsex

3 % Er sollte es einfach wissen

mache oder Vorlieben äußere«, meint Inara (46, Autorin). »Wenn er mir wehtut (zum Beispiel durch zu direkten Druck), dann sag ich ihm das.« Vicky (43, Profi-Wasserski-fahrerin) stimmt mit ihr in diesem Punkt überein: »Man weiß nie, was ein Mann so alles draufhat, er beherrscht womöglich Dinge, von denen man nichts ahnt.«

Heiße Sachen, die man mit dem Mund machen kann

Auch wenn Sie in *Sex and the City* (wir wissen natürlich, dass Sie sich diese Serie nur angesehen haben, weil Ihre Freundin sie gucken wollte und Sie nichts anderes vorhatten) einen anderen Eindruck gewonnen haben, aber die meisten Frauen besprechen ihr Sexleben nicht bis ins letzte pikante Detail mit ihren besten Freundinnen. Ja, sicher, Frauen können sehr bissig werden, wenn sie sich über die blutigen Details ihres letzten schlimmen Dates auslassen, bei dem der Typ den ganzen Abend auf sein Handy gestarrt oder den Kellner angeblafft hat, und jede Frau musste sich von einer Freundin schon mindestens einmal eine Story von dem einen und einzig wahren Mann anhören, die einen echt erschaudern lässt. Aber wenn man uns zum Thema Sex ausfragen will, machen wir dicht. Wir, die Autorinnen, finden das sehr schade. Man muss sich nicht gleich täglich in einem Blog über die eigenen Heldentaten auslassen, aber wir können doch ruhig einmal applaudieren für einen Mann, der alles richtig macht. Wir haben die Frauen nach dem umwerfendsten Oralsexerlebnis und der besten Technik gefragt, mit der sie je von einem Partner überrascht wurden. Mit den folgenden Tricks sind einige Männer in die Cunnilingus-Hall-of-Fame eingezogen.

Er hat gesaugt (aber auf die richtige Art)

Sie wissen, wie es sich anfühlt, wenn Sie in Ihrer Partnerin sind, umschlossen von ihrer feuchten Wärme, und wenn sie Sie umklammert, während Sie in sie stoßen? Oder wie irrsinnig Sie ein richtig guter Blowjob antörnt? Gut, dann stellen Sie sich jetzt bitte vor, Sie versuchen etwas Ähnliches mit der Klitoris, denn die besteht schließlich auch aus erektilem Gewebe, genau wie Ihr eigenes bestes Stück. Immer wieder geben die befragten Frauen ein leichtes Saugen als die Technik an, die sie richtig abheben lässt:

»Bei mir hat mal ein Mann die Zunge um die Klitoris kreisen lassen und dann wieder daran gesaugt, immer abwechselnd, und das alles mit wechselndem Druck.« – *Alina (25, Akademikerin)*

»Er hat an meiner Klitoris gesaugt, während er mit der Zunge hin und her geleckt hat.« – *Andrea (40, Verwaltungschefin)*

»Erst hat er an meiner Klitoris gesaugt, und dann hat er sie mit der Zunge leicht umkreist. Ich wäre fast in Ohnmacht gefallen.« – *Matilda (32, Apothekerin)*

»Er hat gesaugt und hatte dabei den Mund um die Klitoris und den Bereich drum herum geschlossen.

Und dabei habe ich seinen heißen Atem dort gespürt.« – *Heidi (25, Vorstandsassistentin)*

»Es ist toll, wenn er mit der Zunge kreisend um die Klitoris fährt und dabei zugleich saugt, erst sanft, dann immer fester.« – *Roxy (31, Verwaltungsangestellte)*

»Nachdem ich eh schon erregt war, hat er seine Zunge ein paarmal um meine Klitoris kreisen lassen und dann leicht daran gesaugt.« – *Michelle (36, Managementberaterin)*

»Ich mag ein leichtes Lecken, gefolgt von unerwartetem Saugen.« – *Ava (keine Angaben zu Alter/Beruf)*

Zungenzauber

Zunächst die schlechte Nachricht: Es gibt keine bestimmte Oralsextechnik, die bei allen Frauen funktioniert. Das ist zugleich auch eine gute Nachricht: Denn somit steht es Ihnen frei, wirklich alles auszuprobieren, bis Sie herausgefunden haben, was sie in Ekstase versetzt. Doch woher sollen Sie Anregungen bekommen, was wirklich richtig gut funktionieren könnte? (Ein kleiner Hinweis: Es ist nicht das Internet!) Lesen Sie die folgenden Geschichten aus dem wirklichen Leben, wo Männer es geschafft haben, ihre Zunge in ausgesprochen brauchbare Werkzeuge der Lust zu verwandeln:

»Mir hat mal ein Mann mit der Zunge das Alphabet auf die Klitoris gemalt.« – *Kelly (32, Wildtierbiologin)*

»Er hatte eine so kräftige Zunge – *und irgendwie schien er es echt gern zu tun.*« – *Roxanne (45, Autorin)*

»Seine Zunge war wie ein Vibrator.« – *Shelley (38, Künstlerin)*

»Nach dem Abendessen hat er mich auf den Tisch gelegt und mich so lange mit langen Zügen geleckt, bis ich gekommen bin.« – *Karren (45, Anwältin)*

»Eine Mischung aus saugen, auf die feuchte Stelle pusten, lecken (langsam und weit), und dann alles wieder von vorne!« – *Pat (56, Projektmanagerin)*

»Langsam, sanft und tief, so als würde er mit meiner Vagina rumknutschen. Umwerfend.« – *Lulu (35, Strafverteidigerin)*

»Er drang mit der Zunge tief in mich ein.« – *Kyleranne (20, Studentin)*

»Er hat mit seiner Zunge sanften Druck ausgeübt, den er dann nach und nach verstärkt hat ... aber nicht zu fest!« – *Marie (26, Lehrerin)*

»Er hatte ein bisschen was von allem zu bieten: Knabbern, Saugen, langes Lecken, schnelles, kurzes Lecken, seitwärts.« – *Georgie (43, Redakteurin)*

»Er kreiste mit seiner Zunge um meine Klitoris.« – *Sasha (44, Geschäftsleiterin)*

»Sein ganzer Mund bedeckte mich, und dabei hat er mit der Zunge fest geleckt, bis hin zur Klitoris. Zum Abschluss noch ein leichtes Saugen. Und seine Bartstoppeln haben mich dabei an der Vagina gekitzelt. Das war gleich noch viel besser, wow.« – *Roxie (35, Kommunikationsfachfrau)*

»Er hat ganz langsam angefangen, mit langen Strichen und mit etwas Druck an den Schamlippen rauf und runter. Dabei hat er ziemlich viel von meinem Genitalbereich abgedeckt. Ich war gleich total erregt, und als er sich dann endlich rauf zu meiner Klitoris bewegte, war ich schon ganz kurz vor dem Orgasmus!« – *Elizabeth (28, Werbeverkaufsmanagerin)*

»Er war Franzose (was sonst). Während wir es taten, hat er auf Französisch meine Vagina und meine Klitoris beschrieben. Ich bin fast durchgedreht.« – *Annie (62, Schriftstellerin)*

»Es ist einfach das Beste, wenn ein Mann sich auf Entdeckungsreise begibt und jeden Winkel erforscht, bis er den einen Punkt gefunden hat, bei dem ich mich vor Lust wild aufbäume.« – *Murphy (60, Künstlerin)*

Zunge und Finger gleichzeitig

Denken Sie bitte nicht, dass man beim Oralsex ausschließlich die Zunge benutzen darf. Ein einfallsreicher Liebhaber nutzt jedes ihm zur Verfügung stehende Werkzeug, um seine Partnerin zu befriedigen. Viele Frauen stehen auf das Gefühl des Eindringens, während man sie oral befriedigt, daher können Sie, während Ihre Zunge ihren Zauber wirken lässt, auch Ihre Finger zum Einsatz bringen. Lesen Sie im Folgenden, wie einige Männer ihre Partnerinnen bereits erfolgreich rundum befriedigt haben:

»Er hat mir über die Klitoris geleckt, dann glitt er mit der Zunge zu meiner Vagina und hat dort ein wenig geleckt und sie erforscht, während er gleichzeitig seine Finger dazu benutzte, meine Klitoris zu stimulieren. Er hat zwischen Zunge und Finger abgewechselt. Ich glaube, am Schluss hatte er seine Zunge dort. Himmlisch!« – *Pearl (22, Apothekerin)*

»Mit einem Finger hat er fest gegen meinen G-Punkt gedrückt (fester, als ich je zu bitten gewagt hätte), während er an meiner Klitoris saugte (ähnlich wie beim Zungenkuss) ... Ja!« – *Ulla (29, Schauspielerin)*

»Er hat leicht über meine Klitoris geleckt und dabei mit dem Finger sanft über die Öffnung gestreichelt.« – *Zelda (26, Schauspielerin)*

»Er hat die Punkte rechts und links von meiner Vagina mit den Kuppen der Daumen massiert, während er leicht mit den Lippen an meiner Klitoris saugte.« – *Caroline (29, Lehrerin)*

»Lange, langsam ausgeführte feste Striche mit der Zunge mit einem leichten Zupfen an der Klitoris am Ende und dazu noch zwei Finger in mir.« – *Michelle (35, Projektmanagerin)*

Möglicherweise wirkt es so erregend, weil es immer noch ein Tabu ist. Jedenfalls versetzte es einige der Frauen in Ekstase, als ihr Partner mit dem Finger an ihrer Hintertür anklopfte:

»Er hat mit einem Finger den Bereich um den Anus berührt und mir einen Finger in die Vagina gesteckt, während er mich oral befriedigte.« – *Nana (37, Marketingmanagerin)*

»Er hat gleichmäßig seitwärts über meine Klitoris geleckt, mit einem Finger in meiner Vagina, und dann ist er damit weitergewandert, um mich am After zu stimulieren, bis er dann in meinen Hintern eingedrungen ist.« – *Beth (43, Designerin)*

»Mit einem Finger hat er in mir die Ziffer acht nachgezeichnet und dabei immer wieder meinen G-Punkt und auch meinen A-Punkt ganz leicht berührt.« – *Arianna (33, Hausfrau)*

Beachten Sie aber auch, dass sich Ihre Finger nicht ausschließlich auf die Genitalien der Partnerin konzentrieren müssen, um sie total scharfzumachen:

»Der Typ hatte es irgendwie drauf, mich gleichzeitig am ganzen Körper zu streicheln und dazu auch noch zu summen.« – *Judy (59, Wissenschaftlerin)*

»Ich mag es, wenn er zärtlich mit meinen Brustwarzen spielt, während er mich oral befriedigt. Dank dieser multiplen Stimulationstechnik komme ich wieder und wieder.« – *Casi (keine Angaben zu Alter/Beruf)*

Aber den besten Ratschlag in Sachen Multitasking hat Annette (44, Managerin) auf Lager: »Ich mag es gern, wenn er mich überall küsst, so als würde er mit mir in einem tiefen Zungenkuss verschmelzen. Und während mein Partner leckt, küsst und saugt, steckt er am besten die beiden mittleren Finger rein, mit der Handfläche nach oben, während Zeigefinger und kleiner Finger angewinkelt sind. Und dann die Finger ganz schnell raus und rein bewegen, mal schneller, mal langsamer. Die Finger nach oben beugen, und dann den Bereich im Inneren direkt hinter der Klitoris reiben. Immer schön weiterlecken und weiterreiben. Dazu braucht man ein wenig Übung und ein gewisses Koordinationstalent, aber es funktioniert, das könnt ihr mir glauben. Ich hab es selbst erlebt!«

Er hat mir gezeigt, dass er es gerne tut

Natürlich ist es nicht nur auf eine großartige Technik zurückzuführen, wenn Oralsex zu einem unvergesslichen Erlebnis wird. Erinnern Sie sich daran, was wir zu Beginn dieses Kapitels gesagt haben: Für Ihre Partnerin ist es unter Umständen der allergrößte Antörner, wenn Sie ihr zeigen, wie gern Sie sie oral befriedigen. Wenn sie sich um Sie und Ihr Vergnügen keine Gedanken machen muss, kann sie sich auf sich selbst konzentrieren. Zumindest hat das für einige unserer Umfrageteilnehmerinnen so sehr gut funktioniert:

»Er hat es mit so viel Begeisterung getan, dass er mir jegliche Hemmungen genommen hat. Er hat so getan, als würde er total drauf stehen, und hat sich nichts anmerken lassen, sodass ich mich entspannen und es auch genießen konnte.« – *Emily (30, Anwältin)*

»Meine Erfahrungen damit sind recht spärlich, aber der beste Oralsex, den ich jemals hatte, war mit jemandem, der mir ganz deutlich zu verstehen gab, dass er es sehr gerne tat, und er hat sich auch die Zeit genommen, das zu beweisen.« *– Jennifer (34, Mitarbeiterin einer Non-Profit-Organisation)*

Er hat mir die Augen verbunden

Manchmal sorgt gerade das Unerwartete für großartige Sexerlebnisse. Augenbinden können beim Sex gleich zwei reizvollen Zwecken dienen: Zum einen erhöhen sie die Spannung, und zum anderen nehmen sie dem Partner einen seiner Sinne. Das ist kein perverses Laborexperiment, man raubt dem Partner nur die Sicht, damit er sich verstärkt auf andere Empfindungen konzentrieren kann (in diesem Fall großartige orale Befriedigung). Wir würden zwar nicht unbedingt empfehlen, gleich beim ersten Mal eine Augenbinde herauszuholen, doch in einer Beziehung, in der beide Partner einander vertrauen, kann es ein aufregender Bestandteil des eigenen Repertoires werden.

»Mein Freund hat mir mal die Augen verbunden, hat

ganz langsam meine Schenkel geöffnet und sich dann sehr viel Zeit gelassen«, meint Inara (46, Autorin). »Ich war ihm völlig ausgeliefert, und weil ich nicht wusste, was als Nächstes kommt, war es einfach eine unglaubliche Erfahrung.«

Viele verschiedene Gebrauchsgegenstände bieten sich an, um als Augenbinden zweckentfremdet zu werden: ein Schal, eine Krawatte oder eine Schlafmaske aus dem Flugzeug zum Beispiel. Wenn Ihre Partnerin jedoch in dieser Hinsicht Hemmungen hat, dann lassen Sie es lieber.

Eine Wundertüte voller oraler Techniken

Ein großer Vorteil von uns Menschen ist es, dass wir uns für so viele verschiedene Aktivitäten begeistern können. Was für die eine Person wie ein Aphrodisiakum wirkt, dient einer anderen allenfalls als Schlafmittel. Es zahlt sich also aus, wenn man seine sexuelle Trickkiste bis oben hin füllt, ganz besonders in Bezug auf Oralsex. Brauchen Sie ein paar Anregungen? Wir haben von Techniken gehört, die die ganze Palette abdecken, von »viel Durchhaltevermögen« ist da die Rede, aber auch von Männern »mit spitzer Nase« und von »analem Geknutsche« (analer Oralsex sozusagen?), oder man hört Dinge wie »Er hat nicht aufgehört, bis ich gekommen bin!« Im Folgenden finden Sie ein paar weitere knisternd heiße Erinnerungen von den befragten Frauen:

»Er hat das alles ganz zärtlich, aber mit viel Selbstbewusstsein gemacht.« – *Melanie (28, Doktorandin)*

»Er hat mir mit den Zähnen ein Loch ins Höschen gerissen, um da ranzukommen.« – *January (47, Rechtsanwaltsgehilfin)*

»Er hat die richtige Stelle gefunden, ist auf mich eingegangen, und er hat nicht versucht, darauf herumzukauen, als ich dann total erregt war.« – *Alex (35, Professorin)*

»Als er wusste, dass ich kurz vorm Kommen war, hat er aufgehört, und ein paar Minuten später hat er weitergemacht. Das hat er so oft wiederholt, bis er bereit war, mir einen echt überwältigenden Orgasmus zu gönnen ...« – *Heather (28, Reisefotografin)*

»Unwissenheit. Er war erst 18, hatte eine Frau noch nie oral beglückt, und er hatte echt keinen Plan, was er da tat. Deshalb hatte er aber auch noch keine Vorurteile, was er tun sollte und was nicht. Er hat einfach alles ausprobiert, bis er etwas gefunden hatte, was funktionierte. Das war der beste Oralsex, den ich je hatte.« – *Bryn (41, Sekretärin)*

Nicht jede unserer Umfrageteilnehmerinnen konnte sich einer solchen besonders guten Oraltechnik entsinnen. Manche hatten die Details vergessen – »Ich kann mich nicht erinnern, wie, aber es hat funktioniert!«, sagt beispielsweise Alexis (27, Marketingmanagerin) –, während andere einfach noch nichts erlebt haben, das erwähnenswert gewesen wäre. »Ich warte immer noch darauf«, meint Abbey (30, Designerin). »In der Hinsicht hat sich bei mir noch keiner Lorbeeren verdient.«

Unterm Strich brauchen Sie sich aber nur zu merken, dass bei den meisten Frauen nicht eine bestimmte Technik entscheidend ist für guten Oralsex. »Es kommt nicht unbedingt nur auf die richtige Technik an«, meint Brianna (30, Marketingspezialistin). »Es hängt auch von der Person ab, die es einem besorgt, sowie von der Situation insgesamt.«

Die weibliche Landkarte der Lust

Richten Sie nicht Ihre gesamte orale Aufmerksamkeit ausschließlich auf den Bereich zwischen den Beinen Ihrer Partnerin. Denn viele andere Körperstellen sprechen auf Berührungen durch den Mund ebenso an. Es überrascht nicht, dass hier vor allem die Brüste und Brustwarzen Toppositionen haben. Fast 82 Prozent der Teilnehmerinnen an unserer Befragung gaben an, dass sie es lieben, wenn ihr Partner sie an den Brustwarzen leckt oder saugt. Aber bitte langsam: Es gibt auch Frauen, die hassen es, wenn man an ihren Brustwarzen herumspielt. Fangen Sie an, indem Sie die Brüste behutsam küssen und streicheln, dann bewegen Sie sich langsam auf den Warzenvorhof zu (den empfindsamen dunkleren Bereich um die Brustwarze herum) und erst dann zur Warze selbst.

Weitere 56 Prozent nennen die Innenseiten ihrer Schenkel als äußerst sensible Stellen. Andere bevorzugte Körperbereiche sind das Perineum, der Bereich zwischen Vagina und Anus, und auch der After selbst. Doch Sie sollten sich keinesfalls auf diese Bereiche beschränken. Manche Frauen lieben es, wenn man sie im Nacken küsst, leckt und zärtlich beißt, wobei man dem Punkt, an dem der Nacken in Schulter und Schlüsselbein übergeht, besondere Aufmerksamkeit schenken sollte. »Ich liebe es, wenn man mich überall zwischen Nacken und Schultern leckt«, meint Adrienne (33, Doktorandin). »Und das bitte leidenschaftlich und so, als wäre es ernst gemeint.« Im Grunde wäre es am besten, wenn Sie sich dem ganzen Körper Ihrer Partnerin ausgiebig widmen und ihn überall erforschen, den Mund, die Ohren, die Zehen, den Bauch und sogar die Stelle in der Kniekehle. »Ich spüre wahnsinnig gern die Lippen eines Mannes am ganzen Körper«, schwärmt Michelle (36, Managementberaterin).

Welche Bereiche sind für den Mund tabu? Zum einen

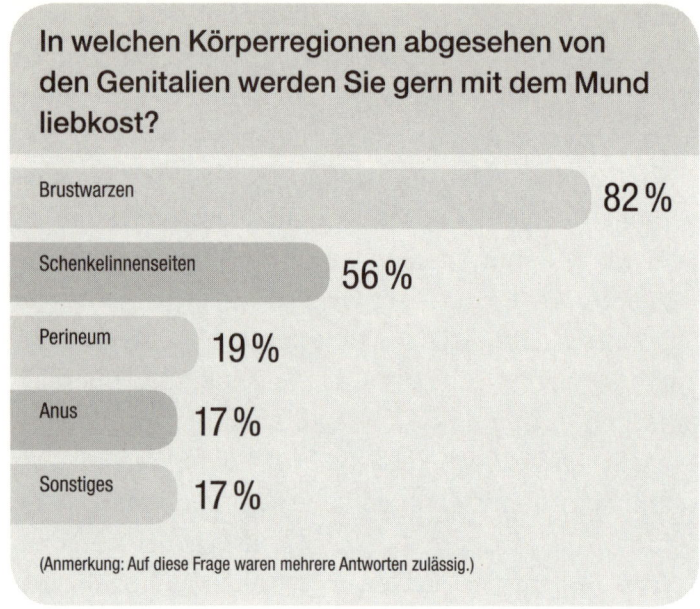

In welchen Körperregionen abgesehen von den Genitalien werden Sie gern mit dem Mund liebkost?

Brustwarzen	**82 %**
Schenkelinnenseiten	**56 %**
Perineum	**19 %**
Anus	**17 %**
Sonstiges	**17 %**

(Anmerkung: Auf diese Frage waren mehrere Antworten zulässig.)

mag es ratsam sein, sich von der Hintertür der Partnerin fernzuhalten: Fast 55 Prozent der befragten Frauen möchten, dass man ihren Analbereich in Frieden lässt, und für knapp 20 Prozent steht auch das Perineum auf dem Index. »Lasst bloß die Finger davon!«, meint Marie (26, Lehrerin). Andere bringen ein gewisses Unwohlsein zum Ausdruck, wenn sie es auch nicht ganz so entschieden ablehnen, in erster Linie aus hygienischen Gründen. »Ich hab kein gutes Gefühl dabei, es sei denn, ich komm gerade direkt aus der Dusche«, meint Inara (46, Autorin).

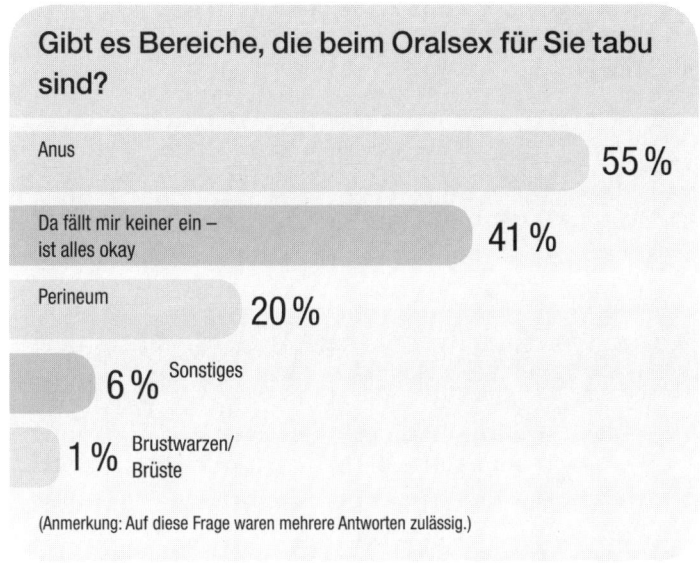

Gibt es Bereiche, die beim Oralsex für Sie tabu sind?

Anus — **55 %**

Da fällt mir keiner ein – ist alles okay — **41 %**

Perineum — **20 %**

6 % Sonstiges

1 % Brustwarzen/ Brüste

(Anmerkung: Auf diese Frage waren mehrere Antworten zulässig.)

Wieder andere Frauen geben an, bei ihnen solle man besser die Zehen und die Ohren in Ruhe lassen.

Für den Rest aber – ganze 41 Prozent nämlich – gibt es keine Stellen, die für den Partner gänzlich tabu wären. Hier gilt: Je wohler eine Frau sich mit einem Mann fühlt, desto eher wird sie es zulassen, dass er ihren Körper erforscht. Roxie (35, Kommunikationsfachfrau) beispielsweise gibt an, dass ihr Hintern zwar kein Tabubereich ist, für sie beim Oralsex aber am »wenigsten interessant«. »Es müsste schon die richtige Person sein und der richtige Zeitpunkt, dass ich da jemanden ranlasse«, sagt sie.

Was Männer über Fellatio wissen sollten

Inzwischen haben Sie es sicherlich begriffen, wie wir hoffen: Frauen werden gern oral befriedigt. Allerdings fragen sich viele Männer, ob ihre Partnerinnen dasselbe auch über Fellatio denken. Wir können Sie in dieser Hinsicht beruhigen, denn Frauen fühlen sich durchaus wohl damit (vorausgesetzt, der Partner erwidert den Gefallen – in diesem Fall gilt nämlich ausnahmsweise die Parole, dass man Gleiches mit Gleichem vergelten soll). Einige Frauen machen es sogar sehr gerne. »Das macht mich genauso sehr an, wie wenn er es bei mir tut!«, meint Pat (56, Projektmanagerin). Erfahren Sie in den folgenden Abschnitten, was Sie nach Ansicht der Frauen über Fellatio wissen sollten.

Seien Sie sanft, und lassen Sie die Hände von ihrem Kopf

Als Erstes wollen wir Ihnen einen äußerst wichtigen Ratschlag in puncto Fellatio mit auf den Weg geben: Lassen Sie die Hände von ihrem Kopf. Diese eine Sache sollten Sie sich wirklich hinter die Ohren schreiben: Packen Sie *niemals* – unter *gar keinen* Umständen – grob ihren Kopf, um ihn auf Ihren Penis niederzudrücken oder um ihn dort zu halten. Sie mögen das vielleicht schon einmal in einem Pornofilm gesehen haben, aber wir haben seitenweise schriftliche Darlegungen von Frauen als Beweis dafür, dass sie ein solches Vorgehen absolut verachtenswert finden. Hier ein paar Beispiele:

»Ich muss die Kontrolle behalten, damit ich auch atmen kann. Wenn einer meinen Kopf packt und mich runterdrückt oder versucht, mir eine Geschwindigkeit aufzuzwingen, dann geht das gar nicht. Ein Mann darf gern meinen Kopf oder mein Gesicht anfassen und mir signalisieren, dass ihm gefällt, was ich tue, aber er soll es bloß nicht wagen, meinen Kopf mit Gewalt in eine bestimmte Position zu zwingen.« – *Adrienne (33, Doktorandin)*

»Was soll diese Kopf-packen-und-runterdrücken-Sache eigentlich, die einige von euch tun? Ich bin doch keine aufblasbare Sexpuppe, ihr Idioten.« – *Grape (32, Model/Schauspielerin)*

»Hört auf, uns am Kopf zu packen und uns runterzudrücken, weder um uns beim Blowjob zu helfen noch um uns zum Weitermachen zu zwingen!« – *Helena (39, Professorin)*

»Ein Mann sollte niemals meinen Kopf da runterdrücken, um mich dazu zu bewegen, ihn oral zu befriedigen. Ich weiß sehr gut, wo so ein Penis zu finden ist.« – *Michelle (35, Projektmanagerin)*

»Bitte niemals den Kopf fest auf den Penis runter-drücken. Ich weiß schon, wie man es macht – ist ja echt aufregend da unten –, aber wenn man mei-nen Kopf zu fest nach unten drückt, dann stößt mir der Penis hinten an die Kehle, und ich mag dieses unangenehme Rammen nicht (und wenn es einem Kerl gefällt, nun, in dem Fall soll er sich das echt ab-schminken oder sich eine neue Freundin suchen).« – *Carrie (28, Unternehmerin)*

»Wenn mir einer den Kopf runterdrückt, ist das für mich ein Grund, mich zu verabschieden.« – *Seraphin (40, Technologiestrategin)*

»Greift nie gewaltsam nach dem Kopf oder ins Haar einer Frau, um ihr in den Mund zu stoßen. Das ist so was von erniedrigend und widerlich.« – *Scarlet (34, Köchin)*

»Indem er mir gegen meinen Willen den Kopf runter-drückt, kriegt ein Mann mich ganz bestimmt nicht dazu, ihn oral zu befriedigen – das ist beleidigend und ein echter Abtörner.« – *Mae (31, Doktorandin)*

»Ich will nicht, dass mein Partner mir mit den Hän-den den Kopf bewegt. Besser legt er mir nur sanft die Hand ans Gesicht und bewegt sich selbst in dem Rhythmus, den er sich wünscht.« – *Marisol (66, Schriftstellerin)*

Es ist völlig in Ordnung, wenn Sie bei der Fellatio die Hüften bewegen, um Ihre eigene Lust zum Ausdruck zu bringen, aber bitte vorsichtig. Der Penis sollte nie in den Rachen der Partnerin gerammt, gepresst oder sonst irgendwie gestoßen werden, so als würde man mit dem Mund Geschlechtsverkehr haben. (»Ich heiße doch nicht Linda Lovelace und spiele die Hauptrolle in *Deep Throat*«, war ein häufig geäußerter Einwand.) Überlassen Sie es ruhig Ihrer Partnerin, die Tiefe zu steuern. Warum, wollen Sie wissen? Haben Sie schon einmal etwas vom Würgereflex gehört? Den sollte man wenn möglich vermeiden, denn sonst ist es schnell vorbei mit dem Blowjob – und zwar nicht auf die Weise, wie Sie sich das ursprünglich vorgestellt haben:

»Bitte nicht in den Mund rammeln. Sonst ersticke ich oder kotze am Ende noch.« – *Jennifer (30, Bankerin)*

»Man sollte nichts erzwingen, indem man in den Mund reinrammt. Ich will es meinem Partner doch besorgen und nicht das Gefühl haben, mein Mund wäre einfach nur irgendeine Öffnung!« – *Jane (39, Geschäftsfrau)*

»Ich möchte bitte noch atmen können dabei! Also kommt bloß nicht auf die Idee, ihr müsstet eine Frau fast ersticken, nur damit ihr klar wird, wie groß euer Ding ist!« – *Pat (56, Projektmanagerin)*

»Bitte möglichst wenig stoßen, damit wir noch die Kontrolle über Tempo und Tiefe haben. Nichts törnt uns mehr ab, als wenn man am Schwanz eines Kerls fast erstickt.« – *Andrea (40, Verwaltungschefin)*

»Wenn ich einen Mann bitte, es langsamer anzugehen, dann sollte er auch auf mich hören. Ich muss nun mal recht schnell würgen, und bisweilen kommt es vor, dass ein Kerl sich so gehen lässt, dass ich keinen Spaß mehr hab an der Sache.« – *Meagen (37, Psychotherapeutin)*

»Ich mach es echt gern, aber wenn er nur noch an seine eigene Befriedigung denkt und aggressiv wird, dann ersticke ich fast, und das ist für uns beide kein Spaß mehr.« – *Maureen (45, Archäologin)*

»Wenn ich ihn ganz tief in mir aufnehmen will, dann tu ich das. Aber er sollte mich nicht drängen.« – *Keite (31, Bürochefin)*

»Es braucht schon etwas Geschick, die Zähne aus dem Spiel zu halten, und wenn ein Typ dann noch zustößt oder meinen Kopf bewegt, wird es noch schwerer.« – *Bryn (41, Sekretärin)*

Frauen mögen es – sehr sogar

Bitte lassen Sie nun sämtliche Zweifel ein für alle Mal fahren. Wenn eine Frau behauptet, es törne sie total an, wenn sie ihren Partner oral befriedigt, dann sollte man nicht daran zweifeln. Sie sagt gewiss die Wahrheit, also bitte, entspannen Sie sich und genießen es. Blair (27, Anwältin) meint dazu: »Manchmal haben die Jungs scheinbar den Eindruck, dass Frauen es nicht gern tun, sondern nur ihnen zuliebe, aber tatsächlich stehen viele von uns absolut drauf und genießen es auch. Und ja, manche von uns schmecken euch sogar gern; wir finden es überhaupt nicht eklig.« Judy (59, Wissenschaftlerin) fügt hinzu: »Die meisten von uns können sich richtig begeistern dafür. Wenn wir es also schon anbieten, dann sollte man uns auch ranlassen!« Dass es den Frauen eine solche Freude bereitet, ist zum Teil darauf zurückzuführen, dass es die Männer so dermaßen glücklich macht. »Ich liebe es, meinen Mann zu befriedigen, und ich weiß, dass Männer total drauf abfahren, deshalb mache ich es auch echt gerne«, sagt Casi (keine Angaben zu Alter/Beruf).

Es überrascht kaum, dass die Begeisterung einer Frau für diese Art von Intimität sehr viel damit zu tun hat, was

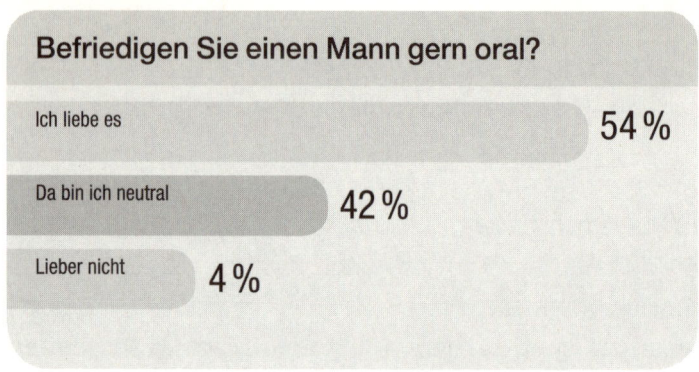

Befriedigen Sie einen Mann gern oral?

Ich liebe es — **54 %**

Da bin ich neutral — **42 %**

Lieber nicht — **4 %**

sie für die Person empfindet, wie die Situation insgesamt ist und wie ihre Stimmungslage aussieht. »Ich tu es echt gern bei jemandem, den ich liebe«, meint Hailey (keine Angaben zu Alter/Beruf).

Was bedeutet das nun für Sie? Merken sollten Sie sich vor allen Dingen, dass jede Frau unterschiedliche Präferenzen hat. Annette (44, Managerin) beispielsweise macht folgenden Vorschlag: »Jede Frau ist anders. Manche mögen es, andere nicht. Manche schlucken, andere nicht. Überlasst ihr die Führung. Drängt euch ihr nicht auf. Ihr werdet schon merken, ob sie es gern tut oder nicht. Seid aber achtsam, und erwartet nicht zu viel. Es ist ein Geschenk.« Also entspannen Sie sich einfach!

Geben Sie Feedback

Sex ist etwas, was man im Team tut. In Bezug auf Fellatio törnt eine Frau vor allem die Reaktion ihres Partners an. Daher sollte ein Mann sich auf jeden Fall die Mühe machen und zeigen, was er fühlt und was ihm gefällt – sei es durch ekstatisches Stöhnen oder durch ganz konkrete verbale Anweisungen. Geben Sie Ihrer Partnerin ein Feedback: Teilen Sie ihr mit, was gut funktioniert und was nicht, und machen Sie ihr klar, welches Tempo und welcher Druck bei Ihnen am besten ankommt. Falls Sie sich etwas ganz Bestimmtes wünschen, dann geben Sie ihr einen dezenten Hinweis. »Jeder Mann ist anders, daher ist es gar nicht verkehrt, der Partnerin direkt mitzuteilen, wie man selbst am liebsten stimuliert wird«, meint Frankie (36, Schwimmlehrerin), und Francesca (39, Erzieherin) fügt hinzu: »Wenn es etwas Bestimmtes ist, worauf ein Mann steht, dann sollte er mir das sagen, bevor er sich noch beschwert, dass es gerade nicht klappt bei ihm.«

Hier noch ein paar weitere Ratschläge:

»Jeder wird gern angefeuert. Ich achte immer besonders auf die Atmung und seine Laute, um herauszufinden, was mein Partner gut findet, aber er muss auch mitmachen und sich äußern. Ich liebe es, einen Mann oral zu befriedigen, und ganz besonders gern dann, wenn er mir das Gefühl gibt, dass ich ihm schier die Sinne raube. Je begeisterter er sich zeigt, desto begeisterter bin ich.« – *Caroline (29, Lehrerin)*

»Sagt einfach, was ich tun soll! Ist es okay, wenn ich mit den Eiern spiele, oder lieber nicht? Wie empfindlich sind einzelne Körperbereiche, wo spürt ihr nichts? Ist euch Blickkontakt wichtig? Soll ich gleich schnell und fest loslegen? Ich mach es echt gern, und ihr solltet euch freuen, dass es so ist.« – *Elizabeth (28, Werbeverkaufsmanagerin)*

»Seine Mimik und die Geräusche, die er von sich gibt, törnen mich ungemein an, dann genieße ich es noch viel mehr.« – *Teresa (33, Verkäuferin)*

»Mir gefällt es noch besser, wenn ich weiß, dass es meinem Partner gefällt, daher sollte er es mir unbedingt sagen! Ich will, dass er mich dabei berührt. Ein bisschen beteiligen sollte er sich nämlich schon.« – *Dawn (29, PR-Angestellte)*

»Ein Mann soll mir bitte sagen, ob ihm gefällt, was ich tue. Wenn einer nur gelangweilt daliegt, ist es doch für beide Seiten kein Spaß.« – *Inara (46, Autorin)*

»Macht bitte Geräusche. Ich will mich nicht da unten abrackern und mich total abgeschnitten fühlen, und dann auch noch, ohne dass ich weiß, ob ihm gefällt, was ich mache.« – *Vanessa (35, Verwaltungsangestellte)*

»Ich mach es wirklich richtig gern, aber wenn ich von meinem Partner keine Reaktion kriege, dann verlässt mich der Mut, und wahrscheinlich geb ich dann recht schnell auf.« – *Roxanne (45, Autorin)*

»Jeder Mann mag es anders. Wenn einer also sagt: ›Oh, das ist ja viel besser als noch vor vier Wochen‹, dann liegt das vermutlich daran, dass ich mittlerweile weiß, wo seine Vorlieben liegen.« – *Matilda (32, Apothekerin)*

Lassen Sie Ihrer Partnerin unbedingt Zeit, Ihren Körper und seine Reaktionen besser kennenzulernen. »Wenn es das erste Mal mit einem Mann ist, dann brauche ich ein paar Anläufe, bis ich mich auf ihn eingestellt habe und den richtigen Rhythmus finde«, meint Sara (30, Ingenieurin). »Das ist bei jedem Mann anders.«

Betreiben Sie Körperpflege

Wenn Sie Ihre Chancen auf einen Blowjob erhöhen möchten, dann halten Sie sich besser absolut sauber. Reinigen Sie jeden Winkel und jeder Falte Ihres Körpers (auch da, wo etwas vorsteht), denn mangelnde Hygiene steht ganz oben auf der Liste der häufigsten Abtörner beim Oralsex.

»Ein Mann sollte da unten schon sauber sein«, meint Sheba (35, Anwältin). »Wenn er nicht vor Kurzem geduscht hat, sollte er mich gar nicht erst ranlassen, denn dann macht es keinen Spaß!« Taylor (65, Comedy-Autorin) sagt es noch viel deutlicher: »Nur ein sauberer Penis ist auch ein attraktiver Penis.«

Auch wenn eine Frau Sie nicht explizit darum bittet, sollten Sie duschen, ehe es zur Sache geht. Es ist allerdings nicht nötig, dass Sie sich mit Parfum übergießen (und bitte tun Sie das niemals als Ersatz für eine echte Dusche). Inara (46, Autorin) meint dazu: »Der natürliche Duft eines Mannes kann einen total scharfmachen, solange es natürlich und sauber riecht und nicht nach tagelanger Vernachlässigung, ganz nach dem Motto ›Ich bin ein echter Kerl, ich muss nicht duschen!‹«

Es tut zudem nicht weh, sich hier und da zu rasieren. »Bitte, bitte, schneidet doch wenigstens hin und wieder den Rasen«, meint Shai (33, Verkäuferin).

Vergessen Sie nicht, dass es ein anstrengender Job ist

Behalten Sie bitte immer im Hinterkopf, dass so ein Blowjob eine Frau körperlich ganz schön fordern kann. Daher nehmen Sie bitte Rücksicht auf Ihre Partnerin. Es ist schließlich nicht unbedingt die leichteste aller Übungen, so einen Penis im Mund zu behalten. Auch wenn uns Frauen ganz ehrlich etwas daran liegt, unsere Partner glücklich zu machen, tut uns doch oft nach einer Weile der Mund (und ganz besonders der Kiefer) weh. »Ich tu es gern, aber die Männer scheinen gar nicht zu wissen, wie anstrengend so ein Blowjob ist«, erklärt Shelley (38, Künstlerin). »Bis ein Mann fertig ist, tut einem der Kiefer weh, man ist erledigt, und dann honorieren die Kerle das meistens gar nicht mal, auch wenn sie einen vorher noch so angefleht haben.«

Denken Sie außerdem immer daran, dass es sich um eine lebende, atmende Frau handelt, die Sie da beglückt. Bleiben Sie mit ihr in Kontakt. Sehen Sie zu ihr hinunter, und schauen Sie ihr immer wieder tief in die Augen. »Wenn ich mich wie eine Maschine fühle, so als würde ich ihm bloß einen runterholen mit dem Mund, dann ist es mir lieber, wenn er das einfach gleich selbst in die Hand nimmt«, meint Emily (30, Anwältin). »Der Mann sollte vorher unbedingt schon so erregt sein, dass er kurz davor ist, damit das Ganze nicht allzu lange dauert.«

Zögern Sie also niemals einen Höhepunkt hinaus, und machen Sie sich nichts daraus, wenn Ihre Partnerin lieber zu einem Handjob übergeht oder zum richtigen Geschlechtsverkehr, ehe Sie zum Orgasmus gekommen sind. Vermutlich muss sie einfach hin und wieder Luft schnappen.

Sagen Sie Bescheid, wenn Sie so weit sind

Es gibt Frauen, die haben kein Problem damit, wenn ihr Partner in ihrem Mund kommt. Andere wiederum hassen es. Seien Sie also ein Gentleman: Warnen Sie sie, wenn Sie drauf und dran sind zu ejakulieren. »Auch wenn ich Oralsex gut finde und einen Mann gern damit in den Wahnsinn treibe, bin ich nicht so begeistert, wenn er in meinem Mund kommt«, meint Sylvia (48, Marketingbeauftragte). »Normalerweise bringe ich einen Mann bis kurz davor und mache dann mit der Hand weiter.«

Zum Schluss wollen wir Sie daran erinnern, dass eine Frau, auch wenn sie es gerne tut, einen Blowjob doch in erster Linie als ein Geschenk an ihren Partner betrachtet. »Ich tue es nur für einen Mann, den ich auch wirklich liebe; wenn ich es also mache, dann sollte er das auch zu schätzen wissen und dankbar sein!«, sagt Sally (29, Lehrerin), und Alison (36, Hausfrau) sagt dazu: »Wir tun es, weil wir es wollen, nicht weil unser Partner es will.« Und wenn Ihre Partnerin einmal keine Lust darauf hat? »Respektiert das bitte«, meint Yolanda (35, keine Angaben zum Beruf). »Nein heißt nun mal nein.«

Noch ein kurzer Nachtrag: Betrachten Sie die Sache oder gar die Frau nicht als selbstverständlich. Genießen Sie es, und teilen Sie Ihrer Partnerin mit, dass Sie ihre Bemühungen zu schätzen wissen.

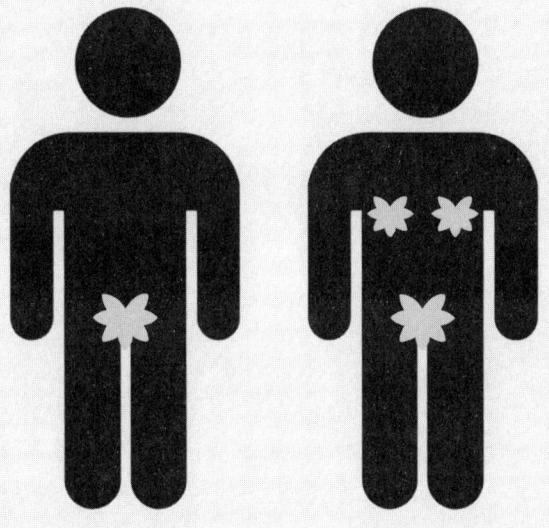

> *»Je mehr Spaß ich an der Sache habe, desto mehr Spaß hat auch mein Partner. Versprochen.«*
>
> Camilla (25, Werbemanagerin)

Liebe machen. Es treiben. Eine Nummer schieben. Kopulieren. Vögeln. Poppen. Bumsen. Sie verstehen, worauf wir hinauswollen: Wir haben nach Synonymen für »Sex haben« gegoogelt und daraufhin zahlreiche Treffer erhalten. Kein zwischenmenschlicher Akt – ach was, kein Akt zwischen irgendwelchen Kreaturen auf dieser Erde – bekommt dermaßen viel Aufmerksamkeit, so viel ist sicher.

Wie auch immer Sie es nennen wollen, für Sie bedeutet es jedenfalls, dass Ihre Partnerin inzwischen aufgewärmt und für weitere Schandtaten bereit ist. Wir finden zwar, dass der Fokus Ihrer gemeinsamen Zeit mit Ihrer Partnerin nicht ausschließlich auf dem Geschlechtsverkehr liegen sollte, aber wir wollen ehrlich sein, er ist schon verdammt wichtig. Wir haben die Frauen gebeten, sich über den Akt an sich auszulassen. Finden sie Sex gut, und falls nicht, wie könnte er besser werden? Wie oft wollen Frauen Sex, und bekommen sie genug? Wo tun sie es am liebsten, und welche Positionen bevorzugen sie? Außerdem ist da noch die Frage, die jedem Mann durch den Kopf geht, wenn er sich einer Frau nackt präsentiert: Ist *er* groß genug? Die Antworten der Ladys werden Sie überraschen!

Was Männer über »den Akt« wissen sollten

Wenn Ihre Partnerin sich für eine einzige Sache entscheiden müsste, die Sie über den Sexakt wissen sollten, welche wäre das wohl? Zunächst einmal können wir Ihnen versichern, dass Frauen im Allgemeinen ebenso auf Geschlechtsverkehr stehen wie Männer auch.

»Manchmal habe ich das Gefühl, Männer sind sich in dieser Hinsicht nicht ganz sicher«, meint Susie (52, Marketingberaterin). »Mir ist Sex am allerliebsten – viel lieber als irgendwas anders.«

Andere Frauen wiederum betonen die Rolle des Akts in einer Beziehung. Rainna (56, Psychologin), die seit mehr als 20 Jahren verheiratet ist, möchte die Männer daran erinnern, »wie wichtig Sex für eine lebendige Beziehung ist«. Aber ebenso sollten Sie im Gedächtnis behalten, dass Sex ein »Teamsport« ist, wie Francesca (39, Erzieherin) es ausdrückt.

Nachdem das geklärt ist, wollen wir uns nun die besten Tipps unserer Umfrageteilnehmerinnen ansehen, die garantieren, dass eine Frau Spaß an der Sache hat.

Schenken Sie ihr Ihre gesamte Aufmerksamkeit

Ganz oben auf der Liste steht eine ganz einfache Bitte: Wenn Sie ein besserer Liebhaber werden wollen, dann seien Sie aufmerksam. Einige der Frauen erklären, dass es, man höre und staune, beim Sex nicht nur um den Penis des Mannes und um seinen Orgasmus geht. Gayle (33, Autorin) weist beispielsweise darauf hin, dass es »manchmal ganz schön langweilig werden kann, wenn der Partner sich nicht darum bemüht, dass die Frau ebenfalls auf ihre Kosten kommt«.

Achten Sie also auf die Signale Ihrer Partnerin. Reagieren Sie auf ihren Körper – und nicht nur, weil es eben dazugehört. Vielmehr steigt im Gegenzug auch die eigene Befriedigung um ungefähr das Zehnfache. »Wenn man sich darauf konzentriert, die Partnerin zu befriedigen und ihr eine Freude zu bereiten, dann zahlt sich das aus, und wie!«, verspricht Georgie (43, Redakteurin), und Camilla (25, Werbemanagerin) sagt: »Je mehr Spaß ich an der Sache habe, desto mehr Spaß hat auch mein Partner. Versprochen.« Eine kleine Anmerkung am Rande: Lassen Sie sich von Ihrer Partnerin beibringen, was sie im Bett mag. »Glaubt bloß nicht alles, was man in Filmen so zu sehen kriegt, und bitte bildet euch nicht weiter in puncto Sex, indem ihr euch Pornos reinzieht«, warnt Jackie (50, Künstlerin). »Sucht euch eine richtige, reale Frau, und findet dann nach und nach heraus, worauf sie steht.«

Lassen Sie sich Zeit – aber vergessen Sie nicht, dass es auch mal schnell gehen darf

Nachdem wir nun Ihre volle Aufmerksamkeit haben, wollen wir uns ansehen, was Sie nach Ansicht der Frauen ebenfalls unbedingt wissen sollten. Es ist ganz einfach: *Sie müssen sich lediglich mehr Zeit lassen.* Gehen Sie die Sache langsam an! Genießen Sie es ausgiebig. Seien Sie geduldig. Ja, wir wissen, dass Sie viel zu aufgeregt sind, wenn Sie sich mit einer echten lebendigen Frau nackt im Bett befinden, aber vergessen Sie nie, dass Frauen eben etwas anders funktionieren als Sie selbst. Die meisten von uns benötigen schlichtweg etwas mehr Zeit, bis sie ausreichend erregt sind – und bis sie zum Orgasmus kommen. »Gebt uns bitte die Zeit, bis wir so erregt sind wie ihr selbst«, meint Judy (59, Wissenschaftlerin).

Wenn Sie nicht abwarten, bis Ihre Partnerin ausreichend erregt ist, dann können Sie sich darauf verlassen, dass das Erlebnis alles andere als prickelnd sein wird. Hinzu kommt, dass Sex ohne ausreichende Befeuchtung ganz schön unangenehm sein kann, wenn nicht gar schmerzhaft. »Wenn eine Frau nicht von sich aus feucht genug wird, ist es keine Schande, mit einem Gleitmittel Abhilfe zu schaffen«, rät Pat (56, Projektmanagerin). Allerdings ist es nicht allein die Tatsache, dass es körperlich nicht besonders angenehm ist, die Frauen abschreckt. »Es gibt nichts Frustrierenderes, als wenn ein Mann sofort mit dem Akt loslegen will«, meint Emily (30, Anwältin).

Es geht nicht nur um den Sex

Wenn es Ihnen einzig und allein darauf ankommt, dass Sie zum Schuss kommen, dann brauchen Sie hier gar nicht weiterzulesen. Wenn Sie allerdings an richtig *gutem* Sex und/oder an mehr als nur einem One-Night-Stand interessiert sind, dann passen Sie jetzt gut auf. Der Sexakt an sich ist zwar auf jeden Fall wichtig, aber nicht unbedingt alles entscheidend. Kaum eine Frau ist automatisch erregt, nur weil sie einen gut gebauten Bizeps oder einen beachtlichen Penis à la Long Dong Silver zu sehen kriegt – es braucht schon etwas mehr, um eine Frau anzutörnen. Lesen Sie hier, was unsere Umfrageteilnehmerinnen zu diesem Thema zu sagen haben:

»Der Geschlechtsakt ist nur ein Teil vom Ganzen. Ein Mann sollte einer Frau als Person insgesamt Beachtung schenken, dann bekommt er am Ende auch viel mehr Sex!« – *Jackie (50, Künstlerin)*

»Betrachtet Sex nicht als ein losgelöstes Ereignis, sondern überlegt auch, welche Auswirkungen er auf lange Sicht haben könnte. Diejenigen, die geben, werden am Ende auch dafür belohnt. Sex beginnt bei einer Frau im Herzen und im Kopf. Wenn ein Mann eine Frau in emotionaler Hinsicht nicht befriedigt, dann ist es einerlei, was er im Bett zu bieten hat.« – *Pat (56, Projektmanagerin)*

»Wenn eine Frau sich mit einem Mann auf emotionaler Ebene wohlfühlt, dann wird sie vermutlich so gut wie alles ausprobieren wollen, was er sich wünscht.« – *Suzy (32, Geschäftsführerin)*

»Das dauert dann ewig, und ich muss mir irgendwelche Fantasien ausmalen, damit ich ans Ziel komme, oder ich muss einen Orgasmus vortäuschen.« Stehen Sie auf sportliche Vergleiche? Dann prägen Sie sich Marys (34, Beraterin) Worte gut ein: »Es handelt sich um einen Marathon, nicht um einen Sprint.«

Dennoch – und das ist außerordentlich wichtig – bedeutet »sich Zeit lassen« *nicht*, eine Frau »stundenlang zu bearbeiten«. Denn länger ist nicht zwangsläufig auch gleich besser. »Es muss ja nicht ewig dauern«, ist ein häufig gelesener Kommentar. Sophie (45, Designerin) drückt es folgendermaßen aus: »Es hängt nicht von der Dauer ab, ob eine Frau zum Orgasmus kommt. Wenn es auf die eine Weise trotz aller Mühen nicht funktioniert, sollte man es mit etwas anderem versuchen. Und dann erst wieder zurück zum Geschlechtsverkehr.«

Dabei geht es außerdem nicht allein darum, sie zum Orgasmus zu bringen – die Frau sollte sich dabei insgesamt wohlfühlen. Wie wir bereits erwähnten, muss eine Frau, wenn sie den Sex wirklich genießen will, erst einmal feucht genug sein – und es auch bleiben. »Manchmal tut es nach einer Weile weh«, erklärt Maureen (45, Archäologin). »Achtet immer auf den Grad der Erregung eurer Partnerin. Denn der schwankt auch noch während des Geschlechtsverkehrs.« (Und um Sie nun vollends zu verwirren: Eine Frau ist nicht automatisch feucht genug, wenn sie erregt ist, und umgekehrt darf man aus mangelnder Feuchtigkeit nicht schließen, dass sie ihren Partner nicht begehrt. Das ist einfach wieder eine dieser verrückten Sachen, die unser Körper macht, um uns zu ärgern. Deshalb ist es auch – man höre und staune – gar nicht verkehrt, mit der Partnerin zu sprechen.)

Wenn nun aber beide Partner erregt und für alle Schandtaten bereit sind, kann auch ein Quickie eine schöne Alternative sein. »Manchmal ist der schnelle Spaß zwischendurch ganz toll!«, meint Marla (44, Sängerin). Ella (36, Geschäftsinhaberin) pflichtet ihr in diesem Punkt vollkommen bei: »Es ist nicht das Ziel der Sache, dass es eine Stunde dauert. Manchmal ist es einfach toll, wenn es schnell geht, dann kann man die Befriedigung nach dem Sex viel ausgiebiger genießen.«

Variieren Sie

Sie wollen den Sex für Ihre Partnerin noch aufregender gestalten? Dann versuchen Sie es hin und wieder mit neuen Griffen und Techniken! Falls Sie nicht verstehen, was damit gemeint ist, dann hilft vielleicht ein Autovergleich: »Es gibt mehr als nur einen Gang«, wie Ginger (38, Projektmanagerin) es ausdrückt. Immer wieder geben die Frauen in unserer Umfrage an, dass Männer in puncto Rhythmus, Druck und Geschwindigkeit ruhig öfter variieren sollten. »Abwechslung ist gut – wie zum Beispiel ein langsames Reingleiten gefolgt von einem tiefen Stoß, dann wieder ein langsames Gleiten«, so January (47, Rechtsanwaltsgehilfin).

Doch der Penis ist nicht das einzige Werkzeug in Ihrer sexuellen Trickkiste. Benutzen Sie ruhig auch einmal Ihre Hände! Andrea (40, Verwaltungschefin) erinnert daran, dass ein Mann sie »berühren soll und sich auch anderen Bereichen als den Genitalien widmen muss, damit ich nicht das Interesse verliere«. Wenden Sie also ruhig mehr als nur eine Methode an, damit Ihre Partnerin auch garantiert ihren Spaß hat. »Die meisten Frauen kommen nicht allein durch den Geschlechtsverkehr zum Orgasmus, daher sollte man es am besten zusätzlich mit Hilfsmitteln wie Vibratoren oder mit klitoraler Stimulation versuchen«, rät Dawn (29, PR-Angestellte). Schließlich »kann man auch richtig guten Sex haben, ohne dass der Penis ins Spiel kommt«, wie Annette (44, Managerin) betont. »Lesben machen das immer, und die finden es auch fantastisch.«

Aber nicht nur in Sachen Technik sollte man für Abwechslung sorgen, wenn die Spannung erhalten bleiben soll. Haben Sie keine Scheu vor neuen Positionen oder Orten, und wagen Sie vielleicht sogar einmal den Versuch, ein bisschen anders mit ihr zu reden und ihr schmutzige Dinge ins Ohr zu flüstern. Wenn Sie sich willens zeigen, Ihr sexuelles Repertoire zu variieren, wird sich das für Sie garantiert auszahlen.

Immer zärtlich bleiben

Ein weiterer häufiger Kommentar, den wir von den Frauen zu hören bekommen, ist der Wunsch nach mehr Zärtlichkeit, wenn ein Mann den Körper einer Frau berührt und liebkost. »Fester heißt nicht zugleich besser«, sagt Alina (25, Akademikerin). Außerdem »ist die Reibung und nicht unaufhörliches Stoßen entscheidend für den weiblichen Orgasmus«, wie Taylor (35, Lehrerin) betont. Das liegt daran, dass ein Reiben am Unterleib eher die Klitoris stimuliert, was beim althergebrachten Rein-raus-Spiel nicht immer der Fall ist. Denken Sie auch daran, dass die weibliche Lustknospe nach dem Orgasmus für gewöhnlich äußerst empfindlich ist, daher sollte man nicht daran herumspielen, wenn die Partnerin gerade gekommen ist, es sei denn, sie wünscht dies ausdrücklich.

Auch wenn es zweifellos die richtige Zeit und den richtigen Ort für wilden, animalischen Sex gibt (falls Ihre Partnerin scharf darauf ist, werden Sie dies unschwer an ihrer Körpersprache erkennen können), verpassen Sie dennoch etwas, wenn Sie sich nur darauf beschränken. »Nehmt euch auch mal die Zeit, es ausgiebig zu genießen«, rät Pearl (22, Apothekerin). »Die größte Erfüllung liegt oft in den diversen Empfindungen, und die sind nicht allein von Tempo oder Druck abhängig.«

Reden Sie mit ihr

Was ist, wenn man nicht genau weiß, ob die eigene Partnerin wilden Sex oder ein zärtliches Liebesspiel bevorzugt? Dann sollte man sich mit ihr verständigen, ganz gleich ob mit Worten oder mittels der Körpersprache. »Feedback ist alles, meine Herren!«, sagt Lulu (35, Strafverteidigerin). »Ihr mögt es doch auch, wenn wir stöhnen – und genau das Gleiche wollen wir von euch hören!« Keite (31, Bürochefin) meint: »Kommunikation ist wichtig, es müssen ja nicht unbedingt Worte sein. Ein Mann sollte mir schon auf irgendeine Weise mitteilen, ob ihm gefällt, was ich tue.« (Insbesondere sollten Sie Ihre Partnerin wissen lassen, wenn Sie kurz vor dem Orgasmus stehen, damit sie entsprechend schneller oder langsamer zu Werke gehen kann.)

Darüber hinaus beschert Ihnen ein Gespräch mit Ihrer Partnerin womöglich die eine oder andere Überraschung. »Vielleicht findet eine Frau ja irgendetwas toll, was ihr

Partner nie erwartet hätte«, erklärt Hester (37, Meeres-biologin). »Man kann also einfach fragen, was sie gern ausprobieren möchte. Und dann braucht man nur zu hoffen, dass sie ein eher offener und ehrlicher Mensch ist und einem die entsprechende Antwort liefert.«

Offen über die eigenen Bedürfnisse sprechen zu können – und die des anderen herauszufinden – ist für alle Beteiligten von Vorteil, wie Helena (39, Professorin) erklärt. »Ich denke, die besten Partner, die ich hatte, waren diejenigen, die mich dazu ermutigt haben, mein Wissen über meinen eigenen Körper mit ihnen zu teilen. Sie wollten alles über mich und meinen Körper erfahren und herausfinden, wie man am besten miteinander klarkommt.«

Seien Sie mit Herz – und Verstand – bei der Sache

Wir haben es zu Beginn dieses Buches bereits erwähnt: Sex spielt sich zu 99 Prozent im Kopf ab. Dies trifft vor allen Dingen auf Frauen (oder zumindest auf die an unserer Umfrage beteiligten Frauen) zu. Immer wieder geben sie an, Sex sei eine intime und bedeutsame Sache für sie, und daher sei es auch »besser, wenn man sich mit dem anderen emotional verbunden fühlt«, wie Alexis (27, Marketingmanagerin) erklärt. In einer ernsthaften Beziehung ist Sex »in erster Linie eine gefühlsmäßige Sache, eine Art Geschenk«, meint Sylvia (48, Marketingbeauftragte).

»Mit Sex drücke ich meine Liebe zu jemandem aus, es ist nicht bloß ein erregendes Erlebnis«, sagt Arianna (33,

Hausfrau). Doch auch der gelegentliche Quickie hat seine emotionale Komponente. »Ja, klar gibt es Zeiten, da ist eine Frau einfach nur auf puren Sex aus«, gibt Vicky (43, Profi-Wasserskifahrerin) zu, »aber trotzdem sehnt sie sich dabei nach Intimität und Nähe. In neun von zehn Fällen aber geht es vor allem um Zärtlichkeiten und um Berührungen.«

Einige Frauen, so wie Michelle (44, Hausfrau/Mutter), brachten darüber hinaus ihr Bedürfnis nach einer emotionalen Bindung – sowie der Wertschätzung durch ihren Partner – auch außerhalb des Schlafzimmers zur Sprache. »Romantik bereichert das Ganze einfach ungemein«, findet Jenny (28, Sprechstundenhilfe).

Schließen Sie daraus aber bitte nicht, dass alle Frauen Rosen, romantische Musik und flackernden Kerzenschein brauchen. »Auch eine Frau kann einen Mann nur für Sex missbrauchen, genauso wie die Kerle das immer wieder mal tun!«, meint Elizabeth (28, Werbeverkaufsmanagerin).

Ein Orgasmus ist oft nur das Sahnehäubchen

Was Sie sonst noch über den Sexakt wissen sollten? Eine Frau kommt nicht immer zum Orgasmus, und das ist für sie vollkommen in Ordnung. Sie sollten das nicht persönlich nehmen und sie deswegen auf keinen Fall unter Druck setzen. »Ob ich einen Orgasmus habe oder nicht, ist nicht entscheidend«, erklärt Lula (30, Bibliothekarin).

Kate (34, Ärztin) sagt: »Frauen können Sex absolut genießen, ohne zum Höhepunkt zu kommen.« Tatsächlich scheint für viele Frauen der Orgasmus lediglich ein Teil des Ganzen zu sein, nicht das alles überragende Ziel. Wie, Sie glauben uns nicht? Dann lesen Sie bitte im Folgenden, was die Frauen selbst dazu gesagt haben:

»Ein Mann sollte von mir nicht erwarten, dass ich jedes Mal zum Orgasmus komme. Ich mag Sex auch so.« – *Sally (29, Lehrerin)*

»Nicht jede Frau hat immer einen Höhepunkt. Man sollte sie in der Hinsicht niemals drängen, sondern einfach nett fragen, was sie braucht.« – *Nana (37, Marketingmanagerin)*

»Wir müssen nicht unbedingt immer kommen, um unseren Spaß zu haben, aber natürlich schadet es der Sache auch nicht.« – *Shannon (40, Reisebuchautorin)*

»Man sollte nicht allzu sehr in Dimensionen wie ›Erfolg‹ und ›Misserfolg‹ denken. Manchmal ist es auch schön, die Sache einfach nur zu genießen, ohne sich Gedanken darüber zu machen, wo das Ganze hinführen soll.« – *Marie (29, Wissenschaftlerin)*

Wir wollen Ihnen noch zwei Dinge verraten, die Sie immer im Hinterkopf haben sollten. Erstens hat es vermutlich nichts mit Ihnen persönlich zu tun hat, wenn eine Frau einmal nicht zum Orgasmus kommt. In diesem Zusammenhang spielen auch Faktoren wie Medikamentenkonsum, Müdigkeit oder Stress eine Rolle und entscheiden darüber, ob sie sich entspannen kann. »Ich finde Sex toll, ehrlich, aber um so richtig scharf zu werden, muss ich mich meinen Fantasien hingeben«, gesteht Roxanne (45, Autorin). »Und das liegt nicht am Partner, sondern an meinem eigenen Stresszustand und an meiner eigenen mentalen Verfassung sowie an der Tatsache, dass ich regelmäßig Antidepressiva einnehme.«

Zweitens dürfen Sie nie vergessen, dass die vaginale Penetration nicht unbedingt der beste Weg ist, eine Frau zum Orgasmus zu bringen, da die meisten Frauen dazu direkte klitorale Stimulation benötigen. Die Chance, dass dies geschieht, können Sie jedoch erhöhen, indem Sie hin und wieder die Position ändern, sodass Ihr Becken direkt auf die Lustknospe Ihrer Partnerin drückt – oder indem Sie ganz einfach einen Vibrator oder die Finger zu Hilfe nehmen. Wie Beth (43, Designerin) es ausdrückt: »Versucht auf jeden Fall, irgendwie die Klitoris mit einzubeziehen.«

Zu guter Letzt wollen wir noch darauf hinweisen, dass die Geduldigen am Ende (oftmals) belohnt werden. »Mich törnt es total an, wenn mein Mann ejakuliert«, meint

Rose (30, Lehrerin). »Ich habe oft die intensivsten Orgasmen, wenn er mal länger durchhält.«

Spielt die Größe eine Rolle?

Bevor wir fortfahren, wollen wir uns mit der ewigen Frage beschäftigen: Spielt die Größe eine Rolle oder nicht? Wir finden, dass dies in einem Kapitel zum Thema Geschlechtsverkehr durchaus eine Erwähnung wert ist, denn auch auf die Gefahr hin, dass wir Ihnen nichts Neues erzählen: Der Penis spielt eine entscheidende Rolle beim Liebesakt (zumindest dann, wenn mindestens einer der Beteiligten ein Mann ist). Wir wissen, dass es wahrscheinlich nichts gibt, was Männern mehr Angst einjagt als die Frage, ob der eigene Penis groß genug ist, um die Partnerin damit zu befriedigen. Wenn dies nicht der Fall wäre, würden gewiss weit weniger Spammails zum Thema Penisvergrößerung in unserem Posteingang landen.

Das einzige Problem dabei ist, dass man selbst nicht der Richtige ist, um die Größe zu beurteilen. Viele Männer unterschätzen die Größe ihres besten Stücks, weil sie *von oben darauf hinabschauen* (das nennt man dann eine optische Verkürzung). Was also denken Frauen wirklich, wenn es um Penisgrößen und Geschlechtsverkehr geht? Spielt die Größe eine Rolle?

47 Prozent der befragten Frauen beantworten diese Fra-

ge mit Ja, doch – und nun kommt das Entscheidende, daher geben Sie bitte gut Acht – dies trifft *nur* zu, wenn die Ausstattung des eigenen Partners als zu groß oder zu klein empfunden wird (und selbst diese Kategorien sind relativ, wenn man bedenkt, dass selbst Wissenschaftler sich nicht auf eine »Durchschnittsgröße« des männlichen Penis einigen können). 38 Prozent finden einen zu kleinen Penis beim Sex nicht befriedigend. Neun Prozent hingegen stört ein zu großes Glied. Bemerkenswert ist jedoch, dass diese Frauen – ebenso wie die 25 Prozent der Befragten, die »Sonstiges« wählten – angeben, dass Penisse von jedem Ende des Größenspektrums sie beim Sex vor gewisse Herausforderungen stellen. »Zu groß kann schmerzhaft sein, und zu klein ist manchmal unbefriedigend«, sagt Shelley (38, Künstlerin).

Zusammenfassend lässt sich sagen, dass eine »durchschnittliche« Größe völlig in Ordnung ist. »Ich war schon mit Männern zusammen, die einen so kleinen Penis hatten, dass ich ihn kaum spüren konnte, und mit anderen, bei denen war er so lang, dass er ständig gegen den Muttermund stieß und nicht sanft genug war für mich«, meint Georgie (43, Redakteurin). Einige Frauen sind der Meinung, es komme allein auf den Umfang an. »Wenn ein Penis so dünn ist wie ein Bleistift, dann kann ich damit irgendwie nur schwer was anfangen«, meint Vicky (43, Profi-Wasserskifahrerin). Auch das andere Extrem stellt mitunter ein Problem dar: »Ich war mal mit einem Typen zusammen, der hatte ein Ding wie eine Coladose in der Hose«, meint Dawn (42, Hausfrau). »Verdammt, mit ihm war alles schmerzhaft!«

Im Grunde lässt sich sagen, dass es ganz darauf ankommt, wie gut ein Paar körperlich zueinanderpasst. »Es ist einfach schön, wenn's passt«, meint Marla (30, Künstlerin), und Grape (32, Model/Schauspielerin) sagt dazu: »Ich war zehn Jahre lang mit einem Mann zusammen, wir passten echt super zusammen – er war zwar eher mittel bis klein, aber dafür hat er irgendwie alles genau richtig getroffen bei mir.«

Keine Frau vergleicht ihren Partner mit einer Art körperlichem Ideal, daher sollten Sie sich keine Gedanken darüber machen, ob Ihr kleiner Mann nun kerzengerade steht, wenn er steht. »Ein kleiner Knick im Schwanz ist gar nicht mal schlecht, weil der dann die richtigen Stellen trifft«, sagt Marla (30, Künstlerin).

Also nicht vergessen, es ist nicht die Größe Ihres Glieds, auf die es ankommt. Entscheidend ist allein, was Sie damit anfangen.

Ginger (38, Projektmanagerin) fasst das Thema folgendermaßen zusammen: »Ich kann kommen, ob mit oder ohne Penis, aber entscheidend ist, wie er die Situation meistert. Es gibt viele Arten, eine Frau zu befriedigen.« Mit anderen Worten, die richtige Einstellung ist entscheidend, wie die folgenden Frauen bestätigen:

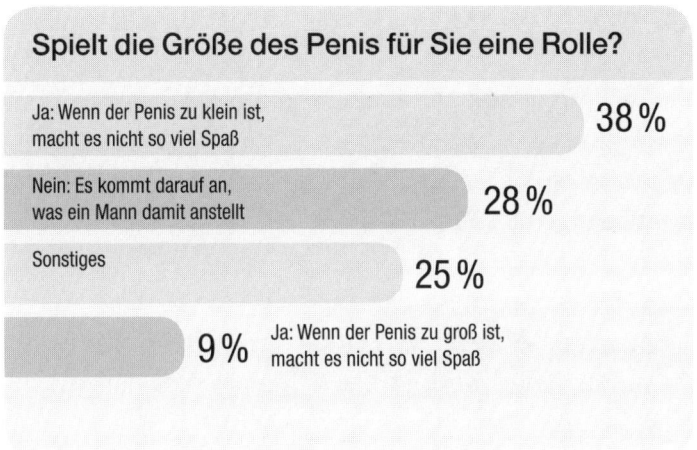

Spielt die Größe des Penis für Sie eine Rolle?

Ja: Wenn der Penis zu klein ist, macht es nicht so viel Spaß — **38 %**

Nein: Es kommt darauf an, was ein Mann damit anstellt — **28 %**

Sonstiges — **25 %**

9 % — Ja: Wenn der Penis zu groß ist, macht es nicht so viel Spaß

»Jeder Mann, ob er nun besonders gut ausgestattet ist oder nicht, kann lernen, die Länge, den Umfang und Ähnliches zu kompensieren, wenn er nur dazu bereit ist.« – *Judy (59, Wissenschaftlerin)*

»Wenn er zu lang ist, zu kurz oder zu dünn, muss ein Mann das eben durch verstärkte klitorale Stimulation ausgleichen.« – *Daisy (40, Hausfrau/Mutter)*

»Die Größe des Penis ist nur dann wichtig, wenn man nichts anderes als Penetrationsverkehr hat.« – *Rachel (45, Unternehmerin)*

Der beste Ort

Sie wollen wissen, wo Frauen es am liebsten tun? Für mehr als die Hälfte der an unserer Umfrage Beteiligten ist es eindeutig das Schlafzimmer, das macht es mit Abstand zum beliebtesten Ort für ein Schäferstündchen.

Das Schlafzimmer

Im Grunde dürfte dies nicht weiter überraschend sein. Denn normalerweise ist das Schlafzimmer der gemütlichste und intimste Raum in jedem Haus. »Ich fühle mich da total wohl und hab keine Hemmungen«, meint Bryn (41, Sekretärin). Wenn man keine Kinder hat (falls doch, sollte man in ein gutes Schloss investieren), besteht kaum Gefahr, dass irgendjemand einfach so hereinspaziert oder hineinguckt, anders als im Garten zum Beispiel.

Noch ein paar weitere Gründe, warum Frauen ihr Schlafzimmer bevorzugen: Man kann dort (normalerweise) so laut sein, wie man will, und das Bett ist die perfekte Unterlage, um eine Vielzahl von Positionen auszuprobieren. »Es gibt viele Möglichkeiten, sich festzuhalten!«, meint Kelly (32, Wildtierbiologin). Es ist zudem bequem genug, um danach noch zu kuscheln. Man kann seine ganzen Sexhilfsmittel – Gleitmittel, Kondome, Spielzeug – im Nachttisch aufbewahren und hat damit alles immer in Reichweite. Und das Beste ist, wenn man hinterher einschläft, befindet man sich am idealen Ort, um es nach dem Aufwachen gleich noch einmal zu tun.

Falls Sie also ernsthaft etwas für Ihr Liebesleben tun wollen, dann investieren Sie etwas Zeit und Geld und verwandeln Sie Ihr Schlafzimmer in einen Ort, an dem jede Frau gern ihre Zeit verbringt. Sie müssen es nicht gleich mit Blumen vollstellen und Satinlaken aufziehen (und wir wissen ja, was Männer von diesen penetrant stinkenden Duftkerzen halten), aber ein verstaubtes Schlafzimmer, in dem überall dreckige Unterwäsche herumliegt, bringt keine Frau in Stimmung. Deshalb halten Sie Ihr Schlafzimmer sauber und ordentlich, richten Sie es bequem ein, aber auch möglichst schlicht.

Die freie Natur

Aber wenn das Schlafzimmer gerade nicht zur Verfügung steht, was dann? Der zweitliebste Ort, den die Frauen für ein romantisches Beisammensein nannten, ist draußen in der freien Natur. »Bei gutem Sex fühle ich mich lebendig, er inspiriert mich; und auch draußen in der freien Natur zu sein gibt mir dieses Gefühl. Beides zusammen ist eine unheimlich gute Kombination«, meint Andrea (40, Verwaltungschefin).

Es hat einen gewissen Reiz, eins zu sein mit der Natur – ob nun bei einem Strandbesuch oder beim Campingausflug –, und viele Frauen inspiriert es dazu, auch eins sein zu wollen mit ihrem Partner. Karen (35, Studentin) be-

An welchem Ort haben Sie am liebsten Sex?

Schlafzimmer **54%**

Draußen in der freien Natur **12%**

Hotel **9%**

Sonstiges **6%**

5% In der Öffentlichkeit, wo man erwischt werden könnte

Wohnzimmer **4%**

Badezimmer **4%**

Whirlpool/ Sprudelbad **3%**

1% Swimmingpool

1% Draußen zu Hause (im Garten oder auf dem Balkon)

1% Küche

0% Bei jemand anderem zu Hause; im Büro/bei der Arbeit; im Auto; draußen in der Stadt; Waschsalon; Esszimmer

schreibt, was daran so erregend ist: »Am Strand überwältigt es einen einfach, wenn man die Wellen brechen
hört, oder beim Campen, wenn der Wind durch die Bäume pfeift«, meint sie. »Es ist irgendwie inspirierend, wenn
man die Schönheit der Natur mit dem Partner teilt, und
dann bereichert man diese Erfahrung gern, indem man
den eigenen Körper mit dem anderen teilt in dieser wunderschönen Umgebung.«

Im Hotel

An dritter Stelle kommt das Hotelzimmer, dessen wich-
tigster Vorzug – Überraschung! – ein bequemes Bett ist.
»In Hotelzimmern werde ich immer total scharf«, gesteht
Caroline (29, Lehrerin). Ein Hotelzimmer ermöglicht es
einer Frau nämlich auch, den Sorgen des Alltags zu ent-
fliehen. Einigen der Befragten gefällt es auch, dass sie
hinterher nicht aufräumen müssen. Ellen (37, Teamleiterin) führt die Gründe hierfür etwas weiter aus: »In einem Hotel sind keine Kinder, daher muss man auch keine
Angst haben, dass man gestört wird. Man genießt seine Privatsphäre, aber irgendwie hat es auch ein bisschen
was Öffentliches (weil man durch die Wände meistens
alles hört), und das finde ich scharf. Normalerweise bin
ich nur im Urlaub in Hotels, deshalb bin ich dort so gut
wie immer auch entspannt.«

Andere Orte

Einen kleinen Prozentsatz von Frauen törnt es an, es in der Öffentlichkeit zu treiben, wo man erwischt werden könnte. Eine von diesen Adrenalinjunkies ist Abbey (30, Designerin): »Mein Mann ist leider nicht so begeistert von der Idee, es in der Öffentlichkeit zu tun, deswegen bekomme ich nur selten Gelegenheit dazu«, sagt sie. »Aber die wenigen Male, die wir es getan haben, waren echt total heiß. Mich muss Sex immer wieder überraschen, und das gelingt auf diese Weise ganz wunderbar.« (Außerdem kann man sich so ganz wunderbar strafbar machen und eine Verhaftung oder eine saftige Geldstrafe riskieren, aber gerade das macht es vermutlich so reizvoll.)

Außerdem tun Frauen es gern auf einem Stuhl, vor dem Kamin oder sogar auf einer Sexparty. Lula (30, Bibliothekarin) hingegen neigt zum Kulinarischen: »Normalerweise haben wir ganz spontanen und schnellen Sex in der Küche, und ich mag die Vorstellung, dass es ihn total antörnt, wenn ich das Geschirr spüle«, sagt sie. »Ich bin schon irgendwie komisch.« Einige gewitztere Frauen geben an, dass sie »überall« gern Sex haben. Wie Heidi (25, Vorstandsassistentin) es ausdrückt: »Sex ist am besten, wenn er spontan geschieht und wenn man ihn einfach auf der Stelle haben will und muss.«

Es gibt auch Frauen, deren Präferenzen sich mit der Zeit verändert haben. »Früher fand ich es draußen und an öffentlichen Plätzen gut, aber heute nicht mehr so«, gesteht Sam (35, Anwältin). Pat (56, Projektmanagerin) nennt als ihren früheren Lieblingsort für Sex »das Auto, aber in meinem Alter spielt mittlerweile Bequemlichkeit eine größere Rolle!«

Echte Orte vs. Fantasieorte

Wo haben die Frauen bereits Sex gehabt? In unserer Umfrage war der am häufigsten genannte Ort natürlich das Schlafzimmer, gefolgt vom Hotel, Badezimmer (inklusive Badewanne und Dusche), Wohnzimmer, Auto, der Natur, dem Haus von jemand anderem sowie der Küche. Etwas über die Hälfte der von uns Befragten hatte auch schon das Vergnügen, es im Whirlpool oder in einem Swimmingpool zu tun, und fast die Hälfte hat es schon einmal an einem Ort gemacht, wo man sie jederzeit hätte erwischen können.

Natürlich gibt es noch weit exotischere Plätzchen für das Liebesspiel. Teilnehmerinnen an unserer Umfrage jedenfalls hatten schon Sex in einer Limousine, einem Restaurant, auf einem Baum (einem *Baum?*), in der Garage, im Gemeinschaftsraum an der Uni, in einer Bibliothek, im Flugzeug (Willkommen im Mile-High-Club!), auf dem Golfplatz und sogar »im Sexshop in einer Kabine, in der wir uns einen Film angesehen haben!«

Wo hatten Sie bereits Sex?

Schlafzimmer	100 %
Hotel	95 %
Wohnzimmer	94 %
Badezimmer	94 %
Auto	83 %
Draußen in der freien Natur	76 %
Bei jemand anderem zu Hause	63 %
Küche	62 %
Whirlpool/Sprudelbad	58 %
Swimmingpool	57 %
Draußen zu Hause	51 % (im Garten oder auf dem Balkon)
In der Öffentlichkeit,	48 % wo man erwischt werden könnte
Esszimmer	48 %
Draußen in der Stadt	36 %
Im Büro/bei der Arbeit	30 %
Waschsalon	24 %
	10 % Sonstiges

(Anmerkung: Auf diese Frage waren mehrere Antworten zulässig.)

»Schatz, wir müssen reden!« – Dirty Talk

Wir wissen, dass Männer es mögen, wenn Frauen beim Sex ihrer Lust Ausdruck verleihen. So können sie sicher sein, dass sie irgendetwas richtig machen, und wer freut sich nicht, wenn er eine positive Rückmeldung erhält? Die Frauen, die wir befragten, tun dies jedenfalls – 33 Prozent geben an, dass sie sich eine solche Bestätigung wünschen, wenn sie auf der richtigen Fährte sind. Weitere 24 Prozent törnt es an, wenn der Partner stöhnt oder seiner Lust durch andere nonverbale Signale Ausdruck verleiht. Also nur keine falsche Schüchternheit, stöhnen Sie ruhig oder flüstern Sie ein begeistertes »O ja, genau da«, wenn Ihnen gefällt, was Ihre Partnerin tut. Auch Komplimente werden eigentlich stets gern gehört. »Ich fühle mich immer gleich viel attraktiver, wenn mir ein Mann Komplimente zu meinem Körper macht«, bemerkt Shai (33, Verkäuferin).

Auch wenn Pornofilme einen anderen Eindruck vermitteln, ist Dirty Talk beim Sex weit weniger beliebt, als man meinen könnte – nur etwa fünf Prozent der von uns Befragten mögen diese Art von verbalen Reaktionen. »Ein wenig Ermunterung fände ich okay, aber auf Dirty Talk stehe ich nicht unbedingt, es sei denn, ich bin so richtig scharf ... zum Beispiel wenn ich betrunken bin!«, meint Marie (26, Lehrerin).

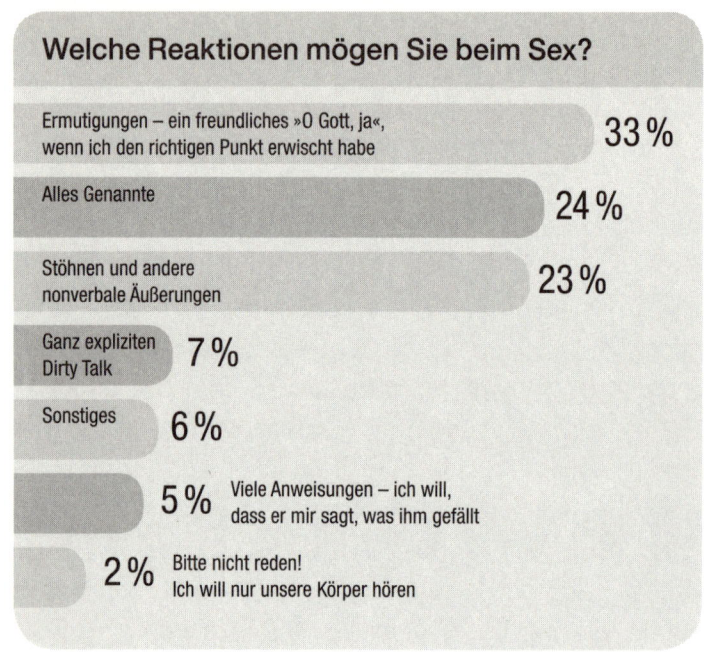

Welche Reaktionen mögen Sie beim Sex?

Ermutigungen – ein freundliches »O Gott, ja«, wenn ich den richtigen Punkt erwischt habe — **33 %**

Alles Genannte — **24 %**

Stöhnen und andere nonverbale Äußerungen — **23 %**

Ganz expliziten Dirty Talk — **7 %**

Sonstiges — **6 %**

5 % Viele Anweisungen – ich will, dass er mir sagt, was ihm gefällt

2 % Bitte nicht reden! Ich will nur unsere Körper hören

Wenn Sie Ihrer Partnerin beim Sex die Richtung weisen möchten, dann tun Sie dies am besten, indem Sie nette Worte mit nonverbalen Signalen abwechseln – für 74 Prozent funktioniert diese Art von Anleitung am besten. Auf keinen Fall sollten Sie sich in einen Feldwebel verwandeln und Befehle erteilen. »Ein paar dezente verbale Hinweise sind in Ordnung, aber wenn das überhandnimmt, dann nervt es«, erklärt Heidi (25, Vorstandsassistentin). Andererseits gibt es auch durchaus Frauen, die sich ganz direkte Anweisungen wünschen.

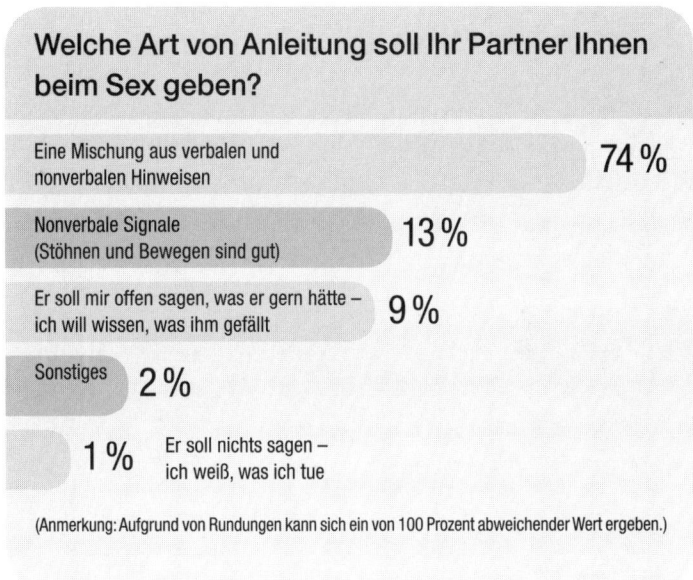

Welche Art von Anleitung soll Ihr Partner Ihnen beim Sex geben?

Eine Mischung aus verbalen und nonverbalen Hinweisen — **74 %**

Nonverbale Signale (Stöhnen und Bewegen sind gut) — **13 %**

Er soll mir offen sagen, was er gern hätte – ich will wissen, was ihm gefällt — **9 %**

Sonstiges — **2 %**

1 % Er soll nichts sagen – ich weiß, was ich tue

(Anmerkung: Aufgrund von Rundungen kann sich ein von 100 Prozent abweichender Wert ergeben.)

»Ich liebe es, wenn mein Freund hin und wieder die Führung übernimmt und mir sagt, was ich tun soll«, meint Inara (46, Autorin). »Dann spricht er mit dieser tiefen, knurrigen Stimme, das macht mich total scharf.«

Lieblingspositionen

Es ist an der Zeit, endlich Stellung zu beziehen! Die Frage ist nur … welche Stellung soll man einnehmen? Künstler und Pornografen haben sich ausgiebig damit beschäftigt, menschliche Körper beim Kopulieren in den verschiedensten akrobatischen Verrenkungen zu porträtieren, doch was für den Laien machbar ist, sieht etwas anders aus. Wir haben die Frauen gebeten, uns ihre Lieblingspositionen beim Geschlechtsverkehr zu verraten. Interessanterweise gab es keinen klaren Favoriten – die Befragten waren fast zu gleichen Teilen für die Missionarsstellung (von Angesicht zu Angesicht) und für die Position »Frau oben«. Einige sind der Meinung, dass jede Position eine gute Position ist. Arianna (33, Hausfrau) beispielsweise gibt an, sie liebe »alle genannten, und noch einige mehr!« Andrea (40, Verwaltungschefin) hingegen erklärt: »Ich finde so viele Positionen gut, da kann ich mich wirklich nicht für eine einzige entscheiden. Obwohl ich eher zum Orgasmus komme, wenn ich oben bin, das ist also immer gut!«

Missionarsstellung

Mit der Missionarsstellung macht man eigentlich selten etwas falsch. Frauen mögen nämlich diese zuverlässige Position – von Angesicht zu Angesicht, der Mann oben –, und sie ziehen sie sogar einer Stellung vor, bei der sie

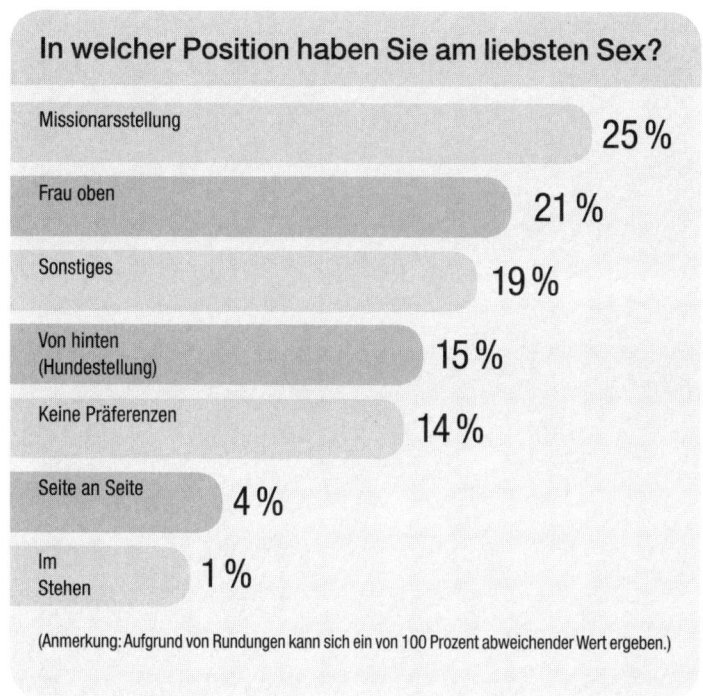

In welcher Position haben Sie am liebsten Sex?

Missionarsstellung — 25 %

Frau oben — 21 %

Sonstiges — 19 %

Von hinten (Hundestellung) — 15 %

Keine Präferenzen — 14 %

Seite an Seite — 4 %

Im Stehen — 1 %

(Anmerkung: Aufgrund von Rundungen kann sich ein von 100 Prozent abweichender Wert ergeben.)

selbst obenauf sind, obwohl wir eigentlich erwartet hätten, dass die Frauen diese Stellung favorisieren würden, da sie dabei die Kontrolle übernehmen können. Ungefähr 25 Prozent der Umfrageteilnehmerinnen nennen die Missionarsstellung als ihre Lieblingsposition, und zwar aufgrund des hohen Grads an Intimität, der in dieser Stellung möglich ist – aufgrund des Blickkontakts, weil man die Haut des anderen spürt. »Ich mag eigentlich jede Position, aber die Missionarsstellung ist mir am liebsten, weil man sich dabei besser küssen, berühren und in die Augen sehen kann«, erklärt Allison (34, Fundraiserin). »Ich hab gern den Eindruck, dass es beim Sex auch um Gefühle geht.« Andere schätzen hingegen das Gefühl von Sicherheit und Geborgenheit, das sie dabei empfinden.

Einige Frauen bezeichnen die Missionarsstellung auch aus ganz praktischen Gründen als ihre Lieblingsposition – denn in dieser Stellung ist die Chance größer, dass die Frau zum Orgasmus kommt, weil zum einen der Penis tiefer eindringt und zum anderen auch die Klitoris stimuliert wird. Hier ein paar Beispiele:

»Mein Mann übernimmt die Führung (ich bin im Alltag schon dominant genug), ich komme leichter, und ich kann mich ganz auf meine Empfindungen konzentrieren, statt auf meine Knie achten zu müssen (wenn ich oben bin) oder meine Arme (bei der Hündchenstellung). Mein Mann kann seinen Orgasmus steuern, was wiederum bedeutet, dass er zur Not auch länger durchhält. Doch der wichtigste Grund ist, dass sein Penis sich dabei einfach großartig anfühlt und an meinem G-Punkt reibt … einfach nur wow!« – *Pearl (22, Apothekerin)*

»Die Missionarsstellung zählt zu meinen Lieblingspositionen, da der Mann, wenn er es richtig anstellt, dabei mit dem Becken meine Klitoris stimuliert, während er in mir ist. Es ist für beide einfach toll, wenn ich dann in der Stellung komme.« – *Adrienne (33, Doktorandin)*

»In der Missionarsstellung kann ich ihm die Beine um die Hüften schlingen und ihn am Hintern packen, damit ich den optimalen Druck bekomme, den ich brauche.« – *Sasha (44, Geschäftsleiterin)*

»Ich ziehe die Missionarsstellung vor, weil mein Partner dabei am tiefsten eindringen kann.« – *Rose (30, Lehrerin)*

»Ich mag die Missionarsstellung, weil sie den optimalen Winkel garantiert, um meinen G-Punkt zu erwischen, und weil die meisten Männer zu schnell kommen, wenn man selbst oben ist.« – *Keite (31, Bürochefin)*

»Die Missionarsstellung mag ich am liebsten, weil er mit seinem Körpergewicht dabei Druck auf mein Schambein und den Unterbauch ausübt, und so komme ich nun mal am besten zum Orgasmus.« – *Vicky (43, Profi-Wasserskifahrerin)*

Frau oben

Aus ganz ähnlichen Gründen sind viele Frauen beim Sex lieber oben. (*Was Männer im Bett wirklich wollen* hat gezeigt, dass diese Position auch der Favorit vieler Männer ist. Ihnen gefällt der Anblick, der sich ihnen dabei bietet.) An Positionen, bei denen sie sich oben befinden, schätzen Frauen vor allen Dingen, dass sie das Tempo vorgeben, den Penetrationswinkel und die Tiefe des Eindringens sowie die Stimulation der Klitoris steuern können – was einen Orgasmus mehr oder weniger garantiert. »Wenn die Frau oben ist, wird dabei ein Bereich stimuliert, der sonst nicht mit einbezogen wird«, meint Sheba (35, Anwältin). »Das ist die einzige Position, in der ich auch einen Orgasmus habe.« Im Folgenden ein kleiner, repräsentativer Auszug aus den abgegebenen Kommentaren:

> »Ich bin klein und kann seinen Penis in der Stellung viel bequemer aufnehmen und lenken, so habe ich etwas mehr Kontrolle. Außerdem ist es für mich viel befriedigender, zum Beispiel wegen des Winkels.« – *Embe (52, Bodyworkerin)*

> »Ich kann sowohl die Geschwindigkeit als auch die Berührungspunkte steuern. Und ich kann ihn dazu bringen, schneller zu machen oder langsamer zu werden, je nachdem, wie weit ich selbst bin.« – *Carrie (28, Unternehmerin)*

»Ich bin gern oben, weil diese Position für mich am bequemsten ist, weil ich die Kontrolle übernehmen kann und weil Männer uns scheinbar ganz gern die ganze Arbeit machen lassen.« – *Sara (27, Wirtschaftsprüferin)*

»Ich hab die Kontrolle über Tempo und Rhythmus, und außerdem ist dabei zu 100 Prozent ein Orgasmus für mich drin.« – *Christina (32, Marketingexpertin)*

Es gibt Frauen, die ziehen diese Stellung auch aus dem Grund vor, weil so alle Beteiligten besser an die Klitoris herankommen. »Wenn ich auf ihm sitze, kann ich entweder masturbieren oder ihn bitten, mich dort zu berühren«, meint Stacey (33, Marketingexpertin). Außerdem lassen sich noch weitere erogene Zonen mit einbeziehen: »Wenn ich oben bin, kann ich mir gleichzeitig die Klitoris stimulieren und einen Finger in den Po stecken lassen«, erklärt Beth (43, Designerin).

Von hinten

Natürlich kann man es auch von hinten in der Hundestellung machen, was 15 Prozent der Befragten als ihre Lieblingsposition nennen. Ihrer Ansicht nach bietet diese Stellung eine ganze Reihe von Vorteilen: Sie fühlt sich für sie am tollsten an, ermöglicht ein tieferes Eindringen, und beide Partner können die Klitoris gut erreichen.

»Er hat dabei die Hände frei, sodass er sie wandern lassen kann, wohin er will«, meint Sylvia (48, Marketingbeauftragte). »Aus genau dem gleichen Grund bin ich auch gern oben.« Einige Frauen weisen darauf hin, dass bei einer Position von hinten die Chance größer ist, dass sein Penis den G-Punkt berührt. Hier ein paar beispielhafte Wortmeldungen:

»Wenn ich auf dem Bauch liege und er von hinten in mich eindringt, hab ich die besten Orgasmen.« – *Amy (30, Wissenschaftlerin)*

»Von hinten genommen zu werden erregt mich am meisten, zum einen wegen des Überraschungseffekts, und zum anderen mag ich es, wie der Partner einen ansieht, wenn man sich dann umdreht.« – *Ursula (39, Astrologin)*

»Ich kann mir dabei den Vibrator vorn hinhalten. Die Jungs mögen das.« – *Dawn (42, Hausfrau)*

»Ich habe so bessere Kontrolle über die Bewegungen, ohne dass ich mich dabei groß anstrengen müsste.« – *Ulla (29, Schauspielerin)*

»Diese Position hat etwas Animalisches an sich, und ich finde es toll, wie mein Freund an mir rumspielt, während er mich von hinten nimmt.« – *Inara (46, Autorin)*

»Die Hündchenstellung hat definitiv einen besseren Namen verdient, für mich bietet sie einfach den besten Sex.« – *Maren (32, Physiotherapeutin)*

»Es fühlt sich gut an und sieht unglaublich scharf aus.« – *Leilani (31, Pharmavertreterin)*

Einige Frauen nannten auch interessante Varianten der Standardposition »Frau auf allen vieren und Mann dringt von hinten ein«. Bryn (41, Sekretärin) beispielsweise beschreibt ihre Lieblingsposition, die sie »Meerjungfrau« nennt, folgendermaßen: »Er nimmt sie von hinten, während sie ausgestreckt auf dem Bauch liegt. Die Beine der Frau sind geschlossen, und er sitzt rittlings auf ihr. Wenn ein Kissen unter den Hüften der Frau liegt, kriegt man normalerweise den richtigen Winkel hin.« Daisy (40, Hausfrau/Mutter) zieht eine Stellung vor, die Seite an Seite mit dem Eindringen von hinten kombiniert. Sie beschreibt sie folgendermaßen: »Frau halb auf dem Rücken, Mann auf der Seite, dringt von hinten ein, so ungefähr. Guter Zugang zu allen interessanten Stellen.«

Kommt ganz darauf an

Allerdings hängt für viele unserer Umfrageteilnehmerinnen die bevorzugte Position ganz von der eigenen Stimmung ab. Für eine romantische, intime Begegnung scheint die Missionarsstellung oder eine Position auf der Seite am passendsten. Für ein intensiveres, spontaneres Zusammensein hingegen ist die Hundestellung der Favorit, da Frauen wie beispielsweise Sunny (36, Projektmanagerin) sie als eher »unartig« betrachten:

»Die Missionarsstellung ist am intimsten, und Frau oben ist toll, weil er dabei seine Hände auf ihren Hintern legen und mit den Brüsten spielen kann, während sie auf ihm reitet. Aber am größten fühlt ein Mann sich fast immer an, wenn er einen von hinten nimmt. Wenn ich also mal Lust auf einfach nur geilen Sex habe, dann muss es für mich die Hündchenstellung sein.« – *Caroline (29, Lehrerin)*

»Meiner Meinung nach ist die Missionarsstellung am intimsten, weil man sich dabei prima in die Augen sehen und die Körper eng aneinanderpressen kann, aber die Hündchenstellung hat mehr zu bieten, wenn man einfach nur pure Stimulation will.« – *Mae (31, Doktorandin)*

»Ich mag die Hundestellung, wenn ich unanständig und lüstern sein will, und wenn mir eher nach Romantik ist, bevorzuge ich die Missionarsstellung.« – *Annette (44, Managerin)*

»Wenn ich in einer Stimmung bin, wo ich einfach nur zum Orgasmus kommen will, dann ist mir die Missionarsstellung am liebsten, weil ich aus irgendwelchen Gründen fast nur in dieser Position überhaupt zum Höhepunkt komme. Wenn ich aber keine Lust habe, dann lieg ich lieber mit dem Bauch nach unten da, während mein Partner mich von hinten nimmt. Ich finde, dass Jungs in dieser Position am schnellsten zum Höhepunkt kommen, dann ist es schneller vorbei.« – *Shai (33, Verkäuferin)*

»Was ich vorziehe, hängt ganz von der Situation und von der Person ab. Wenn ich es schnell und verstohlen mit jemandem machen will, dann in der Hundestellung; wenn es aber innerhalb einer Liebesbeziehung passiert, dann besser Seite an Seite.« – *Maureen (45, Archäologin)*

Bei manchen Frauen kommt es sogar auf die Tageszeit an, welche Stellung sie vorziehen. »Am Morgen ist mir Seite an Seite am liebsten, am Nachmittag tue ich es lieber in der Missionarsstellung, und am Abend probiere ich gern

Verschiedenes aus, mit der Hundestellung als krönenden Abschluss«, meint Grape (32, Model/Schauspielerin).

Ein paar Frauen machen die Entscheidung von der Anatomie abhängig: »Kommt ganz auf den Kerl an, wie er sich bewegt und wie groß und hart sein Penis ist«, erklärt Seraphin (40, Technologiestrategin). Doch nicht allein die Ausstattung des Mannes bestimmt über die Position. »Mein Körper hat sich verändert, deshalb suche ich noch«, sagt Frankie (36, Schwimmlehrerin). »Früher war ich am liebsten oben.«

Ganz gleich, welche Position Ihre Partnerin auch bevorzugt, behalten Sie immer im Hinterkopf, dass alles, was bis zum Exzess betrieben wird, irgendwann seinen Reiz verliert. Einige Frauen führen nämlich an, dass bei den Stellungen Abwechslung das A und O ist. »Abwechslung ist wichtig«, meint Sophie (45, Designerin). »Alles wird früher oder später zur Routine.« Also variieren Sie die Positionen. Seien Sie spontan, und lesen Sie den folgenden Abschnitt, um sich ein wenig Inspiration zu holen.

Was sie gern ausprobieren würde

Wir wissen nun, welchen Positionen Frauen den Vorzug geben, jetzt ist es an der Zeit herauszufinden, welche Stellungen sie gern einmal ausprobieren würden. Wie lässt sich Abwechslung ins Spiel bringen, und wird sie es auch zu schätzen wissen, wenn man sie damit überrascht? Ganz einfach und Ja, meinen wir. Wir scheinen für unsere Umfrage ein sehr experimentierfreudiges Grüppchen erwischt zu haben, wie Sie gleich sehen werden. »Ich fände es toll, wenn ein Mann mir eine Position zeigt, die ich noch nicht kenne«, meint Keite (31, Bürochefin).

Andere träumen von einer noch unerforschten Welt, die sich vor ihnen auftut. »Es gibt haufenweise Positionen, die ich gern mal versuchen würde«, sagt Michelle (36, Managementberaterin). »Ich hab mir ein Kartenset mit 52 Stellungen gekauft. Die will ich alle nacheinander ausprobieren.«

Einige Frauen würden es gern mit verschiedenen Positionen im Stehen versuchen. Zum Beispiel an die Wand gelehnt, »wobei ich einen Rock trage« oder »an einem öffentlichen Ort«, oder auf irgendeinem Haushaltsgerät (hoffentlich ist die Waschmaschine gemeint und nicht der Herd). Diese Frauen scheint daran vor allem der Aspekt der Leidenschaft und der Spontaneität zu reizen. Andere wiederum erwähnen weniger risikoreiche, dafür aber umso erotischere Situationen. Lula (30, Bibliothekarin) zum Beispiel sagt: »Ich wäre gerne gelenkig und kräftig genug, um es im Stehen in der Dusche zu treiben, aber ich bezweifle, dass das je passieren wird. (Gib nicht auf, Lula!)

Einige Frauen träumen davon, es auf einer Sexschaukel zu tun, und ein paarmal wurden auch Yogaübungen und Tantrasex erwähnt. »Ich würde sehr gern mit meinem Partner an einem Sex-Workshop teilnehmen und lernen, wie man die Atmung synchronisiert, so Kama-sutra-Zeug«, meint Helena (39, Professorin). »Ich bin im Grunde absolut offen für alles und würde mit jemandem, dem ich vertraue, so gut wie alles ausprobieren.«

Dann wäre da noch die Gruppe der »Stellungssamm-lerinnen«, wie wir sie nennen. Diese Frauen wollen Sex in der Badewanne, sie hätten gern Sex »rückwärts«, träu-men von Analsex oder von Dreiern (was zugegebenerma-ßen keine Position ist, jedoch auf jeden Fall mehrere Stel-lungen mit einschließt), und auch die eher akrobatischen und ausgefallenen Positionen, die zum Großteil von *Sex and the City* inspiriert zu sein scheinen, wollen wir nicht unerwähnt lassen:

»Ich hab es noch nie mit einem Seil, das über das Bett gespannt ist, probiert – Sex in der Luft sozu-sagen. Das würde mich reizen.« – *Grape (32, Model/ Schauspielerin)*

»Schwerelos im Weltall, ganz ohne Gewicht.« – *Car-rie (40, Wissenschaftlerin)*

»Die umgekehrte Reiterin … bei den Pornostars sieht das immer so einfach aus!« – *Ulla (29, Schauspielerin)*

»Ich hab das im *Sex and the City*-Film gesehen: Der Mann befindet sich hinter der Frau, beide knien aufrecht. Dabei streichelt er ihre Brüste und Schamlippen.« – *Karen (35, Studentin)*

»Auf der Waschmaschine. Während sie im Schleudergang läuft. Vielleicht sollten nicht gerade Schuhe drin sein.« – *Carrie (28, Unternehmerin)*

»Ich hab da mal was in *Sex and the City* gesehen, was Samantha und Smith gemacht haben, da saß er mehr oder weniger auf ihr, und sie hatte die Füße in der Luft. Ich habe Probleme mit dem Nacken, deshalb weiß ich nicht, ob das was für mich wäre, aber es sah so aus, als würde es Spaß machen.« – *Meagen (37, Psychotherapeutin)*

Und wie oft?

Wünschen Sie sich mehr Sex? Falls ja, dann stehen Sie mit diesem Wunsch nicht allein da – denn die Wahrscheinlichkeit, dass auch Ihre Partnerin gern viel öfter Sex hätte, ist groß. Normalerweise meint man, dass alle anderen mehr Sex haben als man selbst. Doch wir können Ihnen versichern, dass dies keineswegs der Fall ist. Laut einer globalen Studie liegt der weltweite Durchschnitt bei 103-mal Sex im Jahr. Die Griechen führen mit 164 sexuellen Begegnungen jährlich den Ländervergleich an, die Japaner bilden mit mageren 48 Liebesakten das Schlusslicht (die Deutschen liegen mit 117-mal im guten Mittelfeld).

73 Prozent der von uns befragten Frauen geben an, dass sie gern viel öfter Sex haben würden. Die Gründe hierfür sind unterschiedlicher Natur. Eine schwangere Frau erklärt, ihr Mann sei im Moment ein wenig ängstlich in Bezug auf Sex, was häufig vorkommt, wenn auch völlig unbegründet. (Wenn es sich um eine ganz gewöhnliche Schwangerschaft handelt, tun Sie dem Baby dabei nicht weh!) Auch Fernbeziehungen sind schuld daran, dass die betroffenen Frauen sich nach mehr Intimität sehnen. »Mein Freund lebt in Boston und ich in New York, wir sehen uns nur ein- oder zweimal im Monat«, erklärt Michelle (36, Managementberaterin). »Das reicht natürlich nicht, aber wenigstens hab ich ein paar Spielsachen.«

Einige Frauen nannten auch altersbedingte Unstimmigkeiten. »Ab einem gewissen Alter lassen die Jungs nach«, sagt Pat (56, Projektmanagerin), die mit einem neun Jahre älteren Mann verheiratet ist. »Aber bedauerlicherweise ist das gerade das Alter, in dem wir Frauen auf einmal mehr wollen!« Obwohl an der Aussage, dass die Libido der Männer mit dem Alter nachlässt, weil der Testosteronspiegel sinkt, natürlich etwas dran ist, sollte man dennoch vorsichtig sein. Eine der Autorinnen hat diese Entschuldigung sogar schon aus dem Mund eines 38 Jahre alten Mannes gehört (und einen Monat später hat er sie verlassen, weil er eine andere kennengelernt hatte).

Dann wäre da noch das Problem, dass im Laufe einer Beziehung die Lust nach und nach schwindet, wenn die anfängliche Begeisterung erst einmal nachgelassen hat. Erika (50, Autorin/Lehrerin) gibt an, dass, obwohl sie ihren Mann liebt und sie sich mehr Sex wünscht, sie »einfach nicht mehr so scharf aufeinander« sind, weil sie bereits seit Jahrzehnten miteinander verheiratet sind. Paare müssen also laufend an ihrem Sexualleben arbeiten, damit die Beziehung keinen Schaden nimmt.

Im Zusammenhang mit unserer heutigen Zeit weisen einige der Frauen auf das Thema Stress hin, denn der tritt häufig als Lustkiller auf. Einer Studie zufolge weisen Partner von Menschen, die mehr als 48 Stunden in der Woche arbeiten, häufig auf ernsthafte Probleme in ihrem Liebesleben hin. (Das einzig Gute an der Finanzkrise ist, dass sich mehr Kondome und Sexspielzeuge verkaufen, wenn man dem *Forbes*-Magazin glauben will, weil die Leute weniger oft ausgehen und sich dafür anderweitig beschäftigen.) »Bei Stress haben wir meistens weniger Sex, ich vermisse es dann schon sehr«, meint Inara (46, Autorin). »Andererseits ist es immer fantastisch, wenn wir dann miteinander schlafen«, gibt sie zu. Dass Stress sich so auswirkt, überrascht kaum. Wenn man gestresst ist, befindet sich der Körper in einer ständigen Anspannung, der sogenannten Fight-or-flight-Reaktion. Dabei wird das Hormon Cortisol freigesetzt. Das hat zwar unseren Vorfahren gute Dienste erwiesen – vermutlich wäre es keine gute Idee gewesen, ein kleines Nümmerchen zu schieben, während man vor einem Raubtier flüchtet –, aber in der modernen Gesellschaft führt Dauerstress nur zu verschiedenen gesundheitlichen Problemen, darunter auch Lustlosigkeit.

Dass wir allesamt überfüllte Terminkalender haben, ist unseren sexuellen Beziehungen nicht gerade zuträglich. »Ich wünschte, ich hätte öfter Sex, aber vermutlich habe ich mir das selbst zuzuschreiben, dass es nicht häufiger passiert«, meint Heather (29, Konditorin). »Ich müsste mir einfach mehr Zeit dafür nehmen.« Es gibt jedoch einen guten Grund, weshalb sie das nicht tut: Denn ohne Zweifel ist sie einfach zu erschöpft. »Ich hätte gerne mehr Sex, aber manchmal bin ich einfach so müde, dass ich ihn nicht ranlasse«, gesteht Sheba (35, Anwältin). Lassen Sie sich bitte gesagt sein, dass die Frauen keineswegs glücklich sind mit dieser Situation. Eine ganze Reihe von Frauen nämlich klagt über die eigene Lustlosigkeit. »Ich wünschte auch, ich würde mehr Sex haben *wollen*«, meint Alex (35, Professorin).

Andererseits sind da auch diejenigen Frauen, die nie genug bekommen können, vor allem nach einer längeren Durststrecke. »Wenn man erst mal die Bestie in sich geweckt hat, lässt sich der Hunger kaum mehr stillen«, sagt Roxy (31, Verwaltungsangestellte). »Wenn sie eine Weile geschlafen hat, bin ich allerdings nicht mehr so scharf drauf.«

Für einige Frauen ist es eine Frage der Qualität, nicht der Quantität. »Ich wünschte, ich hätte öfter mal *guten* Sex, nicht immer nur mittelmäßigen Sex«, klagt Bryn (41, Sekretärin).

Es überrascht kaum, dass sich auch zahlreiche Singlefrauen viel mehr Sex wünschen. »Der fehlende Sex ist das Schlimmste am Singleleben«, meint Christina (32, Marketingexpertin). Das trifft auf sämtliche Altersstufen und Lebenssituationen zu. »Mein Mann ist vor einem Jahr gestorben, und ich vermisse den Sex wirklich«, meint Judy (59, Wissenschaftlerin). Auch wenn man uns das immer wieder glauben machen will, ist es nicht so, dass viele Frauen auf Zufallsbekanntschaften aus sind. »Ich hab nur Sex in einer monogamen, ernsthaften Beziehung, also klar wäre ein bisschen mehr Sex schön«, meint Sara (27, Wirtschaftsprüferin). Frauen wie sie sind unabhängig und wählerisch, nicht etwa verzweifelt. »Ich bin einfach enthaltsam, bis ich den richtigen Mann gefunden habe«, erklärt Karen (35, Studentin). »Ich werde mich gewiss nicht mit weniger zufriedengeben, nur damit ich bedient bin. Das kann ich doch auch selbst erledigen!«

Nur ein Prozent der Frauen gibt an, sie wünschen sich weniger Sex. Die restlichen 26 Prozent sind absolut zufrieden, danke der Nachfrage – bei den meisten liegt das daran, dass sie sich in einer neuen Beziehung befinden. »Ach! Ich wünschte bloß, ich hätte ihn früher kennengelernt!«, schwärmt Seraphin (40, Technologiestrategin).

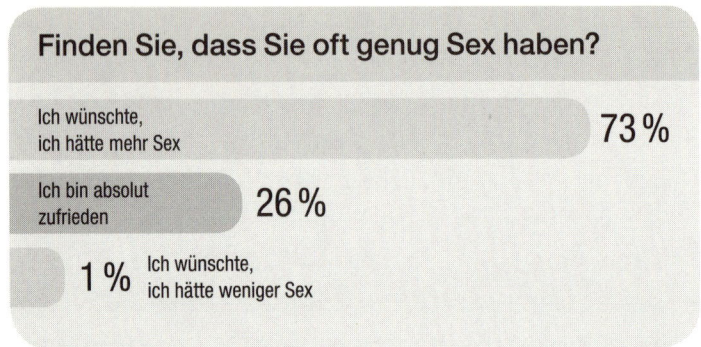

Finden Sie, dass Sie oft genug Sex haben?

Ich wünschte, ich hätte mehr Sex — **73 %**

Ich bin absolut zufrieden — **26 %**

1 % Ich wünschte, ich hätte weniger Sex

Andere haben einfach den idealen Sexpartner gefunden: »Mit 44 hab ich endlich jemanden kennengelernt, der ebenso oft Sex will wie ich«, sagt Annette (44, Managerin).

Da wir nun mit Sicherheit sagen können, dass Frauen Sex lieben und in der Regel auch gern ein bisschen öfter welchen hätten, wollen wir uns einmal ansehen, wie sich dies auf ihre Beziehungen auswirkt. Ist denn die Welt voller scharfer Frauen und lustloser Männer? Keineswegs! Fast 36 Prozent der Teilnehmerinnen an unserer Umfrage geben an, dass ihre eigene Libido der ihres Partners entspricht. Ein Viertel hingegen behauptet, dass sie sich öfter Sex wünschen als ihr Partner. »Ich war noch nie mit jemandem zusammen, der öfter Sex gewollt hätte als ich«, sagt Camilla (25, Werbemanagerin). »Ich schätze, das wird allgemein falsch eingeschätzt, dass Frauen angeblich weniger oft Sex wollen. Wenn der Sex gut ist, dann wollen wir Mädels in der Regel schon gern mehr davon!«

Leider empfinden einige Frauen jedoch Schuldgefühle, wenn sie sich hinsichtlich ihrer Lust von ihren Partnern zu sehr unterscheiden. »Ich fühle mich schlecht, weil ich immer den Anfang mache«, meint Annette (44, Managerin). Andere, wie zum Beispiel Roxanne (45, Autorin), nehmen es sogar persönlich. »Ich könnte noch nicht mal behaupten, dass ich eine übertrieben starke Libido hätte«, meint sie, »doch irgendwie will ich immer mehr Sex als mein Mann, und das wirkt sich negativ auf mein Selbstvertrauen aus.«

Manche Frauen stellen fest, dass sich ihre eigene Lust immer wieder wandelt, und das hängt von verschiedenen Faktoren ab: der Situation, dem Partner, sogar davon, welche Woche des Monats gerade ist. Auch in diesem Punkt macht sich das moderne Leben störend bemerkbar. »Früher wollte ich viel öfter Sex«, sagt Rachel (45, Unternehmerin). »Inzwischen hab ich einfach viel zu viel Stress im Job.«

Nur etwa 18 Prozent der von uns befragten Frauen geben zu, dass sie weniger oft Sex wollen als ihr Partner. Dabei sollte nicht in Vergessenheit geraten, dass Frauen es nicht von null auf hundert in zehn Sekunden schaffen. »Wenn ich erst mal in Stimmung bin, dann finde ich es toll«, meint Marie (26, Lehrerin). »Manchmal braucht es bei mir eben ein wenig Überzeugungsarbeit.« Dazu eine wichtige Anmerkung: Das heißt *nicht,* dass Sie Ihre Partnerin unter Druck setzen oder gar zwingen sollen, mit

Ihnen zu schlafen. Vielmehr soll es Sie daran erinnern, wie wichtig das Vorspiel ist, dass Sie auf die Gefühle der Partnerin achten und ihr zeigen sollten, wie sehr Sie sie begehren.

Für eine ganze Reihe von Frauen spiegelt der Sex die Beziehung wider. So sagt beispielsweise Allison (keine Angaben zu Alter/Beruf): »Normalerweise habe ich oft Lust, aber wenn es in einer Beziehung schlecht läuft, dann geht es auch mit dem Sexleben schnell bergab, ganz gleich wie attraktiv der andere auch ist.« (Das erinnert uns an das Foto von einem gut aussehenden Typen mit einem traumhaften Sixpack. Und darunter stand: »Irgendwo gibt es bestimmt eine Frau, die keinen Bock mehr hat auf diesen Kerl.« Denken Sie an diese Geschichte, wenn Sie wieder einmal davon träumen sollten, mit einem Supermodel verheiratet zu sein!)

Was kann ein Mann in dieser Hinsicht unternehmen? Auf jeden Fall sollte er aufrichtig sein, was seine Lust betrifft – vielleicht stellen Sie dabei fest, dass Sie und Ihre Partnerin gar nicht so verschieden sind. »Mir haben schon Männer nach der Beziehung gestanden, dass sie eigentlich gern öfter Sex gehabt hätten – dass sie sich bloß nicht getraut haben, das zu sagen, als wir noch zusammen waren!«, beschwert sich Mae (31, Doktorandin).

Aber bitte erzwingen Sie nichts. Wenn Sie den Eindruck haben, dass bei Ihrer Partnerin die Lust nachlässt, dann versuchen Sie, der Ursache hierfür auf den Grund zu ge-

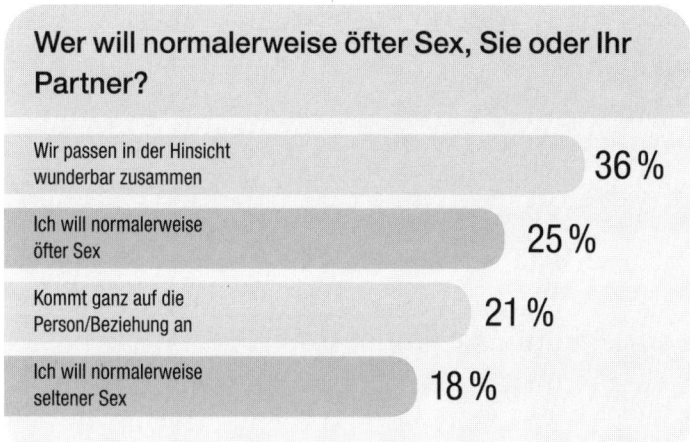

Wer will normalerweise öfter Sex, Sie oder Ihr Partner?

Wir passen in der Hinsicht wunderbar zusammen	**36 %**
Ich will normalerweise öfter Sex	**25 %**
Kommt ganz auf die Person/Beziehung an	**21 %**
Ich will normalerweise seltener Sex	**18 %**

hen. Ist sie vielleicht gestresst? Dann könnten Sie ihr beispielsweise anbieten, einen Abend pro Woche die Kinder ins Bett zu bringen oder die Küche aufzuräumen. Die Vorzüge von Hausarbeiten sollte man nicht unterschätzen, denn Putzen und Aufräumen gehören tatsächlich zu den wirksamsten Aphrodisiaka, darin ist sich die Mehrheit der Frauen einig, von der Studentin bis zur Unternehmergattin.

Ex und hopp: So vergrault man jede Frau

Wie törnt man eine Frau am zuverlässigsten ab? Wenn ein Mann nicht riskieren will, dass eine Frau nie wieder mit ihm ins Bett geht, dann sollte er die folgenden Fettnäpfchen unter allen Umständen vermeiden!

Keine emotionale Bindung eingehen

Bei Sex geht es grundsätzlich immer darum, eine Verbindung mit jemandem herzustellen. Wenn man der Leidenschaft einer Frau einen Dämpfer verpassen will, was macht man dann? Man tut so, als wäre sie gar nicht da, und würdigt sie keines Blickes, so als würde man an jemand anderen denken. Man schenkt ihren Signalen keinerlei Beachtung. Man tut gelangweilt, so als würde man es nur möglichst schnell hinter sich bringen wollen. Außerdem: Frauen geben an, der größte Liebeskiller sei es, »wenn ein Mann überhaupt nicht auf die Partnerin eingeht und noch nicht mal merkt, wenn sie gar nicht mehr bei der Sache ist«, wie Beth (43, Designerin) erklärt.

Frauen wünschen sich begeisterungsfähige, kommunikative, einfallsreiche Männer, denen wichtig ist, wie ihre Partnerinnen sich fühlen. »Ich finde es supersexy, wenn ein Mann ein Gespür dafür hat, was ich will und brauche, und wenn ihn das auch noch antörnt«, meint Julie (43, Künstlerin/Schriftstellerin). Sie sollten also um jeden Preis vermeiden, was Camilla (25, Werbemanagerin) als »langweiligen, schnellen Rein-raus-Sex« bezeichnet, »so als würden die Kerle einen gar nicht wirklich dazu brauchen«.

Sex aus Pflichtgefühl

Wie heißt der böse Zwilling der fehlenden emotionalen Bindung? »Routinesex«, sagt Karren (45, Anwältin). Frauen merken es ganz genau, wann ein Mann nur aus Pflichtgefühl mit ihnen schläft. Sie hassen das Gefühl, »Sex zu haben, nur weil man eben hin und wieder Sex haben muss, nicht weil man es wirklich will«, wie Pat (56, Projektmanagerin) erklärt. Wenn Sie also nicht in Stimmung sind, geben Sie dies einfach offen zu. Falls irgendwo das Wörtchen »sollte« auftaucht, ist das ein Zeichen, dass Sie es auf *keinen Fall* sollten.

Es dreht sich alles nur um Sie

Fast genauso schlimm wie mangelndes Interesse an der Partnerin und ihrer Befriedigung ist es, wenn ein Mann nur um seine eigene Befriedigung besorgt ist. »Selbstbezogenheit« und »selbstsüchtiges Verhalten« sind Stichwörter, die des Öfteren fallen in den Kommentaren unserer Umfrageteilnehmerinnen zum Thema »größte Abtörner«. Ein ganz typischer Kommentar, wie der von Caroline (29, Lehrerin), beschreibt die Sorte Mann, »der sich nicht die geringste Mühe macht (nicht mal einen kurzen, vergeblichen Versuch wagt), mich zum Orgasmus zu bringen, und sich darum auch nicht zu kümmern scheint«. Tun Sie bitte alles, damit Sie nicht auch zu dieser Sorte Männer gezählt werden müssen.

Sich aufführen wie ein Presslufthammer

Leidenschaftlicher Sex: einfach toll. Aber eine Frau bearbeiten wie ein Presslufthammer: keine gute Idee. Frauen stehen auf zärtliche, sanfte Berührungen, die mit dem ausgiebigen Vorspiel beginnen und sich bis zum überwältigenden Höhepunkt steigern. Wie Inara (46, Autorin) es beschreibt, findet sie es nicht besonders scharf, »wenn ein Kerl die ganze Zeit im selben Rhythmus auf mich draufhämmert«.

Also variieren Sie Geschwindigkeit und Rhythmus. Lassen Sie Ihre Hüften kreisen. Verändern Sie hin und wieder die Position, und vergessen Sie nicht, dass es auch noch andere Bewegungen gibt als immer nur rein und raus.

Sich zu wenig – oder zu viel – Zeit nehmen

Auch wenn es ganz schön ist, den eigenen Höhepunkt zur Abwechslung hinauszuzögern, damit man sich auf den der Partnerin konzentrieren kann, sollte man dennoch nicht krampfhaft gegen das Unvermeidliche ankämpfen. Einige Frauen geben zu, dass sie anfangen, sich zu langweilen, wenn ein Mann allzu lange braucht, bis er kommt – oder wenn er sich weigert, einen Orgasmus zu haben, ehe sie gekommen ist. »Es muss meinetwegen nicht ewig dauern«, meint Melanie (28, Doktorandin).

Allerdings sollten Sie auch nicht versuchen, einen Geschwindigkeitsrekord aufzustellen oder den Rekord für die kürzeste sexuelle Begegnung, die es je gab. Frauen frustriert es, wenn Männer »es schnell hinter sich bringen« wollen oder wenn sie zu schnell fertig sind. Wir wissen, dass die Männer aufgeregt sind, aber wenn man dem Orgasmus zu nahe kommt, und dann auch noch zu früh, dann kann man doch ein wenig langsamer machen. Zum Beispiel könnte man sich zurückziehen und zwischendrin etwas anderes ausprobieren. Dann kann es wieder von Neuem losgehen. Das Gute am Hinauszögern Ihres Orgasmus ist es, dass dieser am Ende um einiges intensiver sein wird.

Dirty Talk von der üblen Sorte

Zwar gibt es durchaus Frauen, die mögen es, wenn man ihnen im Bett schmutzige Dinge ins Ohr flüstert, doch es gibt auch solche, die es für einen totalen »Stimmungskiller« halten, »wenn er ohne Vorwarnung mit seinem Dirty Talk loslegt, der nach billigem Porno klingt«, wie eine der befragten Frauen es ausdrückt. Marie (26, Lehrerin) erklärt, dass sie »eine explizite schmutzige Sprache« abtörnt. »Das ist nicht meine Welt, sondern bringt mich sofort total draus.« In dem Porno, den man sich am vergangenen Wochenende angesehen hat, mag es ja ganz sexy gewirkt haben, aber das hier ist das wirkliche Leben. Achten Sie darauf, was Ihre Partnerin Ihnen signalisiert. Beginnen Sie mit harmlosen Sachen, und steigern Sie sich dann langsam. Achten Sie dabei auf ihre Reaktion.

Aggressives Verhalten oder Schmerzen zufügen

Eine unserer Umfrageteilnehmerinnen ließen wir bereits zu Wort kommen mit ihrem Hinweis, dass Sex ein Teamsport ist – wobei beide Partner ein und demselben Team angehören. Es sei denn, man hat sich ganz bewusst dafür entschieden, es mit BDSM zu versuchen (Bondage und Bestrafung, Dominanz und Unterwerfung und Sadomasochismus), und zwar gemeinsam. Ansonsten ist es ein absolutes Tabu, eine Frau grob zu behandeln. Viele Frauen geben an, für sie sei »Aggressivität« der schlimmste Abtörner. Nana (37, Marketingmanagerin) erinnert sich an einen Vorfall, wo ihr Ex »dachte, er könne gewalttätig werden, bloß weil ich mal Handschellen ausprobieren wollte, bis ich es mit der Angst zu tun bekam. Er hat mich grob in verschiedene Stellungen gezwungen, und obwohl ich ihm ausdrücklich gesagt habe, dass mir die Handgelenke wehtun, wollte er mir die Dinger nicht abnehmen. Das alles kam mir wie ein fieses Machtspielchen vor, an dem ich überhaupt keinen Gefallen finden konnte.«

Wenn etwas Schmerzen bereitet, ist die Wahrscheinlichkeit sehr groß, dass die Frau keinen Spaß daran hat – also sollte man unverzüglich damit aufhören. Selbst

Geschlechtsverkehr kann einer Frau Schmerzen bereiten, wenn sie beispielsweise nicht feucht genug ist oder
wenn ein medizinisches Problem vorliegt wie zum Beispiel Vaginismus, das sind Scheidenkrämpfe, die bedingt
sind durch die Furcht, der Sex könnte wehtun. Dann
sollte man der Partnerin helfen, der Ursache auf den
Grund zu gehen, und wenn das Problem weiterhin besteht, sollte man darauf beharren, dass sie ärztlichen
Rat einholt.

Ein schlaffer Penis

Bei dem folgenden Thema haben wir gezögert, es hier
zu erwähnen, doch einige Frauen sprechen ganz unverblümt den »schlaffen Penis« als Lustkiller an. Auch auf
die Gefahr hin, dass es grausam klingt, müssen wir doch
zugeben, dass eine erektile Funktionsstörung dem Sex
rasch ein Ende setzt, und das kann für alle Beteiligten
durchaus eine Enttäuschung sein. Doch selbstverständlich lässt sich dagegen etwas tun. Zunächst einmal sollte
man sich klarmachen, dass fast jeder Mann früher oder
später einmal mit Erektionsproblemen konfrontiert wird.
Dieses Dilemma lässt sich allerdings vermeiden, indem
man beispielsweise den Genuss von Alkohol, Nikotin oder
anderen Rauschmitteln und Drogen einschränkt (oder
am besten gleich ganz vermeidet). Denn das alles kann
die Ursache sein, wenn ein Glied sich weigert stramm-
zustehen. Stress, Ärger oder unrealistische Erwartungen

können ebenfalls zu Erektionsproblemen werden – ein weiterer Grund, weshalb es so wichtig ist, offen mit der Partnerin zu kommunizieren.

Verschiedene Abtörner

Die Frauen erwähnen auch ein paar Dinge, auf die der Mann zum Teil keinen Einfluss hat – Ablenkungen wie das Klingeln des Telefons oder weinende Babys beispielsweise. Andere Abtörner haben die Männer jedoch selbst in der Hand – fehlende Erfahrung zum Beispiel (es gibt so viele Bücher zum Thema Sex, also einfach ein paar lesen) oder der Versuch von Analsex ohne Zustimmung der Partnerin. Außerdem gibt es noch ein paar nicht kategorisierbare Lustkiller: Angewohnheiten oder Probleme, die man schlecht einordnen kann, die wir aber trotzdem nicht unerwähnt lassen wollen:

»Männer, die so tun, als wären sie verliebt, nur um einen ins Bett zu kriegen. Soll er doch einfach sagen, wenn er nichts weiter will als Sex!« – *Francesca (39, Erzieherin)*

»Wenn er den Namen einer anderen sagt.« – *Alexis (27, Marketingmanagerin)*

»Ich war mal mit jemandem zusammen, der war immer viel zu melodramatisch, kurz bevor er gekommen ist, ich konnte ihn fast nicht ansehen.« – *Roxanne (45, Autorin)*

»Da war mal ein Typ, dessen schlaffer Bauch platschte mir beim Sex die ganze Zeit gegen das Schambein. (Er hatte gerade ein paar Kilo abgenommen.) Das war so was von gar nicht sexy, ich wollte einfach nur, dass es vorbei ist.« – *Scarlet (34, Köchin)*

»Einer hat mich mal darum gebeten, ihm zu sagen, was er tun soll, damit ich komme, und er ließ nicht locker, obwohl ich ihm erklärt habe, dass ich das nicht könne, weil ich es nicht wisse. Ich persönlich finde es besser, wenn ein Mann begreift, dass ich auch ohne Orgasmus Spaß am Sex haben kann.« – *Mae (31, Doktorandin)*

»Zu mir hat mal einer beim Sex ›Hi‹ gesagt. Ich hab dann einfach geantwortet: ›Zu wem sagst du eigentlich verdammt noch mal die ganze Zeit Hi?‹« – *Grape (32, Model/Schauspielerin)*

»Wenn einer weiße Socken trägt und sie beim Sex nicht mal auszieht.« – *Matilda (32, Apothekerin)*

»Ich hasse es, wenn ich in der Missionarsstellung kaum Luft kriege. Ich bin leicht klaustrophobisch veranlagt, deshalb macht es mich schnell nervös, wenn mir einer allzu lange vor der Nase klebt.« – *Bryn (41, Sekretärin)*

Zum Abschluss

Lassen Sie sich von dieser Liste von Abtörnern aber bitte nicht entmutigen. Als wir die Kommentare der Frauen mit denen der Männer aus *Was Männer im Bett wirklich wollen* verglichen, stellten wir nämlich wieder einmal fest, wie ähnlich Männer und Frauen sich im Grunde sind. Wir alle wünschen uns begeisterte, leidenschaftliche Liebhaberinnen und Liebhaber, die mit Freuden nackt neben uns im Bett liegen. Wir alle sehnen uns nach Partnerinnen und Partnern, denen unsere Befriedigung ebenso wichtig ist wie die eigene. (Und wir alle wünschen uns Partnerinnen und Partner, die regelmäßig ein Bad nehmen. Aber das sollte selbstverständlich sein.)

Allzu oft tappen wir leider in die Falle und glauben, jede einzelne sexuelle Begegnung an der Qualität des Orgasmus messen zu müssen. Sex ist allerdings eine Sache, bei der es in erster Linie um die Reise geht, nicht nur um das Ankommen. Tatsächlich möchten wir dieses Kapitel mit einem unserer Lieblingskommentare der gesamten Umfrage beschließen, der von Annette (44, Managerin) stammt. »Ein echter Abtörner ist es, wenn einer die Über-

zeugung hegt, dass der Geschlechtsverkehr der ultimative Akt ist«, sagt sie. »Wenn man es nämlich geschickt anstellt, dann ist alles andere, das ganze Drumherum, noch
viel besser. ›Der Akt‹ ist dann nur eine von zahlreichen
Optionen. Er sollte nicht zu sehr im Mittelpunkt stehen
oder gar alleiniges Ziel sein.«

Amen!

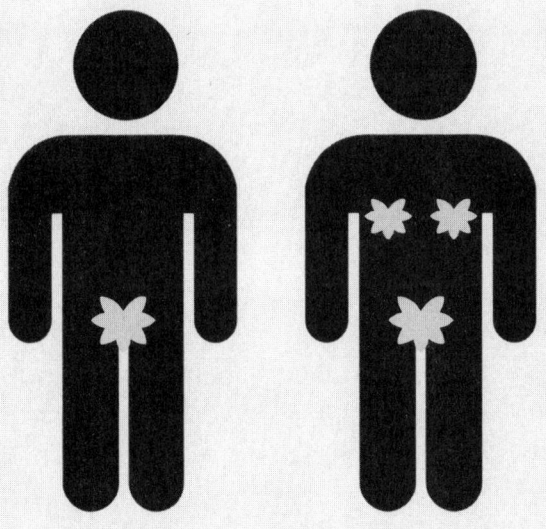

> »Was auch immer passiert, ich täusche keinen Orgasmus vor.«
>
> Troy (29, Anwältin)

In unserer Umfrage stellten wir selbstverständlich auch einige Fragen zum Thema Orgasmus, und die Ergebnisse wollten wir ursprünglich im Kapitel über den »Hauptakt« präsentieren. Doch je länger wir darüber nachsannen, desto offensichtlicher schien es uns, dass der Orgasmus ein eigenes Kapitel verdient hat. Denn schließlich ist so ein Orgasmus nicht einfach nur ein nettes kleines Nebenprodukt des Geschlechtsverkehrs. Er kommt auch beim Oralsex, bei der manuellen Stimulierung der Genitalien oder anderer Körperstellen (wie zum Beispiel der Brustwarzen) vor, mit oder ohne Partner, und selbst allein durch die Kraft der Gedanken kann er ausgelöst werden – zumindest bei einigen besonders glücklichen Frauen. (Das ist tatsächlich möglich, kommt aber nicht häufig vor.) Im Folgenden geben wir Ihnen einige Tipps an die Hand, wie Sie Ihrer Partnerin einen umwerfenden Höhepunkt bescheren können, und verraten Ihnen, was ihr auf dem Weg zur ultimativen Erfüllung alles in die Quere kommen kann.

Auf der Jagd nach Big O

Der weibliche Orgasmus: simple Sache oder schwer zu fassen? Etwa 66 Prozent der Befragten geben an, sie hätten keine Schwierigkeiten damit, zum Orgasmus zu kommen; 34 Prozent hingegen gestehen, dass es ihnen nicht unbedingt leichtfällt. Medikamente und Stress können die Sache zusätzlich noch erschweren: »Die Antidepressiva, die ich einnehme, machen es wirklich sehr schwer für mich, zum Höhepunkt zu kommen«, meint Roxanne (45, Autorin). »Außerdem bin ich ständig im Stress, das ist auch nicht gerade förderlich.«

An dieser Stelle muss noch einmal erwähnt werden, dass der Großteil der Frauen irgendeine Form der klitoralen Stimulation benötigt, um überhaupt zum Höhepunkt kommen zu können. »Ich komme beim Oralsex und wenn man mich mit der Hand befriedigt, aber nie allein durch Penetration«, erklärt Sara (27, Wirtschaftsprüferin). Ungeachtet dessen, was man in Filmen zu sehen bekommt, sind Orgasmen beim Geschlechtsverkehr nicht die Regel, es sei denn, man schenkt der Lustknospe der Partnerin eine gewisse Aufmerksamkeit – und das ist eher der Fall in Positionen, bei denen der Mann von hinten eindringt oder die Frau oben ist. »Ein vaginaler Orgasmus ist zwar nur sehr schwer zu schaffen, aber durchaus möglich«, sagt Michelle (36, Managementberaterin). »Mein aktueller Partner weiß das, wir haben viel Spaß

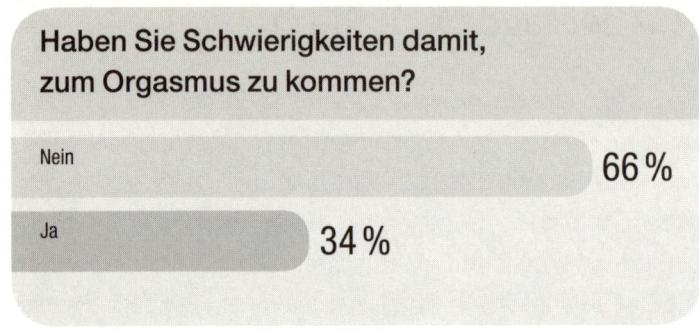

Haben Sie Schwierigkeiten damit, zum Orgasmus zu kommen?

Nein — 66 %

Ja — 34 %

dabei auszuprobieren, wie es klappen könnte.« Aber die einfache Einteilung in »Ja« und »Nein« liefert bei der Frage nach Schwierigkeiten beim Erreichen des Orgasmus ein verzerrtes Abbild der Realität. Irgendwann wurde uns klar, dass wir auch ein »Manchmal« als Antwort hätten zur Wahl stellen sollen, denn viele Frauen haben gelegentlich Probleme, zum Orgasmus zu kommen, insbesondere dann, wenn sie im Stress sind, wenn sie sich nicht konzentrieren können oder wenn sie sich nicht absolut wohlfühlen mit ihrem Partner. »Es hängt ganz davon ab, wie gut der Mann Bescheid weiß und welche Einstellung er dazu hat«, meint Heather (31, Sängerin). »Wenn er geschickt darin ist, mich zu befriedigen, und mich auch noch ermutigt, dann hab ich kein Problem. Wenn einer aber ungeduldig mit mir ist, dann komme ich nicht zum Orgasmus.« Die Botschaft lautet also folgendermaßen: Die Partnerin unter Druck zu setzen, damit sie endlich zum Orgasmus kommt – oder zumindest schneller –, bringt niemandem etwas.«

Einige Frauen kommen problemlos durch Masturbation zum Orgasmus, insbesondere dann, wenn sie einen Vibrator zu Hilfe nehmen, wohingegen sie mit ihrem Partner viel länger brauchen oder sogar Schwierigkeiten haben, den Höhepunkt überhaupt zu erreichen. »Für mich hängt der Orgasmus zum Großteil von meiner eigenen Fantasie ab«, erklärt Mae (31, Doktorandin). »Wenn ich mit einem Mann zusammen bin, konzentriere ich mich mehr auf ihn, nicht so sehr auf meine eigenen Fantasien. Aber ich kann Sex auch ohne Orgasmus genießen.«

Selbst wenn eine Frau keine Schwierigkeiten damit hat, zum Höhepunkt zu kommen, kann es passieren, dass sie länger braucht, als man erwarten würde. Also bleiben Sie immer geduldig, und drängen Sie sie bitte nicht. »Ich brauche ziemlich lange, aber wenigstens habe ich jemanden, der sich dafür interessiert, was ich mir wünsche, der mir Fragen stellt, und der mit verschiedenen Techniken experimentiert. Und mittlerweile weiß er ganz genau, was ich brauche«, sagt Annette (44, Managerin). »Ich schätze das sehr, wenn ein Mann sich die Mühe macht herauszufinden, was bei mir funktioniert.«

Der Großteil der Frauen informiert den Partner darüber, dass sie nicht zum Orgasmus kommen. Das Problem aber

Lassen Sie ihr Zeit zum Entspannen

Obwohl es Menschen gibt, die nach einem stressreichen Arbeitstag sofort abschalten können, sobald sie die Wohnung betreten, brauchen die meisten Frauen (oder vielmehr die meisten Menschen) einige Zeit, bis sie umschalten können und sexuell in Stimmung sind. Wenn die Partnerin gerade erst von einem langen, frustrierenden Tag im Büro nach Hause gekommen ist, sollte man ihr zunächst ein wenig Zeit geben, sich zu entspannen, bevor man sie ins Bett zerrt. Noch besser ist es, ihr ein Glas Wein anzubieten und ihr mit einer sinnlichen Rückenmassage das Abschalten zu erleichtern. Hinterher werden Sie beide glücklich darüber sein!

»Wenn ich vor dem Sex Zeit habe, mich zu entspannen und auszuruhen, hilft mir das sehr. Ich komm nicht sofort in Stimmung, wenn ich einen stressigen Tag hatte.« – *Carrie (40, Wissenschaftlerin)*

ist: Viele Frauen tun es nicht. Fast 40 Prozent der von uns Befragten geben an, dass sie lieber Stillschweigen bewahren und sich später selbst um ihre Bedürfnisse kümmern. (Interessanterweise sagten fast alle Männer in *Was Männer im Bett wirklich wollen,* dass sie gern wissen möchten, wenn ihre Partnerin nicht kommt, damit sie es mit einer

Sagen Sie Ihrem Partner, wenn Sie Schwierigkeiten haben, zum Orgasmus zu kommen?

Ja, damit er auf andere Weise versucht, mich zum Höhepunkt zu bringen	**61 %**
Nein, darum kümmere ich mich später selbst	**39 %**

anderen Art der Stimulation versuchen können.) Warum also reden diese Frauen nicht einfach Klartext? Einige meinen, dass sie die Gefühle ihres Partners nicht verletzen oder »die Stimmung nicht ruinieren« wollen. Marie (29, Wissenschaftlerin) zum Beispiel gibt die ganz typische Antwort: »Wenn ich ihm gestehe, dass es bei mir nicht klappt, dann mach ich ja auch seine Stimmung kaputt – aber ich will doch, dass wenigstens einer von uns zweien glücklich ist!«

Für andere kommt es ganz auf die Situation und den jeweiligen Mann an. Frauen, die sich mit ihrem Partner wohlfühlen, neigen eher dazu, etwas zu sagen, »damit er sich nicht weiter abmüht und wir mit etwas anderem weitermachen können«, wie Roxanne (45, Autorin) es ausdrückt. Wenn eine Frau allerdings das Gefühl hat, es könnte dem Ego ihres Partners schaden, dann hält sie eher den Mund. »Ich hoffe immer, dass er es hinkriegt, bevor es allzu deutlich wird, aber meistens passiert das nicht, und dann muss ich jedes Mal behaupten, dass ich eben schwer zu befriedigen bin«, sagt Allison (keine Angaben zu Alter/Beruf). »Das hat sich schon des Öfteren negativ auf Beziehungen ausgewirkt, weil die Männer dann oft unsicher werden.«

Andere Frauen wiederum beschweren sich nicht, weil sie davon ausgehen, dass der Partner sich des Problems bewusst ist. Maren (32, Physiotherapeutin) beispielsweise sagt: »Er weiß das. Die wissen das immer. Manchmal redet man darüber, damit er weiß, dass er nicht um jeden Preis alles versuchen muss.« Das bringt uns zu einem weiteren wichtigen Punkt: Viele Frauen gaben an, sie bräuchten gar nicht immer einen Orgasmus, um Spaß am Sex zu haben, daher sollten Sie nicht meinen, versagt zu haben, wenn Ihre Partnerin hin und wieder nicht zum Höhepunkt kommt. Das heißt aber wiederum nicht, dass Sie in Zukunft völlig rücksichtslos sein und ihre Wünsche ignorieren können. »Ich hasse es, wenn er denkt, dass, nur weil er fertig ist, ich auch genug habe«, beschwert sich Carrie (28, Unternehmerin). »Wenn ich mich erschöpft zur Seite rolle, dann bin ich fertig. Aber solange ich meine Finger noch nicht von ihm lassen kann, hab ich auch noch nicht genug.«

Orgasmustechniken mit Gelinggarantie

Welche Techniken sind am zuverlässigsten, wenn Sie sichergehen wollen, dass Ihre Partnerin Spaß hat? Zunächst sollten Sie wissen, wo sich die Klitoris befindet – und wie sie gern behandelt wird. Mehr als 80 Prozent unserer Umfrageteilnehmerinnen bringen zu Papier, dass klitorale Stimulation (siehe dazu auch die Kapitel »Hand anlegen«, S. 61 ff., und »Oralsex«, S. 105 ff.) der optimale Weg ist, einer Frau wahre Höhenflüge der Lust zu bereiten. Das Vorspiel (und zwar bitte in rauen Mengen – siehe Kapitel »Fantastisches Vorspiel«, S. 21 ff.), Oralsex, ein Vibrator und der Geschlechtsverkehr an sich sind die Gewinner in diesem Zusammenhang.

Aber was steht auf der Liste ganz unten? Bondage, Analsex, Rollenspiele, Sex in der Öffentlichkeit und Schmerzen (auch wenn diese in einigen konkreten Fällen den Frauen durchaus zusagen). All das kommt als Orgasmusgarant erst weit hinter George Clooney (falls Sie sich wundern, der versetzt tatsächlich ganze elf Prozent der befragten Frauen in Ekstase).

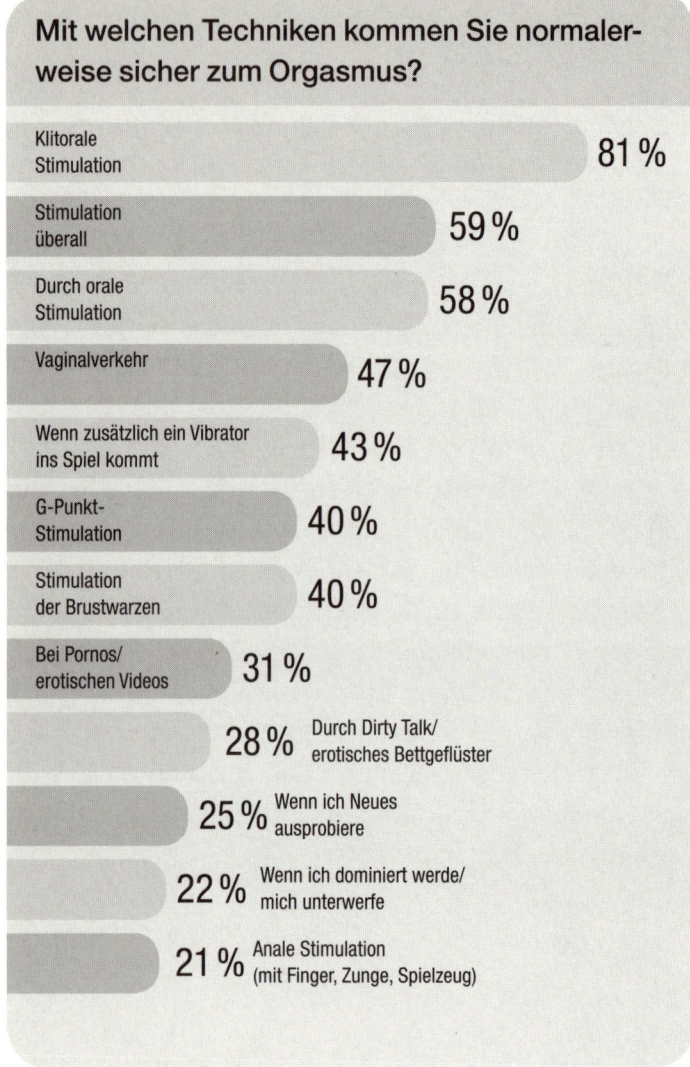

Mit welchen Techniken kommen Sie normalerweise sicher zum Orgasmus?

Klitorale Stimulation — **81 %**

Stimulation überall — **59 %**

Durch orale Stimulation — **58 %**

Vaginalverkehr — **47 %**

Wenn zusätzlich ein Vibrator ins Spiel kommt — **43 %**

G-Punkt-Stimulation — **40 %**

Stimulation der Brustwarzen — **40 %**

Bei Pornos/erotischen Videos — **31 %**

28 % Durch Dirty Talk/erotisches Bettgeflüster

25 % Wenn ich Neues ausprobiere

22 % Wenn ich dominiert werde/mich unterwerfe

21 % Anale Stimulation (mit Finger, Zunge, Spielzeug)

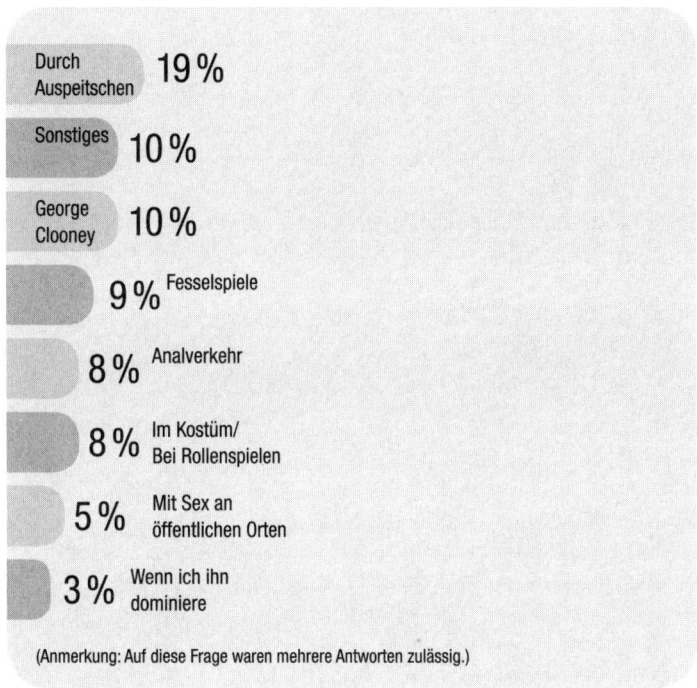

Durch Auspeitschen	**19 %**
Sonstiges	**10 %**
George Clooney	**10 %**
	9 % Fesselspiele
	8 % Analverkehr
	8 % Im Kostüm/ Bei Rollenspielen
	5 % Mit Sex an öffentlichen Orten
	3 % Wenn ich ihn dominiere

(Anmerkung: Auf diese Frage waren mehrere Antworten zulässig.)

Hier noch ein paar weitere Techniken, die unsere Umfrageteilnehmerinnen in ihren Antworten erwähnen:

»Ich hab eindeutig eine Schwäche dafür, ›genommen‹ zu werden, aber nur, solange es nicht ernsthaft wehtut. Ich mag es, wenn man mich am Handgelenk festhält und aufs Bett presst, ganz fest. Da geht es bei mir garantiert ganz schnell.« – *Inara (46, Autorin)*

»Lesbische Pornos.« – *Annette (44, Managerin)*

»Masturbation beim Geschlechtsverkehr.« – *Frankie (36, Schwimmlehrerin)*

»Erotische Literatur, besonders dann, wenn Dreier darin vorkommen (zwei Männer, eine Frau).« – *Roxanne (45, Autorin)*

»Eine Garantie gibt es nie, aber erotische Gespräche, Bücher oder Filme helfen bei mir normalerweise.« – *Sam (35, Anwältin)*

»Wenn ich ihm zusehe, wie er Sex mit mir hat, besonders wenn ich ihm in die Augen schaue. Außerdem hilft es, wenn wir uns lange nicht gesehen haben (mehrere Tage oder länger). Am besten funktioniert bei mir, wenn er mit meinen Brustwarzen spielt, dann Oralsex mit Orgasmus, anschließend Vaginalverkehr mit Orgasmus. Dann ist ein Schluck Wasser nicht schlecht. Und dann alles noch einmal von vorne.« – *Seraphin (40, Technologiestrategin)*

»Tiefes Eindringen und Ejakulation (ohne Kondom). Die Wärme und die Bewegung seines Penis beim Orgasmus stimuliert in mir etwas, sodass ich ebenfalls zum Orgasmus komme.« – *Shai (33, Verkäuferin)*

»Bei mir geht es darum, dass ich mich auf das konzentriere, was passiert, und nicht so sehr um das, was ein Mann im Besonderen mit mir macht.« – *Rachel (45, Unternehmerin)*

»Ich stimuliere mich selbst, während ich ihm einen blase.« – *Kara (49, Friseurin)*

Die Wege zum Orgasmus sind zweifelsohne so unterschiedlich wie die Frauen selbst. Die einzige Möglichkeit herauszufinden, was bei der eigenen Partnerin funktioniert, ist, es einfach auszuprobieren – und mit ihr zu reden und sie direkt zu fragen, was sie gern mag.

Vortäuschen

Wenn man davon ausgehen muss, dass fast alle Frauen gelegentlich Probleme haben, zum Orgasmus zu kommen – und dass sie ihrem Partner das nicht immer explizit sagen –, stellt sich die Frage, was sie in dem Fall wohl tun? Leider geben fast 75 Prozent der von uns befragten Frauen zu, dass sie schon einmal einen Orgasmus vorgetäuscht haben. Die Gründe, die sie hierfür nennen, sind unterschiedlich: Weil sie zu müde oder zu betrunken waren und wussten, dass sie nicht zum Höhepunkt kommen würden, oder weil sie die Gefühle ihres Partners schonen

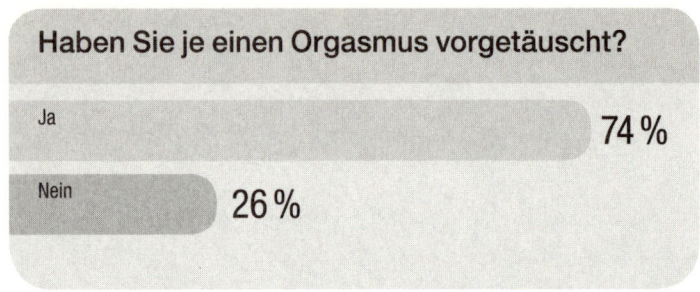

Haben Sie je einen Orgasmus vorgetäuscht?

Ja — **74 %**

Nein — **26 %**

wollten. 25 Prozent wollten auf diese Weise einfach nur dem Sex ein Ende setzen. 42 Prozent geben an, dass sie schon aus jedem dieser Gründe irgendwann einmal einen Höhepunkt vorgetäuscht haben.

Es gibt Frauen, die tun am Ende einfach so als ob, weil sie sich zu sehr unter Druck fühlen, endlich einen Orgasmus haben zu müssen. »Männer glauben ja gleich, es liegt an ihnen, wenn man nicht zum Orgasmus kommt«, klagt Nana (37, Marketingmanagerin). »Je öfter ein Typ sich bei mir erkundigt, ob ich denn schon gekommen bin, desto wahrscheinlicher muss ich ihm was vormachen, weil ich genau weiß, dass er sonst enttäuscht ist. Wenn das in einer längerfristigen Beziehung passiert oder eine daraus zu werden scheint, dann bin ich lieber ehrlich und tu nicht nur so. Aber bei One-Night-Stands hab ich schon des Öfteren einen Höhepunkt vorgetäuscht.«

Andere Frauen wiederum haben das Gefühl, dass ihr Partner nicht bereit ist, bis zum Ende durchzuhalten. »Bis

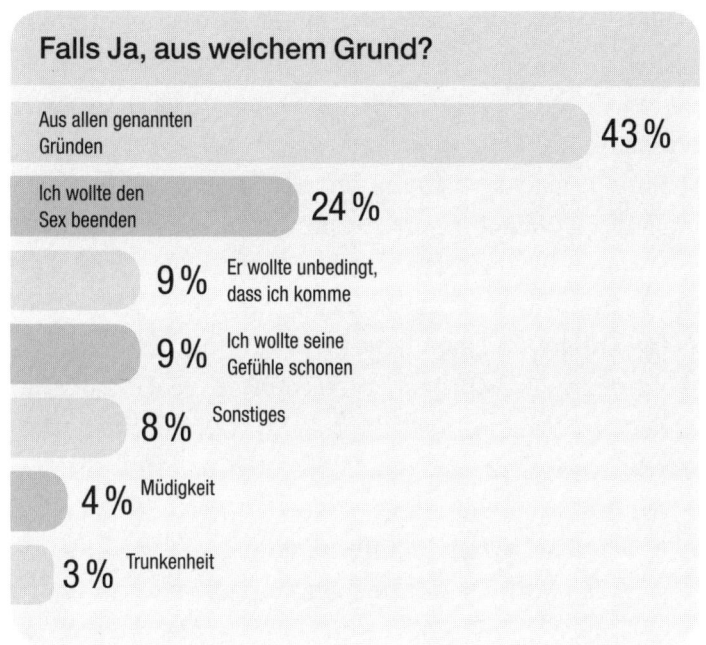

Falls Ja, aus welchem Grund?

Aus allen genannten Gründen — 43 %

Ich wollte den Sex beenden — 24 %

9 % — Er wollte unbedingt, dass ich komme

9 % — Ich wollte seine Gefühle schonen

8 % — Sonstiges

4 % — Müdigkeit

3 % — Trunkenheit

ich zum Orgasmus komme, das dauert schon eine Weile«, meint Vicky (43, Profi-Wasserskifahrerin), »und meistens stelle ich meine Bedürfnisse hintenan, es sei denn, ein Mann ist bereit, zu investieren und es passieren zu lassen. Ich war bisher leider nur mit sehr wenigen Männern zusammen, die überhaupt fähig waren, das zu begreifen, und die sich die Zeit genommen haben, mich so weit zu bringen, dass ich komme.«

Es ist schon eine Schande, dass so viele Frauen tatsächlich bereit sind, »die eigenen Bedürfnisse hintanzustellen« – insbesondere da die Mehrheit der Männer gar nicht möchte, dass ihre Partnerin ihnen etwas vormacht, wie sie in *Was Männer im Bett wirklich wollen* verraten. Viele Frauen sind aber auch der Meinung, dass es besser ist, ehrlich zu sein, wenn es um die eigene Befriedigung geht; sie sind der Ansicht, dass es falsch ankommen würde, wenn sie einen Orgasmus vortäuschen. »Wieso sollte irgendjemand einen Orgasmus vortäuschen wollen?«, meint Seraphin (40, Technologiestrategin). »Dann denkt er doch, er hat alles richtig gemacht, statt es beim nächsten Mal besser zu machen. Schlecht! Ganz schlecht!«

Wir haben die Frauen gefragt, wie sie sich fühlen würden, wenn ihr Partner ihnen einen Orgasmus vortäuschen würde. Die Hälfte von ihnen gibt an, dass sie enttäuscht wären, doch 33 Prozent zeigen sich überrascht, dass das überhaupt möglich sein soll. Männer sollen Orgasmen vortäuschen? Ja, sie tun es wirklich: Mehr als die Hälfte der Männer, die sich an der Umfrage für *Was Männer im Bett wirklich wollen* beteiligten, gaben zu, es schon einmal getan zu haben – und zwar aus denselben Gründen wie die Frauen. (Und falls Sie immer noch nicht ganz überzeugt sind, es scheint wirklich so, als könnte ein Mann dank Kondom und eines flinken kleinen Manövers tatsächlich verbergen, dass er nicht zum Höhepunkt gekommen ist.)

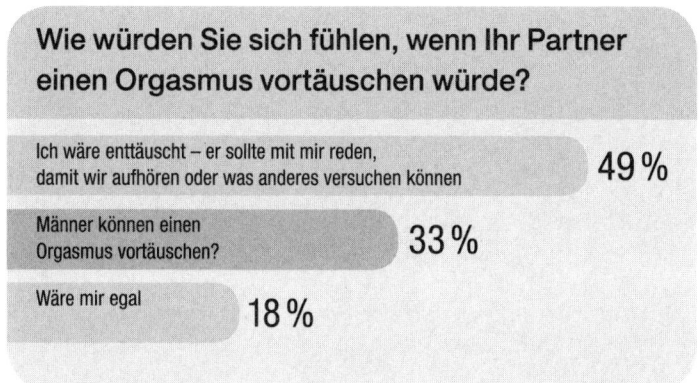

Wie würden Sie sich fühlen, wenn Ihr Partner einen Orgasmus vortäuschen würde?

Ich wäre enttäuscht – er sollte mit mir reden, damit wir aufhören oder was anderes versuchen können — **49 %**

Männer können einen Orgasmus vortäuschen? — **33 %**

Wäre mir egal — **18 %**

Das Fazit ist: Wenn Sie nicht wollen, dass Ihre Partnerin einen Höhepunkt vortäuscht, sollten Sie ein wenig Zeit investieren und herausfinden, wie ihr Körper funktioniert und was ihr gefällt. Machen Sie sich mit ihren körperlichen Reaktionen vertraut – welchen Gesichtsausdruck sie hat, wie sie klingt –, wenn sie tatsächlich einen Höhepunkt erlebt: Ihre Atmung wird sicherlich schneller und flacher werden, ihre Brustwarzen werden womöglich hart, ihre Muskeln spannen sich an. Bei der auf den Orgasmus folgenden Entspannung werden sich die Muskeln ihrer Vagina rhythmisch zusammenziehen, was Sie vermutlich spüren werden, wenn Sie gerade in ihr sind.

Doch selbst wenn Sie die Signale kennen, sollten Sie Ihre Fähigkeiten als Liebhaber niemals an dem Orgasmus Ihrer Partnerin messen, ihn als die Basis für Ihre Selbst-

achtung oder als Kriterium sehen, nach dem Sie Ihr Sexualleben bewerten.

Manchmal kommt eine Frau zum Orgasmus; manchmal nicht, und zwar möglicherweise aus Gründen, die Sie
nicht in der Hand haben. Was auch immer Sie tun, setzen
Sie Ihre Partnerin nicht unter Druck, und reden Sie ihr
keine Schuldgefühle ein, wenn sie mal nicht kommt. Wir
haben von einem Mann gehört, der wollte seiner Freundin erzählen, sie wäre viel zu »verklemmt«, als es mal
nicht klappte. Das hat ihr ganz und gar nicht gefallen,
wie Sie sich sicher vorstellen können.

Die Wahrheit über den multiplen Orgasmus

Wollen wir uns nun mit dem exakten Gegenteil eines
vergebens ersehnten Orgasmus beschäftigen: dem multiplen Orgasmus! Forscher definieren dieses wundervolle Phänomen folgendermaßen: Man spricht von einem
multiplen Orgasmus, wenn ein Mensch zwei oder drei
Orgasmen in Folge erlebt, und zwar in einem Abstand
von nur wenigen Sekunden, ohne dass die Erregung zwischendurch abebbt. »Einige Frauen (so wie ich) haben tatsächlich multiple Orgasmen beim Geschlechtsverkehr«,
erklärt Erika (50, Autorin/Lehrerin). »Ich bin nicht irgendwie anders, und ich täusche das auch nicht vor.«

In unserer Umfrage zeigt sich, dass 78 Prozent der befragten Frauen schon einmal einen multiplen Orgasmus erlebt haben; und etwa sieben Prozent sind sich nicht ganz sicher. Aber aus welchem Grund erleben Frauen so viel leichter einen multiplen Orgasmus als Männer? Der Blutfluss ist es, der darüber entscheidet. Beim männlichen Orgasmus fließt das Blut sehr schnell aus dem Penis heraus, weshalb er auch eine gewisse »Erholungsphase« benötigt, bis er wieder steif werden kann.

Dagegen fließt das Blut in den weiblichen Genitalien sehr leicht und rasch hinein und heraus. Nach einem Orgasmus hält die Schwellung weiter an. Wenn man eine Frau nach einem ersten Orgasmus also weiterhin stimuliert, kann es sein, dass sie ein weiteres Mal kommt. Versuchen Sie Ihre Partnerin auf unterschiedliche Arten zu reizen: Ziehen Sie sich aus ihr zurück, und benutzen Sie dann nur den Finger oder Ihre Zunge, oder wenn Sie in der Missionarsstellung Sex hatten, können Sie sie auch bitten, sich auf Sie zu setzen. Sie sollten nur nicht vergessen, dass ihre Klitoris nach einem Orgasmus für eine direkte Stimulation womöglich zu empfindlich ist. Konzentrieren Sie sich lieber auf den Bereich um die Klitoris herum. Vielleicht hat sie zunächst das Gefühl, es sei ihr zu viel, doch wenn Sie weitermachen (sofern sie einverstanden ist), dann werden Sie beide womöglich reichlich dafür belohnt.

Aber wenn es nicht passiert, dann passiert es eben

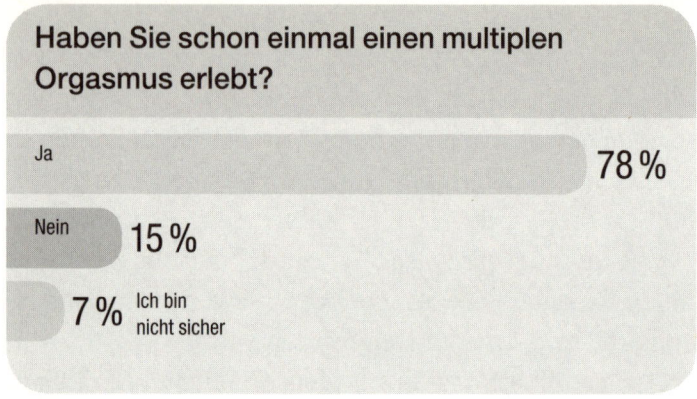

Haben Sie schon einmal einen multiplen Orgasmus erlebt?

Ja **78 %**

Nein **15 %**

7 % Ich bin nicht sicher

nicht. Beim Sex geht es nicht darum, ein bestimmtes Ziel zu erreichen. Sondern es geht darum, Lust zu geben und zu empfangen.

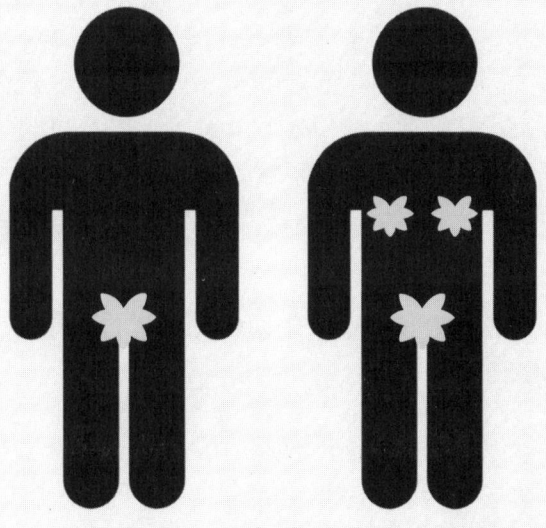

> *»Ich bin auf Wolke sieben; komm mit mir.«*
>
> Carrie (28, Unternehmerin)

Wir haben Ihnen nun die Kunst des Verführens und all die Dinge vorgestellt, die auf dem Weg zum Sex unerlässlich beziehungsweise absolut tabu sind, wir haben auch über den Akt an sich gesprochen. Nun ist es an der Zeit, dass wir uns mit dem »Danach« beschäftigen. Unsere Umfrageergebnisse werden Ihnen verraten, was sich die Frauen nach dem Sex wünschen: ob Kuscheln wichtig ist, wie früh tatsächlich zu früh ist, um sich umzudrehen und einzuschlafen, und welche unangemessenen Verhaltensweisen dafür sorgen, dass eine Frau die Flucht ergreift (oder einen Mann hochkant rauswirft).

Was Männer über das Nachspiel wissen sollten

Kuscheln oder nicht kuscheln? Das ist die große Frage. Ist es besser, das Schnarchen und die mangelnde Aufmerksamkeit der postkoitalen Phase über sich ergehen zu lassen oder doch lieber duschen zu gehen … Sie wissen, wovon die Rede ist. Wir kennen alle die bekannten Klagen, dass die Männer sich, kaum haben sie sich zurückgezogen, sofort umdrehen und einschlafen oder, noch schlimmer, aufstehen und gehen (oder von der Frau erwarten, dass sie umgehend verschwindet). Daher befragten wir die Teilnehmerinnen, ob es ihnen wichtig ist, dass nach dem Sex noch gekuschelt wird. Hier erfahren Sie die Antworten.

Zeit für das Kuscheln danach

Die Mehrheit der von uns befragten Frauen – auch wenn diese mit 43 Prozent keine absolute Mehrheit darstellt – erachtet das Kuscheln nach dem Sex als absolut notwendig, damit das Ganze als positive Erfahrung gewertet werden kann. Aber keine Angst, es muss nicht gleich eine Ganzkörpermassage oder eine umfassende Analyse der Beziehung sein. Es reicht schon, wenn Sie sich an Ihre Partnerin schmiegen und ihren Nacken küssen oder ihr die feuchten Strähnen aus der Stirn wischen und ihr sagen, wie schön sie ist. Eine kleine Geste kann schon sehr viel bewirken, solange sie ehrlich gemeint ist. Einige Frauen, so wie Sara (27, Wirtschaftsprüferin), halten das für zwingend erforderlich. »Kuscheln ist wichtig«, meint Sara, »sonst könnte man ja gleich so tun, als wäre das alles gar nicht passiert.« Adrienne (33, Doktorandin) meint dazu: »Ich möchte, dass mein Partner dieses schöne Gefühl mit mir gemeinsam genießt.« Wenn man mit Frauen wie ihnen hinterher nicht kuscheln will, dann ist das so, als würde man eine Schokoladenfanatikerin zum Essen ausführen und ihr dann sagen, dass sie leider, leider nichts von der extra schokoladigen Schokomousse zum Dessert haben könne, weil man selbst entweder keine Zeit oder einfach keine Lust darauf habe. Das ist ein wirklich lausiges Ende für ein sonst recht ansprechendes Abendessen.

Bedenken Sie, dass die Frauen nicht gleich stundenlanges Kuscheln erwarten. Das ist vielleicht auch der Grund, weshalb 35 Prozent der Befragten angaben, es hänge ganz von der Situation ab. Caroline (29, Lehrerin) erklärt dies folgendermaßen: »Mir ist völlig klar, dass Männer nach dem Sex am liebsten gleich schlafen«, sagt sie. »Ich hätte doch bloß gern ein paar Minuten für ein bisschen Zärtlichkeit, dann lass ich ihn auch garantiert den Rest der Nacht in Ruhe.« Shannon (40, Reisebuchautorin) pflichtet ihr bei: »Ich will, dass man mir Wertschätzung entgegenbringt. Es muss ja nicht gleich ein endlos langes Kuscheln sein.«

Manchmal ist es aber auch tatsächlich allein der Wille, der zählt. Frauen wollen einfach die Bestätigung, dass ihr Partner Spaß an dem hatte, was soeben geschehen ist. Sie erwarten keinen ausschweifenden Dankesmonolog, ein kurzes »Wow, das war unglaublich!« tut es auch. Camilla (25, Werbemanagerin) erklärt: »Ich will mich einfach geliebt fühlen und wissen, dass er mich schätzt.« Oder wie Ulla (29, Schauspielerin) es ausdrückt: »Eine Frau fühlt

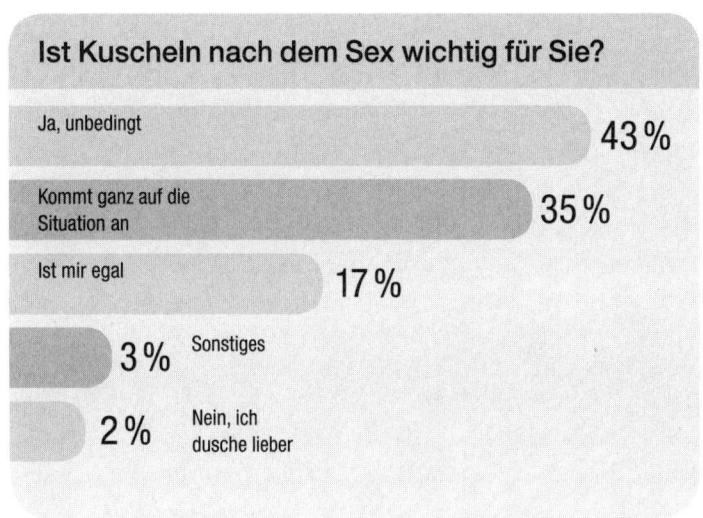

Ist Kuscheln nach dem Sex wichtig für Sie?

Ja, unbedingt — 43%

Kommt ganz auf die Situation an — 35%

Ist mir egal — 17%

3% Sonstiges

2% Nein, ich dusche lieber

sich nach dem Orgasmus nur selten so schwach und ausgelaugt wie ihr Männer. Meistens erwarten wir nur, dass Kuscheln wenigstens *angeboten* wird.«

Nur am Rande: Ein nonverbaler Ausdruck der Zufriedenheit tut es auch schon, vielen Dank. Mallory (28, Mutter) ist zufrieden mit »wenigstens einem oder zwei Küsschen. Und wenn man mir eine Minute lang sanft mit den Fingern über die Haut streift, fühlt sich das auch toll an.«

Doch natürlich gibt es wie immer auch Ausnahmen, wie zum Beispiel Karren (45, Anwältin). »Nicht alle Frauen wollen nach dem Sex kuscheln oder reden«, sagt sie. »Manchmal will ich einfach nur daliegen und mit dem Mann an meiner Seite entspannen.«

Mit ihr reden

Wenn auch nicht jede Frau scharf ist auf ein ausgiebiges Gespräch oder gar erwartet, dass etwas Sinnvolles aus dem Mund des Partners kommt, nachdem er einen Orgasmus hatte, gibt es doch solche, die sich hinterher mehr als nur ein Schnarchen oder ein abwehrendes »Vielen Dank, ich melde mich bei dir« erhoffen. So erklärt Leilani (31, Pharmavertreterin): »Ich liebe es, hinterher zu reden.«

Im Grunde wollen Frauen aber nur – mit wenigen Worten – wissen, dass ihr Partner seinen Spaß hatte, damit sie mit sich selbst zufrieden sein können. Jackie (50, Künstlerin) berichtet: »Es ist ein Augenblick, in dem man sein Glück genießen sollte. Man spricht über nichts Ernstes, dafür kann man mir Komplimente machen, wenn ich beim Sex irgendetwas getan habe, was gut war.« Aber, wie schon erwähnt, auch ein schlichtes »Wow« reicht zur Not aus. »Ich mag es, wenn wir hinterher kuscheln und er mich lobt«, sagt Jennifer (34, Mitarbeiterin einer Non-Profit-Organisation). Roxie (35, Kommunikationsfachfrau) ist derselben Ansicht: »Es ist gut, hinterher darüber zu reden – wenn man sagt, dass es einem gefallen hat und was man besonders toll fand.«

Was gefällt den Frauen gar nicht? Wenn man ihnen das Gefühl gibt, dass man sie nur benutzt hat. Pat (56, Projektmanagerin) meint dazu: »Er soll mit mir reden! Ob es jetzt toll war oder nicht so gut, spielt keine Rolle, ein Mann sollte seine Partnerin immer wie einen Menschen behandeln, nicht wie eine aufblasbare Sexpuppe!« Sasha (44, Geschäftsleiterin) sagt in diesem Zusammenhang, dass »Jungs nie vergessen sollten, dass man ja auch noch da ist und dass wir wollen, dass man mit uns redet und uns streichelt und liebevoll behandelt«.

Beth (43, Designerin) ist ein wenig nachsichtiger, was das Thema Gespräche nach dem Sex betrifft: »Der Augenblick kurz vor dem Einschlafen ist ein großartiger Moment, um die Gegenwart des anderen zu genießen. Man kann ein wenig reden, sich zärtlich streicheln. Diesen wunderbaren Moment sollte man ein Weilchen auskosten.«

Eine Verbindung herstellen

Auch wenn vielen Frauen ein Gespräch wichtig ist, geht es nicht immer allein darum. Für Alina (25, Akademikerin) jedenfalls steht Reden nicht an erster Stelle. »Wenn es gut war«, erklärt sie, »dann schweb ich normalerweise immer noch in anderen Sphären, daher finde ich ein wenig Stille und zärtliche Berührungen besser als ein ausgiebiges Gespräch darüber, wie gut es doch war.«

Manchmal reicht es schon, sich mit dem Partner einfach nur verbunden zu fühlen, nachdem die letzten Zuckungen des Orgasmus sich gelegt haben. »Wir wollen in den Arm genommen werden«, meint Blair (27, Anwältin). »Und das Gefühl haben, dass man sich um uns sorgt. Wir wollen eine Verbindung mit dem Partner spüren.« Alison (36, Hausfrau) meint hierzu: »In dieser Phase fühlen wir uns unserem Partner stark verbunden, daher sollte man dieses Band nicht allzu schnell lockern oder ganz durchtrennen.«

Wünschen Sie hierzu vielleicht eine wissenschaftliche Erklärung? Die können wir Ihnen liefern. Sie erinnern sich, dass der Oxytocinspiegel – Oxytocin ist jenes Hormon, das man auch als »Kuschelhormon« bezeichnet, weil es beim Entstehen von emotionalen Bindungen eine Rolle spielt – nach dem Orgasmus stark ansteigt und eine Frau mit Gefühlen überschüttet, die dafür sorgen, dass sie sich wohlfühlt und dass sie sich ihrem Partner ganz verbunden fühlt. (Zumindest ist das bei der Präriewühlmaus so, einer Unterart der gemeinen Feldmaus. Eine Studie ergab, dass das Oxytocin, welches beim Sex im Gehirn der weiblichen Maus ausgeschüttet wird, »wichtig ist für die Bildung einer monogamen Paarbindung mit dem Sexualpartner«.) Daher befindet sich Ihre Partnerin in einem Zustand der »Euphorie«, wie Karen (35, Studentin) es ausdrückt. »Ich empfinde eine starke emotionale Verbindung«, sagt sie. Für Susette (70, Schriftstellerin) ist die Zeit nach dem Sex eine »Zeit der Nähe«. Sunny (36, Projektmanagerin) drückt es noch schonungsloser aus und äußert folgende Warnung: »In der Phase bin ich am anhänglichsten!« (Wenigstens ist sie ehrlich!)

Eine solche Bindung entsteht nicht immer nur durch

Gespräche. Roxanne (45, Autorin) will einfach nur »schweigend gestreichelt werden«, wenn das Liebesspiel vorbei ist.

Auch Frauen sind manchmal müde

Die meisten Frauen wissen, dass Männer sich nach dem Sex kaum gegen das Gefühl von überwältigender Schläfrigkeit wehren können. Meistens macht ihnen das auch nichts aus, selbst dann nicht, wenn sie, wie Leilani (31, Pharmavertreterin), »hinterher hellwach« sind oder sich »voller Energie fühlen«, wie Monica (49, Restaurantbesitzerin). Auch Mae (31, Doktorandin) stört das nicht, »egal ob ich jetzt selbst schlafen will oder nicht«. Es kommt immer ganz auf die Situation an, zumindest sieht das fast die Hälfte der von uns befragten Frauen so.

Der Grund, weshalb uns das nichts ausmacht? Ganz einfach: Wenn wir nicht gerade veranlagt sind wie Leilani oder Monica, dann sind Sie nicht die Einzigen, die sich nach dem Sex ein wenig angeschlagen fühlen. Fast 33 Prozent der Umfrageteilnehmerinnen geben an, dass sie hinterher selbst oft gern schlafen. Julie (43, Künstlerin/Schriftstellerin) gibt ganz offen zu: »Ich schlafe auch am liebsten sofort ein!« Für Francesca (39, Erzieherin) ist es überhaupt kein Thema, dass ihr Mann nach dem Sex sofort einnickt, weil »ich normalerweise auch gleich einschlafe, also kann ich mich nicht beschweren«.

Aus diesem Grund sollten Sie auch kein schlechtes Gewissen haben, wenn Sie nicht noch stundenlang (oder wenigstens ein paar Minuten) wach bleiben können. Heidi (25, Vorstandsassistentin) meint hierzu: »Wir verstehen es total, wenn ihr nicht die ganze Nacht kuscheln wollt!« Vergessen Sie nur nicht, dass ein kleines bisschen Kuscheln manchmal sehr gut ankommt. Sally (29, Lehrerin) wünscht sich nicht viel mehr, als dass ihr Partner »ein paar Minuten mit mir kuschelt, etwas Nettes zu mir sagt und einfach nur bei mir ist. Dann können wir beide gern einschlafen!«

Bei Roxanne (45, Autorin) hat man es sogar noch viel leichter: »Ich muss echt nicht reden nach dem Sex, erst recht nicht, wenn es schon spät ist. Dann bin ich genauso müde!« Oh, und vielleicht arbeiten Sie auch gleich an dieser nervigen Sache mit dem Atmen. »Nach dem Sex«, meint Amy (30, Wissenschaftlerin), »drehe ich mich meistens sofort um und schlafe, da will ich nicht, dass man mich anatmet.«

Leider ist es reine Glückssache, ob Sie eine Partnerin haben, die hinterher erledigt ist und schlafen möchte oder ob ein kleiner Duracell-Hase in ihr steckt. Lula (30, Bibliothekarin) meint: »Entweder ich schlafe ein, oder, wenn es früher Morgen ist, ich bin total überdreht. Damit sollte ein Mann klarkommen.« Matilda (32, Apothekerin) erklärt: »Normalerweise stecke ich hinterher voll Energie und will zum Beispiel sauber machen. Andererseits bin ich manchmal auch ganz schön müde und schlafe

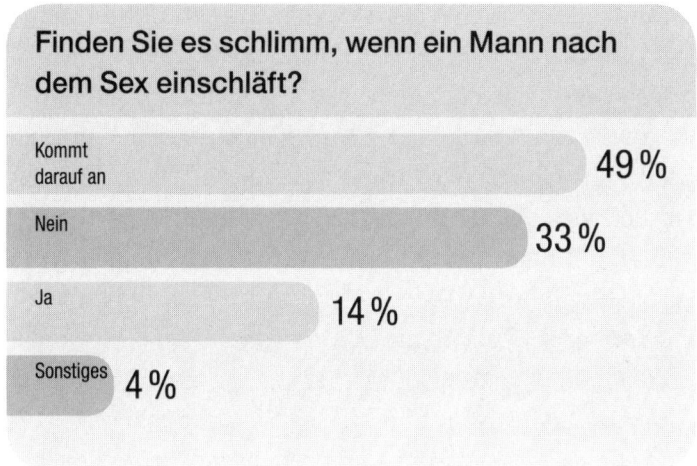

Finden Sie es schlimm, wenn ein Mann nach dem Sex einschläft?

Kommt darauf an **49 %**

Nein **33 %**

Ja **14 %**

Sonstiges **4 %**

dann ein, und an anderen Tagen wiederum will ich kuscheln. Hängt immer ganz von der Situation ab.« In jedem Fall können Sie sich entweder auf eine erholsame, schlafreiche Nacht freuen oder über eine blitzsaubere Wohnung!

Entspannt den Augenblick genießen

Manchmal kommt es gar nicht so sehr darauf an, was man tut, sondern was man nicht tut: auf die Uhr sehen, aus dem Bett springen, sich auf den Weg zu seiner nächsten Verabredung machen und ähnliche postkoitale Verbrechen. »Kuscheln und reden ist nett, oder eine Dusche«, meint Sam (35, Anwältin). »Sogar schlafen ist okay, aber wenn einer davonrennt, das ist übel.« Rose (30, Lehrerin) sieht das ähnlich und sagt: »Man sollte das Gefühl genießen. Wenn möglich, bitte nicht davonstürmen.«

Das Gefühl der Entspannung nach richtig gutem Sex ist etwas, was man gemeinsam genießen sollte, zumindest sieht Ginger (38, Projektmanagerin) das so. Für sie ist die Zeit nach dem Sex dazu da, »die Entspannung zu genießen und sich nicht gleich auf andere Dinge zu stürzen. Ich will lauschen, wie sich unsere Atmung langsam wieder beruhigt.« Wie die Männer sind auch einige Frauen nach einer guten Liebessession in einem Zustand der Glückseligkeit und wollen dieses Gefühl auskosten. Wie Arianna (33, Hausfrau) es ausdrückt: »Wenn es gut war, dann bin ich total euphorisch und will mich nicht rühren, sondern nur den Augenblick genießen.« Für Sylvia (48, Marketingbeauftragte) ist in ihrer aktuellen Beziehung das Beste am Sex »die Nähe, die man hinterher spürt, die zarten Berührungen, ein Lächeln, liebevolles Necken«.

Für viele Frauen endet Sex nicht mit dem Orgasmus. »Wie beim Sport auch benötigt man hinterher eine Ruhephase«, erklärt Michelle (35, Projektmanagerin). Marla (30, Künstlerin) meint zum Thema postkoitale Phase: »Ich will den restlichen Tag genießen und mich im Glanz der Liebe sonnen.«

Seien Sie nicht beleidigt, wenn sie gleich ins Bad läuft

Gelegentlich ist es auch der Mann, der gerne noch kuscheln würde und die wohligen Nachwirkungen des Orgasmus noch länger auskosten möchte. Dann versteht er nicht, warum seine Partnerin unbedingt sofort aus dem Bett springen und ins Bad flitzen will. Abgesehen davon, dass es zu einer beschönigend als »Flitterwochen-Zystitis« bezeichneten Harnwegsinfektion oder Blasenentzündung kommen kann, wenn man nach dem Geschlechtsverkehr liegen bleibt und sich nicht säubert, sind einige Frauen einfach penibler in puncto Hygiene als andere.

Jennifer (28, Fachberaterin) zufolge ist es »wichtig, sich erst einmal zu säubern«. Abbey (30, Designerin) sagt es noch ein wenig unverblümter: »Ich muss mich einfach sauber machen. Ich hasse es, wenn alles klebrig und feucht ist. Dann brauch ich wenigstens ein verdammtes Taschentuch!« Das ist jedoch nichts, was ein Mann persönlich nehmen sollte. Jennifer (30, Bankerin) meint hierzu: »Seid bitte nicht böse, wenn wir unter die Dusche springen oder uns etwas anziehen wollen. Wir möchten einfach, dass wir uns wohlfühlen in unserer Haut, bevor wir uns an euch kuscheln.«

Einmal ist keinmal

Kuscheln? Bitte noch nicht! Schlafen? Auf gar keinen Fall! Zumindest nicht, wenn es nach all den heißblütigen Frauen geht, die sich an unserer Umfrage beteiligten und denen eine Runde lange noch nicht genug ist. »Manchmal will ich noch mehr«, meint Francesca (39, Erzieherin), und Troy (29, Anwältin) möchte die Männer wissen lassen, dass »eine Frau nicht unbedingt zufrieden ist, bloß weil man einmal gepoppt hat und er gekommen ist«. Das bringt uns zu einem weiteren wichtigen Punkt: Es kann sein, dass Sie noch längst nicht von Ihren Pflichten befreit sind, nur weil Sie selbst bereits Ihren Höhepunkt hatten. Bisweilen braucht eine Frau noch ein bisschen mehr Aufmerksamkeit, bevor sie überhaupt an ein Kuscheln mit ihrem Partner denken kann. »Wenn ein Mann seine Partnerin noch nicht zum Orgasmus gebracht hat, sollte er sich auf jeden Fall darum kümmern«, meint Bryn (41, Sekretärin).

Doch keine Sorge. Nicht jede Frau erwartet, dass es sofort weitergeht. »Manchmal will ich noch mal«, sagt Elizabeth (28, Werbeverkaufsmanagerin), »aber natürlich erst, wenn er wieder so weit ist!«

Wenn Sie zu der Sorte Mann zählen, für die nach einem Orgasmus erst einmal Schluss ist (und das gilt für die meisten Männer, da sie eine längere Erholungsphase benötigen, ehe sie eine weitere Erektion bekommen können), dann lassen Sie sich gesagt sein, dass es auch

Frauen gibt, die es abtörnt, wenn ein Mann »gleich noch ein Dessert will«, wie Meagen (37, Psychotherapeutin) es ausdrückt. Auch Bryn (41, Sekretärin) findet es schlimm, wenn ein Mann nach dem Sex »plötzlich am Vorspiel interessiert ist. Was soll das? Meine Brüste hätte er vorher befummeln sollen, nicht erst hinterher.«

Hier noch ein paar gemischte Aussagen zum Thema postkoitale Phase:

»Wenn ich hinterher masturbiere, heißt das nicht, dass er nicht gut genug war. Es heißt lediglich, dass der Sex mit ihm zwar gut war, dass ich aber noch ein bisschen mehr will.« – *Carrie (40, Wissenschaftlerin)*

»Ich mag es, seinen schlaffen, feuchten Schwanz eine Weile in mir zu spüren, und wenn er mir damit über den Beckenboden reibt. So komm ich oft noch einmal, und ich kann das wunderbare Erlebnis gleich noch länger genießen.« – *Embe (52, Bodyworkerin)*

»In der Phase herrscht absolute Offenheit: Wenn ich verliebt bin, dann will ich, dass er mir seine ganze Aufmerksamkeit schenkt. Und wenn dies nicht der Fall ist, dann will ich eher meine Ruhe.« – *Sara (30, Ingenieurin)*

»Frauen führen sich manchmal auf wie der typische Mann – *nach dem Sex können sie sich sofort anderen Dingen zuwenden.*« – *Carissa (34, Kommunikationsberaterin)*

»Ich muss einem Kerl hinterher nicht verträumt in die Augen sehen. Ich will lieber schlafen oder reden oder irgendwas Normales machen. Vielleicht auch was essen.« – *Ilea (24, Versicherungsangestellte)*

»Nach den ersten paar Malen, die eine Frau mit einem Mann Sex hatte, rasen hinterher die Gedanken, und wir wollen alles rekapitulieren. Wenn ein Mann dann etwas tut, um unsere überaktiven Gehirne abzulenken, und dafür sorgt, dass wir uns wohlfühlen, umso besser. Am besten bringt man uns zum Lachen.« – *Summer (27, Werbekauffrau)*

Wie einige Frauen funktionieren, verrät Judy (36, Lehrerin) mit ihrem kleinen Geheimnis: »Wenn ich noch wach bin, heißt das, dass ich nicht gekommen bin. Und wenn ich schläfrig bin, dann schon.«

Jammer statt Jubel: die größten Fehler nach dem Akt

Sie wissen nun, was bei Frauen nach dem Sex alles erlaubt ist. Wollen wir uns nun den Dingen zuwenden, die *auf gar keinen Fall* gehen. Wir haben die Frauen gebeten, uns die schlimmsten Abtörner nach dem Sex (oder am Morgen danach) zu nennen. Mit anderen Worten, wir haben für Sie nachgefragt, was ein Mann tun muss, wenn er sichergehen will, dass es kein nächstes Mal gibt.

Die kalte Schulter zeigen

Wenn man der Mehrheit der von uns befragten Frauen glauben will, dann kann ein Mann nach dem Sex nichts Schlimmeres tun, als seine Partnerin vollkommen zu ignorieren. Sie kennen sicher das oft zitierte »Wham, bam, thank you Ma'am«-Syndrom – in der deutschen Version »Rein, raus, aus die Maus« fehlt sogar das Dankeschön. Maureen (45, Archäologin) meint: »Ich steh zwar nicht auf Weicheier und Softies, aber ich will mich genauso wenig wie ein weggeworfenes benutztes Taschentuch fühlen. Ein Mann sollte wenigstens so tun, als wäre er gern mit mir zusammen!«

Keite (31, Bürochefin) hasst es, »wenn ein Kerl gar nicht mehr auf mich achtet. Wenn er einschläft, ist das ja in Ordnung, egal, aber wenn er sich umdreht und das Licht ausmacht, als wäre ich überhaupt nicht da, das geht gar nicht.« Genauso wenig wie »völliges Desinteresse hinterher«, wie Inara (46, Autorin) es ausdrückt.

Michelle (35, Projektmanagerin) würde einen Mann sofort hochkant rauswerfen, »wenn er sich total von mir zurückzieht und sich ausklinkt – so als wäre ich gar nicht anwesend oder als wäre nichts geschehen«. Derselben Ansicht ist Sara (27, Wirtschaftsprüferin), für die es der übelste Abtörner ist, wenn ein Mann »keine Gefühle zeigt und so tut, als hätte es die vergangene Nacht nie gegeben«. Summer (27, Werbekauffrau) hingegen findet es am schlimmsten, wenn einer überhaupt nicht romantisch ist und keinerlei Gefühlsregung zeigt. »Ich will ja nicht behaupten, dass ich ständig kuscheln will und Rosen verlange«, sagt sie, »aber wenn er mir kurz durchs Haar streicht oder mir flüchtig den Arm um die Hüften legt, dann hat er schon gewonnen.«

Im Grunde ist jeglicher auffällige Wandel im Verhalten vor und nach dem Sex ein rotes Tuch für die meisten Frauen. Suzy (32, Geschäftsführerin) würde sofort davonlaufen, wenn ein Mann »sich distanziert verhalten würde, so als wäre er mit mir fertig«. Maureen (45, Archäologin) schreckt vor allen Dingen ab, wenn einer »offensichtliches Desinteresse an meiner Gegenwart an den Tag legt, sobald er für mich keinerlei Verwendung mehr sieht«, und Julie (43, Künstlerin/Schriftstellerin) hütet sich vor Männern, denen es »hinterher peinlich ist oder die nicht mehr zu wissen scheinen, was in der vergangenen Nacht passiert ist«.

Abbey (30, Designerin) zufolge muss ein Mann sich noch nicht einmal absichtlich distanzieren, um den Augenblick zu ruinieren. Es reicht schon, wenn er »gleich wieder zur Tagesordnung übergeht, ohne auch nur eine Sekunde lang entspannt die Nachwirkungen dessen zu genießen, was soeben passiert ist«. Seien wir ruhig einmal ehrlich, es ist nicht unbedingt schmeichelhaft für eine Frau, wenn der Partner sich gleich nach dem Sex von ihr abwendet – oder nach der Fernbedienung greift. Wenn ein Mann »sich sofort wieder anderen Dingen widmet – dem Fernseher, einem Buch«, dann gibt das Sophie (45, Designerin) »das Gefühl, dass er daran auch schon beim Sex gedacht hat«. So ein Fehlverhalten fällt übrigens nicht nur zu Beginn von Beziehungen oder bei One-Night-Stands negativ auf. Stacey (33, Marketingexpertin) findet es nach wie vor störend, wenn »mein Mann sich umdreht und die Wand anstarrt. Dann ist es so, als würde er mir damit sagen wollen ›mit dir wäre ich dann fertig‹.«

Auch wenn Sie nicht unbedingt bis über beide Ohren verliebt sind, vergessen Sie bitte Ihre guten Manieren nicht, damit Ihre Partnerin sich nicht dafür schämen muss, mit Ihnen geschlafen zu haben. Kleine Gesten zeigen große Wirkung und machen oft den entscheidenden Unterschied, ob daraus eine Nacht wird, an die man gern zurückdenkt, oder ein Erlebnis, das man lieber vergessen möchte.

Auf und davon

Geht ein Mann, ohne sich zu verabschieden, dann ist das fast so schlimm, wie so zu tun, als wäre das alles nie passiert, oder der Frau die kalte Schulter zu zeigen. Wer »sich unerlaubt vom Tatort entfernt«, distanziert sich auf diese Weise ganz offensichtlich von seiner Partnerin, und zwar physisch wie psychisch. Dann fühlt sich eine Frau garantiert wie das von Maureen (45, Archäologin) erwähnte »benutzte Taschentuch«.

»Wenn ein Kerl sich davonmacht, um etwas anderes zu tun, so als wäre der Sex nur ein Punkt auf einer To-do-Liste gewesen, den es abzuhaken gilt«, geht das Ginger (38, Projektmanagerin) sehr gegen den Strich, und Jackie (50, Künstlerin) streicht einen Mann sofort von ihrer Liste, »wenn er sich direkt danach zur Tür rausschleicht. Er könnte mich doch wenigstens zum Frühstücken einladen, verdammt noch mal!« Ulla (29, Schauspielerin) berichtet, was in ihren Augen das unhöflichste Verhalten nach dem Sex überhaupt darstellt: »Wenn er aufsteht und sich anzieht, um zu gehen. Und zwar in seiner Wohnung. Weil er auf eine Party will. Und mich lädt er dazu nicht ein. Ist mir tatsächlich schon passiert.« Auweia!

Man muss noch nicht einmal das Gebäude verlassen, um einer Frau das unangenehme Gefühl zu geben, dass sie nun abgeschrieben ist. Wenn man das Bett verlässt und sich sofort anzieht oder wenn man unter die Dusche rennt, erfüllt das denselben Zweck. Cari (26, Verwaltungsassistentin) kann es nicht ausstehen, wenn ein Mann hinterher gleich das Bedürfnis hat, sich Jeans und T-Shirt überzuziehen. »Entspannt euch doch«, meint sie. »Niemand will euch sofort wieder loswerden!«

Wenn Sie an einer Frau interessiert sind und sie wenigstens ein weiteres Mal sehen wollen, dann schenken Sie ihr ein gewisses Maß an Aufmerksamkeit. Dawn (29, PR-Angestellte) macht folgenden Vorschlag: »Ein Mann sollte auf meine Bedürfnisse eingehen. Wenn ich mich an ihn kuschle und anfange, über meine Wünsche und Träume zu reden, dann braucht er nicht den Fernseher anzumachen oder unter die Dusche zu springen.«

In manchen Fällen muss ein Mann noch nicht einmal das Bett verlassen, damit seine Partnerin sich alleingelassen vorkommt. »Ich hasse es, wenn ein Mann sein Ding zu schnell rauszieht«, sagt Helena (39, Professorin). »Ich unterhalte mich gern mit ihm oder schlafe ein, während er noch in mir ist.«

Zu guter Letzt gilt es noch zu beachten, dass ein Mann nicht aufstehen und einer Frau ihre Klamotten reichen sollte, wenn sie bei ihm in der Wohnung ist. »Das bedeutet ganz einfach ›raus hier, wir sind fertig miteinander‹«, erklärt Annette (44, Managerin). Selbstverständlich steht es Ihnen frei, dies zu tun, wenn Sie exakt diese Botschaft vermitteln wollen. Aber auch wenn Sie kein Interesse daran haben, sich mit einer Frau erneut zu treffen, lässt so ein Verhalten Sie, mit Verlaub, wie ein Arschloch dastehen.

Kritik und Beschwerden

Eine weitere Möglichkeit, es sich mit einer Frau zu verscherzen, ist eine abschließende Sexkritik. Vergessen Sie nicht, dass es hier nicht um die Olympischen Spiele geht, niemanden kümmert es, welche Punktzahl Ihre Partnerin von den russischen Juroren – oder von Ihnen selbst – für ihre Oralsextechnik bekommt oder wie gut sie ihre Beine beim Sex einzusetzen weiß. So ein Verhalten ist unhöflich und zeugt von mangelnder Wertschätzung. Sarah (30, Verkäuferin) berichtet: »Ich war mal mit einem Typen zusammen, der wollte den Sex hinterher unbedingt analysieren. Und zwar jedes Mal.« Wir fragen uns nur, wo sie die Leiche von dem Mann wohl verscharrt hat.

Außerdem ist es absolut unhöflich, »den soeben erlebten Sex mit anderen sexuellen Begegnungen zu vergleichen«, wie Karen (35, Studentin) und viele andere Frauen ebenfalls sagen. Falls Sie sich jetzt nicht vorstellen können, warum das irgendjemanden verletzen sollte, dann fragen Sie sich bitte einmal, wie Sie sich fühlen würden, wenn Ihre Partnerin hinterher sagen würde: »Das war schon okay, aber Sowieso hat immer viel länger durchgehalten … Oh, und er konnte außerdem viel besser mit seiner Zunge umgehen.«

Genau. Wir wussten, dass Ihnen das nicht gefällt.

Schlampiges Erscheinungsbild und Unordnung

Für einige Frauen liegt der feine Unterschied darin, wie viel Zeit ein Mann am nächsten Morgen auf die Körperpflege verwendet. Sara (30, Ingenieurin) meint dazu: »Wenn er sich nach dem Sex überhaupt nicht um sein Äußeres kümmert, dann weckt das bei mir den Eindruck, dass er vorher nur gut aussehen wollte, um mich ins Bett zu kriegen.« Also hören Sie nicht automatisch auf, sich zu rasieren, und kramen Sie nicht die alten, ausgeblichenen und löchrigen T-Shirts sowie die zerrissenen Jeans raus, nur weil Sie jetzt jemanden gefunden haben, der mit Ihnen schläft. Vergessen Sie nie: Bloß weil man den Bus einmal erwischt hat, bedeutet das nicht, dass man beim nächsten Mal nicht wieder rennen muss, um ihn zu kriegen!

Ordnung und Sauberkeit werden ebenso von der Umgebung erwartet, in der die Frauen sich aufhalten, also geben Sie sich ein bisschen Mühe, und räumen Sie auf, falls Sie vorhaben, eine Frau für ein romantisches Schäferstündchen zu sich nach Hause einzuladen. Nichts wirkt abschreckender als stinkende Socken und schmutzige Unterwäsche, die über den Boden verteilt sind. Sie müssen nicht gleich all ihre Bücher und Magazine mit der Wasserwaage gerade rücken, damit alles perfekt ist, aber wenn Sie noch ein paar alte Pizzakartons herumliegen haben, in denen Sie Schimmelpilzkulturen züchten, dann wäre dies ein guter Zeitpunkt, dieses wissenschaftliche

Ein Lob auf Sex!

Beim Sex geht es nicht allein um den Orgasmus, es geht auch ums Spaßhaben und Genießen. Das Liebesspiel muss kein ernstes Drama sein, und es ist absolut in Ordnung, gemeinsam zu lachen, während man den Körper und die Sehnsüchte des anderen erforscht!

»Es geht vor allem um Spaß und Spiel – das sollte man genießen.« – *Georgie (43, Redakteurin)*

»Im Augenblick bin ich vollkommen zufrieden. Für mich ist es das Größte, wenn mein Partner aufgeschlossen ist, Neues auszuprobieren, und wenn wir uns gegenseitig immer wieder neu entdecken.« – *Matilda (32, Apothekerin)*

Forschungsprojekt für beendet zu erklären und mal wieder richtig sauber zu machen.

Wenn Sie ein Haustier haben, bedenken Sie bitte, dass nicht jeder gern mit Katzen oder Hunden kuschelt, zumindest nicht während oder nach dem Sex. Brianna (30, Marketingspezialistin) beklagt sich, dass es für sie das größte Ärgernis ist, wenn sie »das Bett mit stinkenden Hunden teilen muss. Igitt.« Es ist gut und schön, wenn ein Mann findet, dass man auch seinen Hund lieb haben muss, aber es gibt für alles eine richtige Zeit und einen richtigen Ort. Direkt nach dem Sex ist eindeutig nicht der richtige Zeitpunkt, um die eigenen Haustiere mit ins Spiel zu bringen.

In vier einfachen Schritten zum miesen Kerl

So individuell wie die Frauen, so individuell sind auch die Dinge, von denen sie genervt sind. Aber es gibt auch einige grundlegende Verhaltensweisen, die jede Frau abtörnen, wenn nicht gar abstoßen. Wenn Sie sich selbst etwas Gutes tun wollen, dann unterlassen Sie bitte die folgenden rüden Verhaltensweisen.

Unsensible und unpassende Bemerkungen

Unhöfliche Bemerkungen können nach dem Sex wirklich alles ruinieren. So findet Elizabeth (32, Therapeutin) es absolut abschreckend, wenn ein Mann »Taktlosigkeiten über mich oder über andere äußert«. Roxanne (45, Autorin) hat keine Geduld mit Männern, »die unhöflich oder irgendwie gemein sind. In diesen Momenten ist man äußerst verletzlich.«

Auch wenn ein Mann über andere Frauen oder verflossene Liebschaften spricht, ob gut oder schlecht, fällt das ganz entschieden in die Kategorie taktlos und unsensibel.

Seraphin (40, Technologiestrategin) erklärt, dass ihr Ex »noch nicht so ganz über einige seiner früheren Beziehungen hinweg war«, was zumindest teilweise erklärt, weshalb er nun ihr Ex ist. Das Letzte, was eine Frau gern hört, sind Bemerkungen über andere Frauen, unmittelbar nachdem ein Mann mit ihr im Bett war. So sagt zum Beispiel Rachel (45, Unternehmerin): »In so einem Moment sollte man auf keinen Fall über andere Sexualpartner sprechen. Niemals!!!« Zwar möchte man meinen, das wäre selbstverständlich und bedürfe keiner expliziten Erwähnung, doch es gibt offensichtlich Männer da draußen, die nicht verstehen, warum ein Kommentar wie »Du hast schöne Titten. Klar sind sie nicht so groß wie die von meiner letzten Freundin, aber ich steh eh auf kleinere Brüste« ein klein wenig verletzend rüberkommt. Eine Bemerkung muss nicht so offensichtlich platt sein, um dem guten Gefühl nach dem Sex einen erheblichen Dämpfer zu verpassen. Wenn Sie unbedingt Vergleiche anstellen müssen, dann behalten Sie diese bitte für sich!

Ans Telefon gehen (mittendrin)

Bitte gehen Sie nie ans Telefon, wenn Sie gerade mit jemandem intim werden. Wir können es zwar selbst kaum glauben, dass wir das überhaupt erwähnen müssen, aber offensichtlich ist es nötig, wenn man sich die empörten Kommentare unserer Umfrageteilnehmerinnen ansieht. Katherine (38, Managerin) findet es total abstoßend, wenn »eine andere Frau anruft«, während sie mit einem Mann zusammen ist, und wenn er dann auch noch rangeht. Es überrascht kaum, dass ein Mann eine Frau nicht zu beeindrucken vermag, wenn »er beim Sex ans Telefon geht«, wie Paula (55, keine Angaben zum Beruf) und eine ganze Reihe anderer Frauen berichten. Einige von ihnen geben an, dass es auch nach dem Sex nicht angebracht sei, ans Telefon zu gehen oder gar selbst jemanden anzurufen, wenn man sich ein weiteres Date mit der aktuellen Sexpartnerin erhofft. Nur wenn Sie Gehirnchirurg oder Ähnliches sind und es um ein Menschenleben gehen könnte, dürfen Sie ans Telefon, sonst nicht!

Pupsen

Auch wenn es Menschen geben soll, die Furzwitze wahnsinnig komisch finden, geben einige der von uns befragten Frauen an, dass sie Derartiges nach dem Liebesakt (oder währenddessen) weder witzig noch attraktiv noch angemessen finden. Also verkneifen Sie es sich einfach! Das heißt nicht, dass ein unabsichtliches Luftablassen gleich alles ruinieren muss. Männer fühlen sich oftmals ziemlich erleichtert, wenn die Anfangsphase einer Beziehung, in der man jeden Pups zurückhalten muss, vorbei ist. Das bedeutet wiederum aber nicht, dass ein Mann danach ein Donnerwetter unter der Decke veranstalten darf, bis seine Partnerin sich eine Gasmaske herbeiwünscht. Seien Sie bitte höflich!

Auch Schnarchen steht auf der roten Liste, allerdings hat das ein Mann (und bisweilen auch eine Frau) selten unter Kontrolle. Wenn Sie von sich wissen, dass Sie im Schlaf gern Bäume umsägen, dann sprechen Sie zumindest eine Warnung aus, oder bieten Sie Ihrer Partnerin Ohrstöpsel an.

Vermischte Fehltritte

Im Folgenden noch ein paar weitere Verhaltensweisen, die aus der postkoitalen Glückseligkeit ein Post Mortem der Beziehung werden lassen. Frauen finden es wirklich abartig, wenn Männer folgende Fehltritte begehen:

»Wenn er über Alltägliches reden will, wie den Haushalt, die Arbeit usw.« – *Vanessa (35, Verwaltungsangestellte)*

»Wenn er mir hinterher dankt. So als wäre ich dazu gezwungen gewesen. Was soll das denn?« – *Jane (39, Geschäftsfrau) (Anscheinend kann man auch zu höflich sein.)*

»Wenn einer zu anhänglich ist oder sich wie ein Macho aufführt.« – *Jyllian (44, Ingenieurin/Mutter)*

»Wenn er nicht mehr mit den Liebesschwüren aufhören will.« – *Ilea (24, Versicherungsangestellte)*

»Wenn man mich hinterher fragt, ob ich gekommen bin.« – *Matilda (32, Apothekerin)*

»Schlimm, wenn ein Mann voll mit Sperma ist und sich dann an mir reibt. Oder wenn er von seiner Mutter redet oder von Familientreffen. Wenn man mir sagt, dass das Kondom gerissen ist. Oder wenn er mich informiert, dass sich bei ihm Lippenherpes anbahnt. Oder dass er das Sexspielzeug von seinem Mitbewohner oder seiner Mitbewohnerin zurückbringen muss, bevor er oder sie nach Hause kommt. Soll ich noch mehr Beispiele aus dem richtigen Leben liefern?« – *Grape (32, Model/Schauspielerin) (Nein danke, Grape, wir haben schon verstanden.)*

Das Fazit

Wir hoffen sehr, dass Sie in diesem Kapitel gelernt haben, dass man in der Phase nach dem Sex bei einer Frau viel weiter kommt, wenn man sich sensibel zeigt. Denn im Grunde braucht man sich nur Folgendes zu merken: Behandeln Sie Ihre Partnerin so, wie Sie selbst gern behandelt werden würden. Mit anderen Worten, führen Sie sich nicht auf wie ein Arschloch. Küssen Sie sie, sagen Sie ihr, wie toll es mit ihr war, kuscheln Sie mit ihr, und genießen Sie das schöne Gefühl.

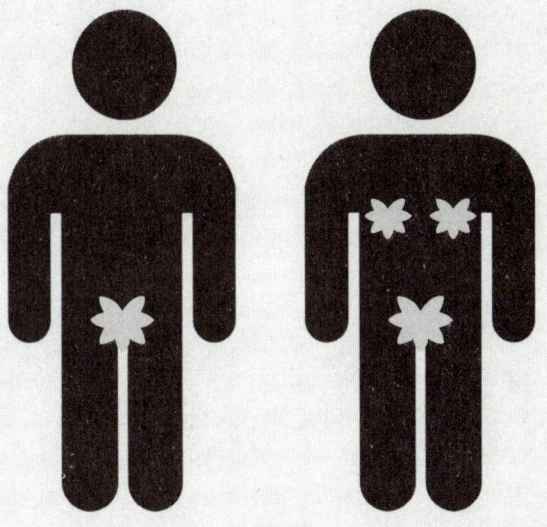

> *»Meine Fantasien sind viel seltsamer, als irgendjemand erwarten würde.«*
>
> Jyllian (44, Ingenieurin/Mutter)

Sexuelle Fantasien spielen eine gewichtige Rolle für die weibliche Psyche. Nur dass Frauen im Allgemeinen nicht gern darüber reden. Daher baten wir die Teilnehmerinnen an unserer Umfrage, uns von ihren geheimsten Fantasien zu erzählen: ob sie überhaupt welche haben, wie diese aussehen, und ob sie sie unter Umständen auch mit dem Partner teilen würden. Die Antworten waren (wie zu erwarten) verblüffend.

Was Männer über die sexuellen Fantasien der Frauen wissen sollten

Was sollten Sie nach Meinung der Frauen wohl über ihre Fantasien wissen? Zunächst einmal natürlich, dass sie tatsächlich sexuelle Fantasien hegen. Und zwar reichlich. Sie mögen ihre Fantasien nicht immer mit ihren Partnern teilen (obwohl einige Frauen es tun, doch dazu später mehr), aber wie Judy (59, Wissenschaftlerin) es ausdrückt: »Ich habe ebenso oft sexuelle Fantasien wie die Männer.«

In ihrer Fantasie können Frauen ihre eigene Sexualität in die Hand nehmen und sich selbst neu erschaffen im Schutz der vier Wände ihres Schlafzimmers ... oder wo auch immer sie ihre Spielchen stattfinden lassen wollen. »Ich will mich weiblich, sexy und mächtig fühlen«, meint Sam (35, Anwältin) und beschreibt damit die Rolle, die sie in ihrer Fantasie einnimmt.

Was gilt es nun für Sie über das geheime Innenleben Ihrer Partnerin zu wissen? Im Folgenden verraten wir es Ihnen.

Frauen haben sexuelle Fantasien – und zwar oft!

Fantasien sind ein Teil unseres Lebens, und sie reichen von harmlosen Tagträumen vom sprichwörtlichen edlen Ritter in schimmernder Rüstung bis hin zu erotischen Hardcoreszenarien mit mehreren Partnern, Handschellen und heißem Kerzenwachs. Alles ist erlaubt, alles ist möglich. Die Vorstellungskraft ist für Frauen ein wichtiges Werkzeug, wenn es darum geht, für sexuelle Spannung zu sorgen und/oder für die nötige Stimulation, um zum Orgasmus zu kommen. Man kann nie wissen, was hinter der scheinbar sittsamen (oder vielleicht auch nicht so sittsamen) Fassade einer Frau vorgeht. So gesteht zum Beispiel Hester (37, Meeresbiologin), dass ihre Fantasien »vielleicht ebenso schmutzig, wenn nicht gar schmutziger sind wie die der Jungs«.

»Ich hab durchaus Fantasien«, meint Michelle (36, Managementberaterin). »Ein konservatives Äußeres lässt nicht unbedingt auf ein prüdes Innenleben schließen!« Damit steht Michelle nicht allein da. Shannon (40, Reisebuchautorin) beispielsweise sagt: »Nur weil ich ein nettes Mädchen aus dem Mittleren Westen bin, heißt das noch lange nicht, dass ich keine Fantasien habe. Ich bin offen für alles.« Abbey (30, Designerin) beschreibt ihre Fantasien als »sehr lebendig und vor allem reichlich«.

Keine Angst vor weiblichen Fantasien (auch wenn Sie darin nicht vorkommen)

Keine Sorge. Man will Sie garantiert nicht durch einen scharfen Fantasiekerl ersetzen. »Dass ich fantasiere«, meint Alli (32, keine Angaben zum Beruf), »bedeutet nicht, dass ich nicht mehr auf meinen Partner stehe.« Denn Fantasien sind kein Ersatz für den Geschlechtsakt an sich, sondern dienen eher dazu, den Sex zu bereichern. So sagt Monica (49, Restaurantbesitzerin): »Fantasien machen uns nicht weniger scharf auf unseren Partner. Und über Fantasien zu reden, ohne dass einem das peinlich sein muss, kann ein wunderbares Vorspiel sein.«

Vielleicht kommen Sie ja sogar darin vor. »Wir Frauen fantasieren nicht unbedingt immer von irgendwelchen Stars oder Fremden«, meint Summer (27, Werbekauffrau). »In den meisten Fällen kommt schon der eigene Partner darin vor, daher sollte ein Mann daraus seinen Nutzen ziehen und die Fantasien in die Realität umsetzen.«

Selbst wenn Sie nicht in den Fantasien Ihrer Partnerin auftauchen, ist das kein Beinbruch. So wie Männer sich gern den *Playboy* ansehen (natürlich nur wegen der tollen Artikel …), bringen viele Frauen sich in Stimmung, indem sie sich ausmalen, mit irgendwelchen Berühmtheiten, Charakteren aus Büchern oder sogar mit gesichtslosen Männern und Frauen Sex zu haben. Auf die Frage nach ihren Fantasien gesteht Troy (29, Anwältin): »In ihnen kommen alle mögliche Männer vor, nur nicht mein Partner.« Carrie (40, Wissenschaftlerin) gibt zu: »Mein Partner kommt in meinen Fantasien nicht unbedingt vor. Das sollten die Männer besser nicht wissen, es sei denn, sie können Richard Gere in seiner Rolle in *Pretty Woman* dazu bringen, für mich Klavier zu spielen. Oder Pierce Brosnan.« Dawn (42, Hausfrau) berichtet Folgendes: »Ich hab dauernd Sex mit Rockstars, Roger Daltrey zum Beispiel, oder mit Schauspielern. Wie Brad Pitt – aber nur in seiner Rolle in *Snatch – Schweine und Diamanten*.«

Lassen Sie uns der Realität ins Auge sehen. Einige Frauen fühlen sich einfach nicht wohl dabei, ihre Fantasien mit dem wirklichen Partner in Zusammenhang zu bringen. »Ich hätte gern Sex mit diversen männlichen und auch weiblichen Partnern«, meint Kelly (32, Wildtierbiologin), »aber nicht, wenn mein Verlobter mit von der Partie ist.« Wenn er Glück hat, lässt Kelly ihren Verlobten aber wenigstens dabei zusehen.

Keine Angst

Dies ist eine weitere Lektion aus dem Fach »Jede Frau ist anders«, die wir Ihnen an dieser Stelle vermitteln möchten. Eines darf man wirklich nie vergessen (und aus dem Grund reiten wir auch immer wieder darauf herum): Selbst wenn Sie schon einmal zehn Jahre mit einer Frau zusammen waren und deren sexuelle Präferenzen irgendwann aus dem Effeff beherrschten, kann die nächste Frau, mit der Sie schlafen, vielleicht vollkommen gegensätzliche Gelüste und Abneigungen hegen. Stellen Sie sich vor, Sie wären Captain Kirk, der neue Welten erforscht, und suchen nach dem G-Punkt und verschiedenen sexuellen Vorlieben … und Sie dringen in Gegenden vor, die nie ein Mensch zuvor … Aber lassen wir die Teilnehmerinnen an unserer Befragung selbst zu Wort kommen:

»Jeder Mensch und jeder Augenblick ist anders. Scheut nicht davor zurück, Neues auszuprobieren. Wenn was nicht funktioniert, dann ist das auch nicht weiter schlimm. Wir sind doch alle nur Menschen, und Frauen schätzen es sehr, wenn ein Mann sich zumindest bemüht.« – *Ilea (24, Versicherungsangestellte)*

»Begeisterung ist echt wichtig! Selbstvertrauen und Experimentierfreude sind ebenfalls gut. Ich glaube, dass Sex eine spirituelle Erfahrung sein kann, doch nur wenige Männer scheinen das so zu sehen oder entdecken zu wollen.« – *Beth (43, Designerin)*

Fantasie ist nicht gleich Realität

Nur weil Frauen sich Fantasien hingeben, bedeutet das nicht, dass sie auch daran interessiert sind, sie auszuleben. »Es macht mehr Spaß nur darüber zu reden«, meint Ursula (39, Astrologin). Lula (30, Bibliothekarin) sieht das ganz ähnlich: »Ich möchte meine Fantasien gar nicht alle in die Realität umsetzen«, sagt sie. Julie (43, Künstlerin/Schriftstellerin) berichtet dazu Folgendes: »Meine Fantasien haben nichts mit der Realität zu tun – es macht zwar Spaß, in Gedanken diverse Dinge durchzuspielen, aber sie entsprechen nicht einem echten Verlangen, das ich in der Realität verwirklicht sehen würde.«

Warum ist das so? Die Frauen führen ganz unterschiedliche Gründe an, weshalb es ihnen lieber ist, wenn ihre Fantasien im Reich der Vorstellungskraft bleiben. Manchmal liegt es daran, dass sie sich beim Preisgeben solcher geheimen Wünsche nicht wohlfühlen würden. »Die sind nicht immer ganz jugendfrei«, meint Sophie (45, Designerin) über ihre eigenen Fantasien. »Daher sollten sie nicht unbedingt an die Öffentlichkeit gelangen.« Jackie (50, Künstlerin) gesteht: »Die meisten von meinen intimen sexuellen Fantasien würde ich niemals wirklich umsetzen wollen.« Michelle (35, Projektmanagerin) stellt ganz eindeutig fest: »Es handelt sich um reine Fantasien, und ich möchte nicht, dass sie jemals Wirklichkeit werden.«

Wie wir schon sagten, benutzen einige Frauen ihre Fantasien dazu, um sich sexuell in Stimmung zu bringen. Roxanne (45, Autorin) drückt es folgendermaßen aus: »Nur weil ich mir eine bestimmte Sache vorstelle, will ich sie nicht gleich ausprobieren. Für mich ist das lediglich eine Methode, mich durch meine Fantasie in Fahrt zu bringen.« Dawn (42, Hausfrau) sieht das genauso. »Das ist eine rein mentale Sache«, meint sie. »Nichts, was ich tatsächlich würde machen wollen.«

Andere wiederum halten ihre Fantasien und das tatsächliche Sexualleben lieber voneinander getrennt, weil sie sich ihre Fantasien nicht ruinieren lassen wollen, wenn die Umsetzung in der Realität dann doch nicht ganz so glatt läuft wie in der Vorstellung. Wie Nara (41, Masseurin) es ausdrückt (und vermutlich spricht sie aus Erfahrung): »Die Realität ist selten so gut wie die Vorstellung von etwas.«

Sie ist zu schüchtern, um ihre Fantasien zu teilen

Wir haben die Frauen gefragt, ob sie ein Problem damit haben, ihre Fantasien mit ihren Partnern zu teilen. Die Antwort? Der Mehrheit der Frauen ist das schon ein bisschen peinlich, aber sie nehmen es in Kauf, um ihren Partner (oder die Partnerin) wissen zu lassen, wonach ihnen der Sinn steht. Ein paar von ihnen geben auch an, dass sie durchaus bereit wären, die eigenen Fantasien zu teilen, sollte der Partner ein Interesse daran kundtun. Um Sara (27, Wirtschaftsprüferin) zu zitieren: »Wenn einer fragt, bin ich schon bereit, meine Fantasien zu teilen.« Andrea (40, Verwaltungschefin) hätte gern, dass die Männer »viele Fragen stellen – er soll sensibel und respektvoll damit umgehen, aber es wäre schön, wenn man mich ermutigen würde, von meinen Fantasien zu erzählen«. Die Mehrheit der Frauen ist der Ansicht, dass es durchaus im Interesse der Männer wäre, wenn sie von ihren geheimsten Wünschen und Sehnsüchten wüssten. »Ich bin im Grunde offen für alles«, meint Nana (37, Marketingmanagerin). »Ich probiere alles aus, wenn man mich nur fragt.«

Ein kleinerer Prozentsatz – nämlich 27 Prozent – hat kein Problem damit, über die eigenen Fantasien zu sprechen. Tatsächlich erklärt zum Beispiel Cari (26, Verwaltungsassistentin): »Allein über sie zu reden macht mich total scharf!« Christina (32, Marketingexpertin) ist es wichtig, dass die Männer Folgendes wissen: »Frauen haben Fantasien, und wir hätten gern, dass man sie erforscht. Dazu muss man miteinander reden.« Arianna (33, Hausfrau) teilt ihre Fantasien, weil sie sie gern in die Realität umsetzen würde: »Wenn wir euch von unseren Fantasien erzählen, solltet ihr uns unterstützen und sie so in die Tat umsetzen, wie wir sie euch beschrieben haben.«

Wenn Sie von Ihrer Partnerin allerdings erwarten, dass sie sich Ihnen öffnet, sollten Sie auch gewappnet sein und die Offenheit notfalls erwidern. Sicher gibt es Frauen (wie auch Männer), die ihr Leben gern in einem Dauermonolog bestreiten, doch die meisten Menschen fühlen sich nicht wohl dabei, wenn sie ihre intimsten Gedanken teilen, während der Partner die eigenen unter Verschluss hält. Wie Karren (45, Anwältin) es so schön sagt: »Ich teile gern, aber ich erwarte auch, dass dies auf Gegenseitigkeit beruht.«

Zehn Prozent der Frauen, die wir befragten, sind allerdings kein bisschen daran interessiert, ihre Fantasien preiszugeben. »Ich will nicht, dass irgendjemand sie kennt«, meint Breanna (51, Verlagsleiterin). »Sonst sind es ja nicht mehr meine Fantasien.« Emily (30, Anwältin) zieht es ebenfalls vor, sie geheim zu halten. »Ist mir ganz recht, wenn ein Mann denkt, ich hab nur unschuldige Mädchensachen im Kopf«, meint sie. Troy (29, Anwältin) hat zum Thema Fantasien Folgendes zu sagen: »Sie sind einfach nur seicht und privat und uninteressant für jeden anderen außer mir.«

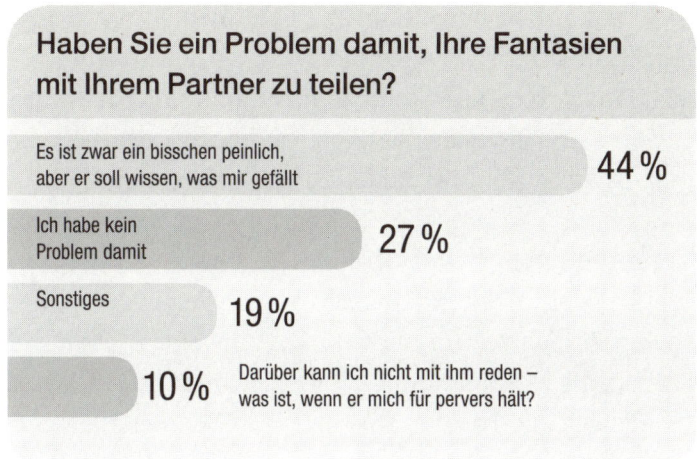

Haben Sie ein Problem damit, Ihre Fantasien mit Ihrem Partner zu teilen?

Es ist zwar ein bisschen peinlich, aber er soll wissen, was mir gefällt — **44 %**

Ich habe kein Problem damit — **27 %**

Sonstiges — **19 %**

10 % — Darüber kann ich nicht mit ihm reden – was ist, wenn er mich für pervers hält?

Manche Frauen teilen ihre Fantasien nicht, weil sie Angst davor haben, was ihr Partner hinterher über sie denken könnte. Bryn (41, Sekretärin) meint beispielsweise: »Nicht jede sexuelle Fantasie kann man einfach so ohne Weiteres teilen. Meine Fantasien sind nicht einfach nur nette kleine Wunschvorstellungen, in denen mein Partner vorkommt, oder zum Beispiel harmlose Rollenspiele. In den meisten meiner Fantasien geht es ziemlich grob und gewalttätig zu, und ich würde sie auch nicht unbedingt mit meinem Freund ausleben wollen.«

Was also soll ein Mann in diesem Zusammenhang tun? Vielleicht teilen Sie einfach einmal eine Ihrer zahmeren Fantasien mit Ihrer Partnerin, um zu sehen, ob bei ihr dadurch etwas in Gang gesetzt wird. Falls sie sich allerdings nicht willens zeigt, sich für Ihre Offenheit zu revanchieren, dann drängen Sie sie nicht. Falls sie jedoch eine vielleicht schockierende Fantasie mit Ihnen teilt, dann zeigen Sie keine negative Reaktion. Vergessen Sie nicht, dass man es aus gutem Grund als Fantasie bezeichnet.

Teilen je nach Situation

Wie bei den meisten Dingen, die mit Verführung, Vorspiel oder Sex zu tun haben, hängt die Bereitschaft der Frauen, die eigenen intimen Wünsche mitzuteilen, »ganz vom jeweiligen Partner ab«. Michelle (36, Managementberaterin) beispielsweise erklärt: »Mein aktueller Partner und ich, wir tauschen uns über unsere Fantasien aus. Das macht Spaß. In meiner letzten längeren Beziehung konnte ich das nicht. Ich hatte einfach nicht den Eindruck, dass ihm das gefallen würde.« Für Seraphin (40, Technologiestrategin) hängt es ganz davon ab, ob sie glaubt, dass eine Beziehung etwas Längerfristiges werden könnte oder nicht – und überraschenderweise ist sie umso weniger bereit, sich zu öffnen, je ernster sie es mit einem Mann meint. »Wenn ich wirklich glaube, dass wir eine gemeinsame Zukunft haben könnten«, sagt sie, »dann will ich nicht mit ihm über meine geheimen Wünsche sprechen.«

Außerdem gibt es Frauen, die wollen einfach nicht teilen, und Punkt. »Es macht mir im Grunde nichts aus«, meint Troy (29, Anwältin), »aber ich teile sie nur selten. Es handelt sich um Fantasien, und ich will nicht, dass daraus mehr wird, als es nun mal für mich ist: eine reine Masturbationsvorlage.« Damit steht sie nicht allein da. »Die meisten Fantasien gehören mir allein«, stellt Abbey (30, Designerin) fest. »Ich benutze sie nur zum Masturbieren.« Michelle (35, Projektmanagerin) ist sogar der Ansicht, dass »Fantasien nur der Person was bringen, die sie hat. Es macht keinen Sinn, sie mit anderen zu teilen.«

Manchmal ist die Realität gut genug ...

Nicht alle Frauen wollen oder brauchen Fantasien, wenn ihr Partner das für sie übernimmt und seinen Einfallsreichtum spielen lässt. Marla (44, Sängerin) hat über ihren Mann Folgendes zu sagen: »Er macht das so toll, dass ich gar keine eigenen Fantasien mehr brauche.« Sylvia (48, Marketingbeauftragte) meint, »wenn eine Beziehung gut läuft, im und auch außerhalb vom Schlafzimmer, dann denke ich nicht über Fantasien nach«.

Nehmen Sie das bitte nicht zum Anlass zu glauben, dass Sie Ihrer Partnerin nicht genügen, wenn sie solchen Fantasien nachgeht. Im Gegenteil. Eine lebhafte sexuelle Fantasie kann genauso gut bedeuten, dass Sie ihr Interesse am Sex konstant wach halten. Und noch einmal: Es kommt ganz auf die Frau an!

Wovon träumt sie?

Nachdem Sie nun wissen, dass Ihre Partnerin geheimen Fantasien nachhängt, wollen Sie sicherlich auch erfahren, wie diese aussehen, nicht wahr? Der einzige Weg, das herauszufinden, ist es, die eigene Partnerin direkt danach zu fragen. So viel können wir nach Auswertung der Umfrageergebnisse zum Thema erotische Tagträume sagen. Doch es gibt auch einige allgemeine Motive, die die weibliche Psyche bewegen. Zum Beispiel spielen Handgreiflichkeiten in den Fantasien vieler Frauen eine Rolle – dass man sie am Handgelenk festhält und aufs Bett drückt, dass der Partner sie am Haar zieht, während er sie küsst, oder dass sie bis zu einem gewissen Grad die Kontrolle dem anderen überlassen dürfen. Einige der Fantasien, die die Teilnehmerinnen an unserer Umfrage preisgaben, sind allerdings wirklich einzigartig. Zuvor haben wir gesagt, alles ist möglich, alles ist erlaubt. Nun, das war nicht einfach so dahingesagt.

Vielfältige Fantasien

Sie denken, Sie haben inzwischen eine gute Vorstellung davon bekommen, wie die Fantasien Ihrer Partnerin aussehen könnten? Dann warten Sie ab. Denn wie wir in unserer Umfrage herausgefunden haben, hegen Frauen wirklich die unterschiedlichsten Fantasien. Sehen Sie hier ein paar Beispiele:

»Spontanes Verhalten, zum Beispiel mich über den Küchentresen zu werfen und mich überall zu küssen. Oder wenn man mich fesselt und mit einer Feder überall streichelt.« – *Arianna (33, Hausfrau)*

»Ich liebe es, draußen in der Natur zu sein, und wenn da noch andere Leute in der Nähe sind, die uns hören könnten … na ja, das macht mich gleich noch viel mehr an.« – *Embe (52, Bodyworkerin)*

»Ich bin gern die unterwürfige Hure, die gegen ihren Willen total scharf ist auf ihren Freier.« – *Marisol (66, Schriftstellerin)*

»Mich machen Fantasien total an, in denen die Statuen von Michelangelo lebendig werden.« – *Taylor (65, Comedy-Autorin)*

»Ich träume davon, dass ich in sexy Klamotten strippe.« – *January (47, Rechtsanwaltsgehilfin)*

Hier die Gewinnerin in der Kategorie »Ich kann mich nicht für eine Fantasie entscheiden«:

»Ich würde sagen, ich hab gern ein bisschen was von allem, mit Ausnahme von Dingen, die Schmerzen bereiten. So einfache Fantasien wie Sex mit einer

Person, an der ich interessiert bin, können manchmal schon reichen, und manchmal darf es auch etwas wilder sein, zum Beispiel (aber nicht ausschließlich) Sex in der Öffentlichkeit, schneller Sex, Sex zu dritt oder mit noch mehr Leuten, lesbischer/schwuler Sex, dominant/unterwürfig, als Prostituierte/Pornodarstellerin, Sodomie, ein großer Altersunterschied usw.« – *Mae (31, Doktorandin)*

Die Gewinnerin in der Kategorie »Einzigartigste Fantasie«:

»Ich nenn das den Weltuntergangs-Fick. Die Sorte Sex, wo man am nächsten Morgen nicht neben dem Typen aufwachen wollen würde, mit dem man es getrieben hat. Entweder weil die Sache an sich so abartig war oder weil der Kerl so widerlich war. Die Art von Sex also, die man nur dann in Kauf nehmen würde, wenn die Welt droht unterzugehen.« – *Bryn (41, Sekretärin)*

Das alles beweist nur, dass wirklich für jeden Geschmack etwas dabei ist.

Ihre Fantasien sind eher zahm

Nicht jede Frau denkt gleich an wilde, ausgefeilte Rollenspiele, wenn sie sich ihren Fantasien hingibt. Ilea (24, Versicherungsangestellte) beispielsweise gibt zu, dass ihre

Fantasien »nicht besonders abgefahren sein müssen, es reicht, wenn sie spannend und interessant sind.« Adrienne (33, Doktorandin) erklärt uns, dass ihre Fantasien ganz bestimmt »nicht übertrieben sind. Es geht darin nur um uns zwei, nackt, wie wir miteinander Spaß haben«.

Einige Frauen macht Romantik total an, das genaue Gegenteil von Peitschen und Ketten also. »Meine Fantasien sind relativ harmlos«, meint Rose (30, Lehrerin). »Ich will mich meistens nur mit meinem Partner in einer total romantischen Umgebung sehen und mit ihm gemeinsam den Augenblick genießen.«

Sorgen Sie also dafür, dass der Sex romantisch wird, und denken Sie dabei an Ihre Partnerin und nicht an den Job oder das Endspiel, ganz gleich, wie verlockend die Werbung dafür auch ist!

Manchmal geht es nur um »sie«

Wir sind uns darüber im Klaren, dass das Folgende kaum einen Mann interessieren dürfte (ja, stimmt, das ist gelogen), aber manchmal macht Frauen auch der Gedanke an Sex mit anderen Frauen an, ganz gleich, ob sie das im wirklichen Leben ebenfalls reizvoll finden würden oder nicht. Auf die Frage nach ihrer erotischen Wunschliste gibt Kate (34, Ärztin) zu, dass in ihrer Vorstellung »oft andere Frauen vorkommen«. Faith (25, Verkäuferin) sagt, dass »man nicht gleich eine Lesbe sein muss, bloß weil man gern von Mädchen träumt«, und auch sie macht diese Vorstellung scharf. Wendy (70, Autorin) redet nicht lange um den heißen Brei herum und sagt ganz unverblümt: »Lesbischer Sex macht mich total an.«

Sie träumt von einem Dreier

Es ist ein weitverbreitetes Klischee, dass Männer total auf die Vorstellung von einem Dreier abfahren (normalerweise sind sie daran selbst beteiligt sowie zwei ultrascharfe Lesben, die zufälligerweise auch ganz heiß sind auf den Mann), und deshalb mag es überraschen, dass auch Frauen Fantasien nachhängen, in denen mehr als eine weitere Person vorkommt. Nicht alle, wohlgemerkt. Einige Frauen nämlich finden nichts schlimmer als die Vorstellung, ihren Partner mit einer anderen Frau oder einem anderen Mann teilen zu müssen. Doch andere wiederum, wie Dawn (29, PR-Angestellte) beispielsweise, finden den Gedanken an einen flotten Dreier ebenso sexy wie manche Männer. »Wir stellen uns wie die Männer auch vor, an einem Dreier beteiligt zu sein und einen wilden One-Night-Stand zu haben«, sagt sie. Liz (36, Ärztin) gesteht: »Ich hätte gern mal einen Dreier … Sex mit zwei Männern und auch Sex mit einem Mann und einer Frau.«

Roxanne (45, Autorin) gibt zu: »Ich denke hin und wieder an einen Dreier (zwei Männer, eine Frau) oder dass mehrere Männer mich ›teilen‹.« Karren (45, Anwältin) führt den Gedanken an einen Dreier noch weiter und sagt, es würde sie antörnen, wenn ihr »die Augen verbunden werden und mehrere Menschen mich berühren.«

Aber nicht vergessen: Auch wenn Ihrer Partnerin der Gedanke an Sex mit mehreren Leuten gefällt, muss ihr das nicht zwangsläufig auch in der Realität gefallen. Matilda (32, Apothekerin) stellt klar: »In meinem Fall sind es wirklich nur Fantasien. Zum Beispiel denke ich gern an einen Dreier mit einer anderen Frau, und trotzdem heißt das nicht, dass ich das tatsächlich gern tun würde.«

Sie träumt davon, beobachtet zu werden

Es gibt einen guten Grund, weshalb Realityshows heutzutage so überaus beliebt sind. Die Menschen sind voyeuristisch veranlagt, und manchmal erstreckt sich diese Neugier bis ins Schlafzimmer. Wie bei Caroline (29, Lehrerin) zum Beispiel, die »die Vorstellung, dass seine Freunde oder seine Bandkollegen uns beim Sex zusehen und möglicherweise sogar darauf warten, bis sie an der Reihe sind« total anmacht. Oder nehmen wir Michelle (36, Managementberaterin), der es gefällt, »wenn mir in meiner Fantasie andere Leute beim Sex zusehen«. Pat (56, Projektmanagerin) denkt gern daran, dass ihr »Partner zusieht, während ich es mit einem anderen Mann treibe«. Vanessa (35, Verwaltungsangestellte) findet die Vorstellung, »beim Masturbieren erwischt zu werden«, sehr prickelnd.

Wie viele Frauen aber haben Schritte unternommen,

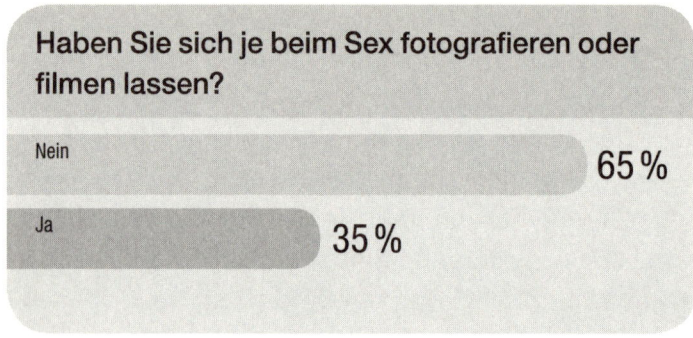

Haben Sie sich je beim Sex fotografieren oder filmen lassen?

Nein — 65 %

Ja — 35 %

um diese Fantasie Realität werden zu lassen, indem sie sich von ihrem Partner beim Sex fotografieren oder filmen ließen? Nur rund 35 Prozent haben es dem Ergebnis unserer Umfrage nach schon einmal getan. Der Rest, und diesen Frauen sind die Gefahren, die YouTube und Co. bergen, offenbar bekannt, hat es lieber, wenn die Kamera ausgeschaltet bleibt.

Lasst die Spiele beginnen

Ebenso wie jemand, der im alltäglichen Leben sehr schüchtern ist, sich auf der Bühne als wahre Stimmungskanone entpuppen kann, ist es für viele Menschen einfacher, sich in Fantasieszenarien zu verlieren, in denen sie nicht sie selbst sind. Einige Frauen können in einem Kostüm plötzlich Aspekte ihrer Persönlichkeit ausleben, die sie normalerweise verborgen halten. Verkleidungen können eine wichtige Rolle spielen bei dieser Art der Transformation. »Man stelle sich eine Halloween-Party vor«, meint Judy (36, Lehrerin). »Wenn man sich verkleiden darf, bin ich dabei.« Julie (43, Künstlerin/Schriftstellerin) steht auf »historische Szenarien«, und Alex (35, Professorin) bevorzugt eher »zeitgenössische Verkleidungen und Situationen«.

Wir stellten unseren Umfrageteilnehmerinnen darüber hinaus die Frage, was sie von Rollenspielen mit ihrem Partner halten.

Ein Großteil der befragten Frauen – nahezu 45 Prozent – ist Rollenspielen grundsätzlich nicht abgeneigt, vorausgesetzt, sie und auch der Partner sind in der richtigen Stimmung. 35 Prozent haben es noch nie versucht. Neun Prozent haben es ausprobiert, aber kein Interesse daran, das Erlebnis zu wiederholen. Für Lula (30, Bibliothekarin) ist die Sache ganz einfach: »Ich spiele nicht gerne eine Rolle. Dabei komm ich mir blöd vor, nicht sexy.«

Denjenigen Frauen, die es entweder gern (noch) einmal versuchen würden oder die sich unter den richtigen Rahmenbedingungen darauf einlassen würden, hilft es, wenn sie sich sicher und von ihrem Partner ernst genommen fühlen – sich lustig zu machen ist hier kontraproduktiv. Heather (28, Reisefotografin) meint dazu: »Ich muss das Gefühl haben, dass man mich ermutigt, und ich muss mich wohlfühlen, dann steht einem außergewöhnlichen Erlebnis nichts mehr im Weg.«

Kostüme sind für Rollenspiele übrigens nicht immer zwingend notwendig. Manchmal reicht es auch schon, einfach nur so zu tun, als wäre man jemand anderer. Im Folgenden ein paar Szenarien, die von den befragten Frauen bereits inszeniert wurden:

»Die Bürosache (Chef/Sekretärin), die Sprechstunde beim Doktor (Arzt/Patientin). Ich glaube, ich neige eher dazu, mich in die unterwürfige Rolle zu begeben.« – *Sunny (36, Projektmanagerin)*

»Mann in Uniform und Hausfrau, Geschäftsmann und Sekretärin.« – *Leilani (31, Pharmavertreterin)*

»Ich würde im Moment total gern die Chef-Sekretärin-Sache ausprobieren.« – *Ellen (37, Teamleiterin)*

»Schulmädchen und Lehrer.« – *Kate (35, Autorin)*

»Rock'n'Roll-Fantasien, Filmszenen.« – *Rachel (45, Unternehmerin)*

»Normalerweise finde ich verbotene Situationen toll, so wie Chef und Sekretärin, Dienstmädchen und Hausherr.« – *Keite (31, Bürochefin)*

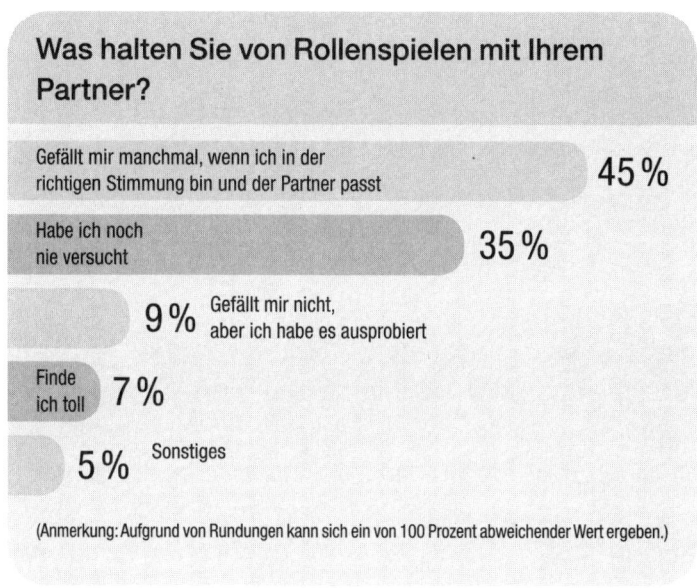

Was halten Sie von Rollenspielen mit Ihrem Partner?

Gefällt mir manchmal, wenn ich in der richtigen Stimmung bin und der Partner passt — **45 %**

Habe ich noch nie versucht — **35 %**

9 % Gefällt mir nicht, aber ich habe es ausprobiert

Finde ich toll **7 %**

5 % Sonstiges

(Anmerkung: Aufgrund von Rundungen kann sich ein von 100 Prozent abweichender Wert ergeben.)

»Ich spiel gern die Hure.« – *Marisol (66, Schriftstellerin)*

»Sex in der Öffentlichkeit mit einem Wildfremden.« – *Frankie (36, Schwimmlehrerin)*

Wenn Sie Ihre Partnerin bitten, im Bett eine andere Rolle einzunehmen, wenn Sie sich aufrichtig an ihren Wünschen und Ideen interessiert zeigen und wenn Sie nicht über Ihre Ansichten lachen, dann können Sie ziemlich sicher davon ausgehen, dass Ihnen ein paar interessante und sehr erotische Spielchen bevorstehen.

Was Frauen nicht gefällt

Welche Fantasien oder Rollenspiele machen Frauen am wenigsten an? Mit anderen Worten, wo liegen ihre persönlichen Grenzen?

Körperfunktionen

Ganz oben auf der Liste steht alles, was mit den Körperfunktionen zu tun hat. »Alles, was mit körperlichen Ausscheidungen zu tun hat, sowie Fantasien von Erniedrigung und Unterwerfung sind eklig«, meint Rachel (45, Unternehmerin). Tatsächlich finden die meisten der Frauen, die wir zu dem Thema befragten, Fantasien abstoßend, bei denen Körperflüssigkeiten involviert sind, insbesondere dann, wenn sie auch noch mit Demütigungen einhergehen. Ginger (38, Projektmanagerin) beispielsweise gibt an, dass »Szenarien, bei denen es um Erniedrigung oder Demütigung geht, Psychospiele sind, auf die ich nicht so stehe.«

Auf der »Mit mir nicht«-Liste vieler Frauen, wie zum Beispiel Grape (32, Model/Schauspielerin), steht »Natursekt und Kaviar – nein danke«. Inara (46, Autorin) will ebenfalls nichts mit »Urin, Fäkalien oder Windeln« zu tun haben, und Julie (43, Künstlerin/Schriftstellerin) ergänzt diese Liste der Abartigkeiten um »alles, was mit Exkrementen, Tieren oder Kindern« zu tun hat.

Bisweilen bezieht sich die Abneigung gegen Körperflüs-

sigkeiten auch auf die spezifisch männlichen Absonde-
rungen. Was auch immer Sie in diesen nicht jugendfrei-
en Filmen gesehen haben mögen: Nicht jede Frau steht
darauf, wenn ein Mann sein Sperma über ihr Gesicht er-
gießt. Marla (30, Künstlerin) zum Beispiel macht keinen
Hehl daraus, dass sie »es nicht mag, wenn er mir ins Gesicht ejakuliert«. (Tut uns echt leid.)

Vergewaltigungsfantasien

Auch wenn Szenarien, in denen sie überwältigt werden,
in den Fantasien vieler Frauen eine Rolle spielen, ziehen
sie doch einen klaren Strich, wenn es darum geht, sie in
die Tat umzusetzen, und auf einige der Frauen wirken
derlei Gedanken wirklich alles andere als erotisch. »Vergewaltigungsfantasien sind ein richtiger Abtörner!«, zumindest für Karren (45, Anwältin), und mit dieser Ansicht
steht sie nicht allein da. Auch Kate (35, Autorin) meint
hierzu: »Ein Typ wollte mal ein Vergewaltigungsszenario
mit mir durchspielen, aber ich habe das strikt abgelehnt.«
Selbst wenn eine Frau grundsätzlich nichts gegen die
Umsetzung von Vergewaltigungsfantasien einzuwenden
hat, sollte »ein Mann sich darüber im Klaren sein, dass
derlei Dinge grundsätzlich immer von der Frau initiiert
werden sollten«, wie Troy (29, Anwältin) warnend anführt.

Unterm Strich ist Folgendes entscheidend: Wenn Sie
eine Fantasie von nicht einvernehmlichem Sex mit Ihrer
Partnerin ausleben wollen, dann achten Sie bitte darauf,

dass die Einscheidung, die Fantasie in die Realität umzusetzen, einvernehmlich getroffen wird.

Analsex

Der Gedanke an Analsex oder an alles, was mit der Kehr-
seite zu tun hat, stößt eine ganze Reihe von Frauen ab.
Maureen (45, Archäologin) meint zum Beispiel: »Analsex
reizt mich überhaupt nicht«, und diese Ansicht teilen viele – wenn auch nicht alle – unserer Umfrageteilnehmerinnen. »Ich würde niemals jemandem den Hintern lecken«, äußert Caroline (29, Lehrerin) mit Bestimmtheit.
Meagen (37, Psychotherapeutin) hegt in Bezug auf dieses Thema eine ganz ähnliche Abneigung. »Ein Typ wollte mal, dass ich ihn am Anus lecke«, erinnert sie sich an
einen ehemaligen Liebhaber. »Tut mir leid, aber da steck
ich meine Zunge bestimmt nicht rein.«

Dreier

Einigen Frauen gefällt die Vorstellung eines Dreiers, doch
für andere sind drei schon einer zu viel, wenn es um Sex
geht. »Ich teile nicht gerne«, erklärt Annette (44, Managerin). Manche Frauen haben dann einfach das Gefühl,
dass sie allein ihrem Partner nicht genügen. Melanie (28,
Doktorandin) beispielsweise meint: »Wiederholte Fantasien von Dreiern führen dazu, dass ich mich unzuläng-
lich fühle.«

Sich ausgeschlossen fühlen

Einige Frauen mögen keine Fantasien, bei denen sie das Gefühl haben, dass sie nicht wirklich beteiligt sind. Emily (30, Anwältin) ist nicht gerade begeistert, wenn ein Mann »mich bittet, so zu tun, als wäre ich jemand, der ich ganz offensichtlich nicht bin. Dann denke ich, dass er gar nicht auf mich steht.« Katherine (38, Managerin) hingegen findet es abstoßend, wenn man gerade mittendrin ist und »dann plötzlich feststellt, dass man sich selbst gar nicht mehr wiedererkennt!«

Im Folgenden noch eine kleine Auswahl an weiteren Lustkillern:

»Wenn mein Partner will, dass ich es mit einer anderen Frau treibe. Tut mir leid, aber das ist so gar nicht meins.« – *Pat (56, Projektmanagerin)*

»Wenn ich so tun soll, als wäre ich lesbisch.« – *Leslie (30, Volkswirtschaftlerin)*

»Wenn es zwei Männer miteinander tun.« – *Mallory (28, Mutter)*

»Alles, was mit Minderjährigen zu tun hat.« – *Georgie (43, Redakteurin)*

»Fantasien von kleinen Mädchen und Daddys.« –
Roxy *(31, Verwaltungsangestellte)*

»Mir hat mal ein Freund gestanden, dass er sich einen von meinen Stringtangas angezogen und masturbiert hat. Das war für mich der Anfang vom Ende.« – Roxanne *(45, Autorin)*

»Oralsex in Kostümierung.« – Taylor *(35, Lehrerin)*

Hier die Gewinnerin in der Kategorie »Längste Liste von sexuellen No-gos«:

»Wenn er will, dass ich mir einen Dildo anschnalle und ihn von hinten nehme, wenn ich Sadomaso-Zeug anlegen soll, was garantiert auch schon andere Frauen anhatten oder benutzt haben. Und außerdem die folgenden Dinge, auch wenn ich darum noch nicht gebeten wurde: alles, was mit Exkrementen, Blut, Gewalt, extremen Sadomaso-Spielen, Demütigung, Frischhaltefolie als Hilfsmittel oder Elektrizität zu tun hat.« – Seraphin *(40, Technologiestrategin)*

Zeit für Spielzeug

Erwachsenenspielzeug wie Vibratoren und Dildos kann im Sexleben eines Paares eine wichtige Rolle spielen, ob sie sich nun ihren Fantasien hingeben oder den ganz alltäglichen Blümchensex ein bisschen spannender gestalten wollen. Auch wenn sich derlei Hilfsmittel mittlerweile überall etabliert haben, nicht zuletzt dank Serien wie *Sex and the City,* fragen wir uns dennoch, ob es manchen Frauen peinlich ist, sich von ihrem Partner beim Aussuchen helfen zu lassen. Daher fragten wir die Frauen direkt danach. Das Ergebnis? 74 Prozent geben an, dass sie »es toll fänden«, wenn ihr Partner mit ihnen gemeinsam das Spielzeug auswählen würde. »Wir gehen immer zusammen«, meint Dawn (42, Hausfrau), und Judy (59, Wissenschaftlerin) erklärt, dass sie und ihr Partner jedes Mal auch in einen Sexshop reinschauen, wenn sie in einer neuen Stadt sind. »Das ist das Tolle am Reisen!«, erzählt sie begeistert. Andere wiederum nutzen den Einkaufsbummel dazu, sich gegenseitig besser kennenzulernen. »Es ist witzig zu sehen, worauf wir beide uns stürzen«, meint Annette (44, Managerin).

Es gibt auch ein paar Frauen, die dem Ganzen mit gemischten Gefühlen gegenüberstehen. »Mir wäre das ein bisschen peinlich, aber irgendwie finde ich es auch scharf«, gesteht Sunny (36, Projektmanagerin). Rachel (45, Unternehmerin) ist der Ansicht, dass sie mit einer ande-

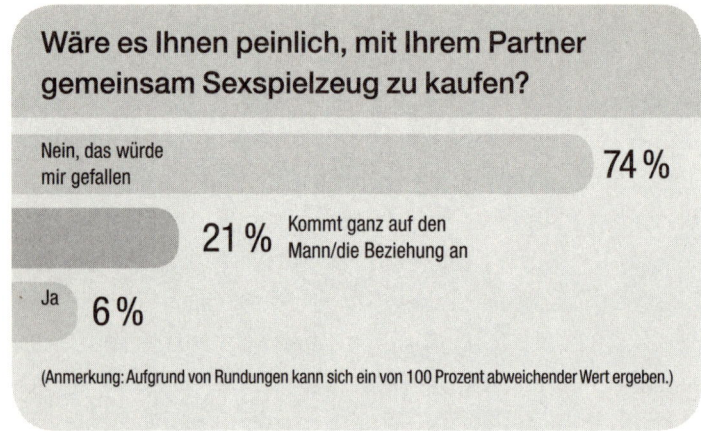

Wäre es Ihnen peinlich, mit Ihrem Partner gemeinsam Sexspielzeug zu kaufen?

Nein, das würde mir gefallen — **74 %**

21 % Kommt ganz auf den Mann/die Beziehung an

Ja **6 %**

(Anmerkung: Aufgrund von Rundungen kann sich ein von 100 Prozent abweichender Wert ergeben.)

ren Frau dabei »mehr Spaß haben würde, aber mit einem Mann würde ich es auch tun«. Wieder andere sagten, dass es ganz von dem jeweiligen Mann abhinge.

Nur etwa sechs Prozent würden mit ihrem Partner niemals einen Fuß in einen Sexshop setzen. »Mir wäre es lieber, wenn er einfach Spielzeug mitbringen würde«, sagt Sarah (47, Anwältin).

Die Pornofrage

Wir wissen, dass die meisten Männer auf Pornografie stehen. Wie die für *Was Männer im Bett wirklich wollen* befragten Männer bestätigten, ist Pornografie ein essenzieller Bestandteil der männlichen Psyche. Doch der Großteil der Männer betonte in diesem Zusammenhang auch, dass eine Frau sich davon nicht bedroht fühlen sollte. Aber ist das denn überhaupt so? Die Antwort lautet: Ja und Nein.

Etwa 27 Prozent unserer Umfrageteilnehmerinnen lässt es völlig kalt, wenn ein Mann auf Pornos steht. »Finde ich schön, wenn er Spaß daran hat«, meint Carrie (40, Wissenschaftlerin). »So ist er in sexueller Hinsicht unabhängig, und ich steh nicht unter Druck, wenn er es will.« Tatsächlich macht es dem Großteil der Frauen – nämlich 34 Prozent – nichts aus, wenn ihr Partner Pornozeitschriften liest oder sich Filme ansieht, allerdings unter einer Bedingung: Sie wollen, dass er es mit ihnen teilt! Matilda (32, Apothekerin) beispielsweise hat ebenso viel Spaß daran wie ihr Mann. »Ich gucke mir auch hin und wieder gern Pornos an, Zeitschriften und Filme«, gesteht sie. »Das kann ein guter Einstieg sein für mehr.« Auch Seraphin (40, Technologiestrategin) erkennt durchaus einen Vorteil darin: »Sex, während man sich einen Porno ansieht, kann echt ganz schön scharf sein.« Für Annie (62, Schriftstellerin) allerdings kommt es darauf an, »um was für eine Sorte Pornografie es sich handelt. Sadomasochistische Sachen gehen gar nicht. Aber manche Pornos können einen schon echt antörnen, und es würde mir nichts ausmachen, mir so was mit ihm gemeinsam anzusehen oder es ihn allein anschauen zu lassen, wenn es denn sein muss.« Doch Annie äußert auch eine ganz gängige

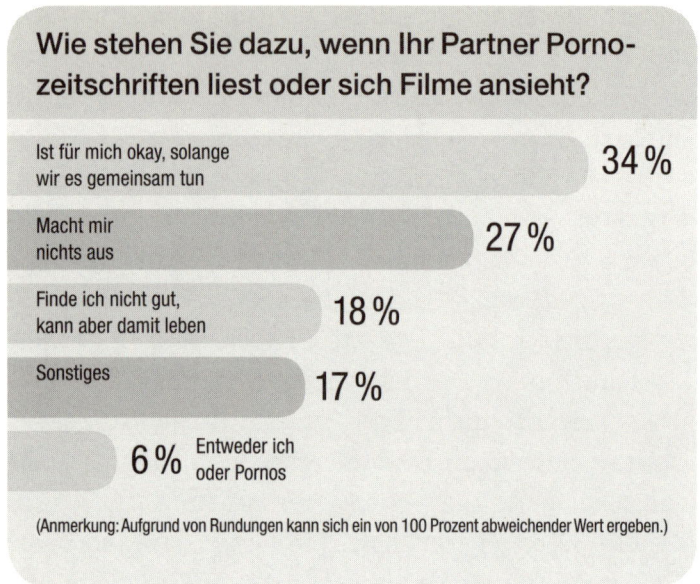

Wie stehen Sie dazu, wenn Ihr Partner Porno-zeitschriften liest oder sich Filme ansieht?

Ist für mich okay, solange wir es gemeinsam tun **34%**

Macht mir nichts aus **27%**

Finde ich nicht gut, kann aber damit leben **18%**

Sonstiges **17%**

6% Entweder ich oder Pornos

(Anmerkung: Aufgrund von Rundungen kann sich ein von 100 Prozent abweichender Wert ergeben.)

Sorge in Bezug auf Pornos: »Ich glaube, ich würde mich nicht wohlfühlen, wegen der Frauen, die da mitspielen, weil viele von denen jünger sind und eine bessere Figur haben als ich.«

Gemeinsam Pornos gucken – bitte in Maßen

Wenn ein Mann tatsächlich eine Schwäche für Pornos hat, dann ist es den Frauen lieber, wenn er dies nicht vor ihnen verheimlicht. Heimlichtuerei ist nicht gut, wie Frankie (36, Schwimmlehrerin) aus Erfahrung weiß: »Wir sehen sie uns gemeinsam an … Ich fände es nicht gut, wenn er es ständig heimlich tun würde.« Michelle (36, Managementberaterin) stimmt ihr darin zu, dass heimliches Pornogucken zum Problem werden kann: »Es kommt ganz auf den Kerl an«, sagt sie. »Bei meinem aktuellen Partner würde es mir nichts ausmachen. Aber bei anderen könnte es zum Problem werden, weil sie das womöglich dazu missbrauchen, um etwas anderes zu verdrängen, oder weil sie es überhaupt verheimlichen. Dabei besteht gar kein Grund dazu, ein Geheimnis daraus zu machen.« Doch wie fast alles, ist auch Pornografie nur so lange okay, wie ein Mann es nicht damit übertreibt. »Es macht mir nichts aus, solange es nicht zu viel wird«, meint January (47, Rechtsanwaltsgehilfin) und äußert damit eine ganz typische Sorge. Doch woher soll ein Mann wissen, wann es zu viel wird? Erstens natürlich, wenn es den echten Sex zu ersetzen droht. »Es macht mir überhaupt nichts aus, solange ich noch diejenige bin, die von seiner Lust profitiert«, meint Annette (44, Managerin). »Aber wenn es zu einem Ersatz für mich wird, dann muss damit Schluss sein.« Was Ginger (38, Projektmanagerin) betrifft, sollte Pornografie »kein Thema sein, solange unser Sexleben unser beider Bedürfnissen gerecht wird«.

Für etwa 18 Prozent der Frauen, die wir befragten, kommt es ganz darauf an – sie nehmen es in Kauf, wenn es sein muss, aber besonders toll finden sie eine Pornoleidenschaft nicht. Troy (29, Anwältin) beispielsweise ist es egal, wenn ein Mann, mit dem sie nur eine kurze

Affäre hat, sich Pornos ansieht. Aber wenn es jemand ist, in den sie verliebt ist oder mit dem sie eine ernsthafte Beziehung führt, dann »würde mir das gar nicht gefallen, selbst wenn die Beziehung eher locker ist. Ich habe aus politischen Gründen eine Abneigung gegen Pornografie, nicht weil ich es grundsätzlich falsch finde, Leuten beim Ficken zuzusehen.« Bryn (41, Sekretärin) sagt dazu Folgendes: »Bei mir ändert sich das immer wieder. Mein Mann hat seine Doktorarbeit zum Thema Pornografie geschrieben, deshalb finde ich es in Ordnung, wenn er sich ab und zu solche Filme ansieht, aber trotzdem glaube ich nicht, dass es unserer Ehe wirklich guttut.«

Viele Frauen ziehen eine Grenze, wenn es bereits in Richtung Abhängigkeit geht. Shai (33, Verkäuferin) meint dazu: »Mir macht es nichts aus, solange 1. er es nicht immer braucht, wenn wir Sex haben, und 2. er nicht süchtig danach ist. Mit anderen Worten, wenn er sich gelegentlich einen Porno ansieht, ist das okay, aber jeden Tag ist einfach zu viel.« Kelly (32, Wildtierbiologin) findet, dass Pornos »durchaus aufregend sein können, aber wenn es für ihn zu einer regelmäßigen Gewohnheit wird, dann komm ich damit nicht klar«.

Erotik, ja bitte! Porno, nein danke!

Wenn Frauen so gemischte Gefühle haben, wenn es um ihren Partner und Pornos geht, sehen sie sich dann überhaupt selbst welche an? Für mehr als die Hälfte unserer Umfrageteilnehmerinnen »kommt es ganz darauf an«. Frauen unterscheiden nämlich grundsätzlich zwischen Pornografie und »Erotik«. Eines Tages werden wir die Frauen vielleicht danach fragen, worin genau der Unterschied liegt, aber basierend auf den Kommentaren, die wir bislang erhielten, lässt sich feststellen, dass Erotik sich anscheinend durch ihre »literarischen« Qualitäten auszeichnet. Pornos hingegen beschreiben die Frauen mit Worten wie »witzig«, »kitschig« oder »langweilig«.

»Es gibt ganz fantastische erotische Geschichten da draußen, aber den Großteil der pornografischen Texte finde ich eher bäh. Und bei den Filmen muss ich meistens bloß lachen«, gesteht Inara (46, Autorin). Sylvia (48, Marketingbeauftragte) sagt: »Ich hab schon Bücher gelesen, die mich total scharfgemacht haben, aber ich hab noch nie ganz gezielt was Erotisches gelesen, um mich in Stimmung zu bringen. Pornofilme hingegen lassen mich total kalt.«

Andere Frauen sind weitaus aufgeschlossener, machen es jedoch von Partner und Situation abhängig. Carrie (40, Wissenschaftlerin) zum Beispiel meint, es »hängt von der Qualität und von meiner Stimmung ab. Manchmal macht es mir Spaß.« Shannon (40, Reisebuchautorin) »hätte grundsätzlich nichts dagegen einzuwenden, es mit dem richtigen Kerl mal zu versuchen«.

Für einige der Befragten stellt Pornografie ein verbotenes Vergnügen dar. »Mir gefällt es, aber ich fühl mich

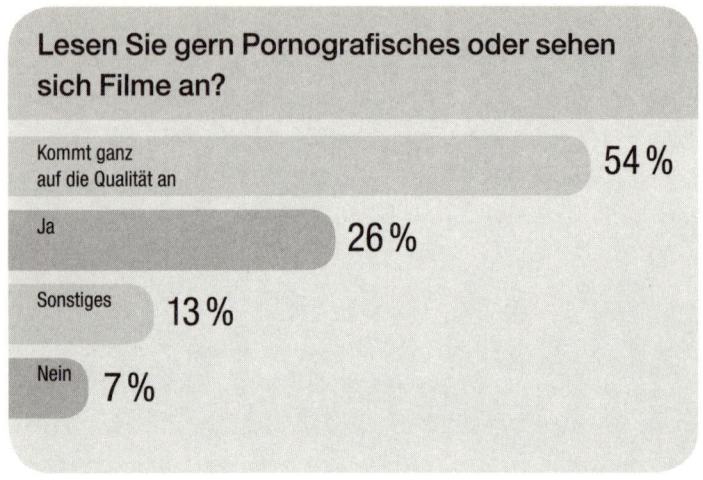

Lesen Sie gern Pornografisches oder sehen sich Filme an?

Kommt ganz auf die Qualität an **54 %**

Ja **26 %**

Sonstiges **13 %**

Nein **7 %**

manchmal schuldig, weil die Pornoindustrie ihre eigenen Leute ausbeutet«, gesteht Sam (35, Anwältin), während Emily (30, Anwältin) meint: »Manchmal bin ich neugierig, dann sehe ich mir im Internet Videos an, aber hinterher finde ich es eklig.« Annette (44, Managerin) hat einen ganz bestimmten Geschmack: »Ich mag nur echte lesbische Pornos, nicht Pornos mit zwei Heterogirls oder mit einem Mann und einer Frau. Und man merkt da einen gewaltigen Unterschied. Echte Lesben küssen sich viel mehr.«

Nur einem kleinen Prozentsatz der Befragten geben Pornos rein gar nichts. Marla (44, Sängerin) tut das mit einem schlichten »Kein Bedarf« ab, und Ginger (38, Projektmanagerin) steht nicht darauf, »weil es bei Pornos rein um das Körperliche geht, während für mich Sex auch im Kopf stattfindet«.

Scharfe Fesselspiele: BDSM

BDSM (ein Sammelbegriff für Bondage und Bestrafung, Dominanz und Unterwerfung sowie Sadomasochismus) gehört mittlerweile bis zu einem gewissen Grad zum Mainstream. Harmlose Fesselspiele zum Beispiel werden kaum mehr als grenzwertige Aktivitäten betrachtet, wie jeder bestätigen kann, der Fernsehserie wie *Desperate Housewives* oder *Mad Men* kennt. Aber was halten die Frauen davon, wenn ihre eigenen Partner etwas Gewagteres ausprobieren wollen? Wie einige der Fantasien, die die Befragten mit uns geteilt haben, bezeugen, finden manche Frauen den Gedanken an Dominanz/Unterwerfung sowie Fesselszenarien durchaus reizvoll, vorausgesetzt, es geschieht zum Spaß und tut keinem weh. Wenn es allerdings um die härteren Varianten geht, lehnt mehr als die Hälfte der Frauen dankend ab.

Sarah (30, Verkäuferin) sagt in diesem Zusammenhang: »Ich hatte mal einen Freund, der stand da total drauf, aber mir wurde schnell klar, dass das nichts für mich ist. Es hat mir nie so viel gegeben wie ihm. Ich fand es einfach nur langweilig.« Cari (26, Verwaltungsassistentin) steht »gar nicht auf dieses SM-Zeug wie Würgen und Peitschen und so«. Sam (35, Anwältin) äußert sich folgendermaßen: »Das ist überhaupt nicht mein Ding, aber ich habe kein Problem damit, wenn Erwachsene es tun, sofern beide es freiwillig mitmachen.«

Andere Frauen stehen BDSM aufgeschlossener gegenüber, allerdings mit Einschränkungen: Bei 22 Prozent kommt es ganz auf den Partner und die Gesamtsituation an, während 18 Prozent es in Ordnung finden, solange dabei niemand zu Schaden kommt oder verletzt wird. Mit anderen Worten, Frauen interessieren sich grundsätzlich schon für BDSM, aber nur, solange man es nicht zu weit treibt. Inara (46, Autorin) zum Beispiel antwortet auf die Frage nach BDSM folgendermaßen: »Wenn man die Sache mit den Schmerzen außen vor lässt, macht es durchaus Spaß! Nur die Brustwarzenklammern kann er daheim lassen!« Diese Frauen experimentieren gern mit »harmloserem« BDSM (wenn man das überhaupt sagen kann), wollen aber nicht zu weit gehen. »Ich hab schon ein paar Dinge ausprobiert«, gesteht uns Troy (29, Anwältin). »Ich stehe nicht besonders darauf, und ich würde auch keinen Partner wollen, der es sehr mag, aber ich hab nichts dagegen, wenn man gelegentlich etwas ausprobiert, nur zur Abwechslung.«

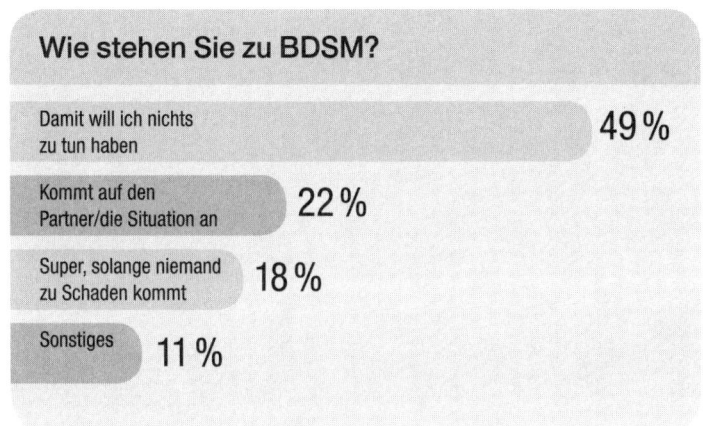

Wie stehen Sie zu BDSM?

Damit will ich nichts
zu tun haben — 49 %

Kommt auf den
Partner/die Situation an — 22 %

Super, solange niemand
zu Schaden kommt — 18 %

Sonstiges — 11 %

Fesseln für Einsteiger

Wie sieht es mit leichteren Fesselspielen aus? Das ist keine große Sache. So scheint die vorherrschende Meinung zu sein, wenn man sich die Kommentare unserer Umfrageteilnehmerinnen ansieht. Helena (39, Professorin) teilt uns mit: »Ich werde gern dominiert und lasse mich bevormunden, und ich mag es, wenn man mich ein bisschen fesselt, die Augen verbinden und so, aber das ist ja alles recht harmlos.« Heidi (25, Vorstandsassistentin) gönnt sich hin und wieder »harmlose BDSM-Spielchen, aber ich bin dabei nicht so superernst, ich sehe es eher spielerisch«. Jenny (28, Sprechstundenhilfe) hingegen sagt: »Ich werde gerne dominiert, gefesselt und lass mir die Augen verbinden.«

Einige Frauen nehmen auch gern selbst die Peitsche in die Hand, im übertragenen Sinne. Michelle (36, Managementberaterin) zum Beispiel träumt davon, »ihn mal zu fesseln«. Karren (45, Anwältin) erregt es, wenn sie sich ausmalt, »wie ich ihn fessle und über einen längeren Zeitraum mit ihm meine Spielchen treibe«.

Doch auch hier kommt es wiederum darauf an, wie weit man bereit ist zu gehen. Seraphin (40, Technologiestrategin) erklärt, dass »ganz zahme Fesselspiele (wie die Arme auf dem Rücken festhalten, eine Angriffshaltung, Augenbinden) manchmal Spaß machen, alles andere aber ist seltsam, vor allem dann, wenn ein Kerl auch noch reihenweise Bücher zu dem Thema besitzt und sich über jeden neuen Knoten und jede neue Konstellation freut.«

Dominanz

Auch in puncto Dominanz und Unterwerfung kommt es auf die Tragweite und auf den Kontext an, aber dass die Frauen, die an unserer Umfrage teilnahmen, sich durchaus dafür interessieren, zeigen die Fantasien, die sie bereits mit uns teilten. Eine mögliche Ursache hierfür könnte sein, dass der Großteil der Frauen die meiste Zeit damit beschäftigt ist, sämtliche Aspekte ihres Lebens unter Kontrolle zu halten, von der beruflichen Karriere bis hin zum Privatleben. Das kann mitunter sehr anstrengend sein, daher verwundert es kaum, dass einige Frauen davon träumen, einmal vollkommen loszulassen und wenigstens im Schlafzimmer die Zügel aus der Hand zu geben. Inara (46, Autorin) drückt es folgendermaßen aus: »Ich lass mich gerne fesseln und dominieren und alles, was sonst noch so dazugehört. Es ist nun mal so, dass ich im täglichen Leben ein solcher Kontrollfreak bin, dass ich zur Abwechslung im Bett ganz gern die Kontrolle abgebe.« So geht es nicht nur ihr. »Ich wünschte, die Männer wären aufgeschlossener dafür, auch einmal die dominierende Rolle zu übernehmen«, meint Keite (31, Bürochefin). Ginger (38, Projektmanagerin) gibt ebenfalls zu, dass es ihr gefällt, dominiert zu werden. »So fühle ich mich unglaublich weiblich.« Beth (43, Designerin) sagt dazu: »Ich mag es, wenn man mir die Kontrolle abnimmt. Aber ein Mann muss das gerne machen.« (Was das über die Geschlechterrollen aussagt, würde Stoff für eine Doktorarbeit hergeben, aber vermutlich hat längst jemand eine Abhandlung zu diesem Thema verfasst.)

Es gibt auch Frauen, die gehen über einfache Dominanzspielchen hinaus und begeben sich ins Reich der raueren Handgreiflichkeiten. »Manchmal macht mich Aggressivität scharf«, erklärt uns Sisley (34, Wissenschaftlerin), und Sara (30, Ingenieurin) gesteht: »Manchmal mag ich es grob. Dann soll er mich überraschen. Mich gegen die Wand pressen und mich quasi vergewaltigen.« Aber legen Sie ein solches Höhlenmenschverhalten im echten Leben, also außerhalb des Schlafzimmers, bitte schnell wieder ab. Was eine Frau beim Sex total antörnt, kann sie in einem anderen Kontext völlig abschrecken. So macht Sara deutlich: »Ich werde gern dominiert, aber nur im Bett.«

Es gibt allerdings auch Frauen, die gehen ganz in der BDSM-Szene auf. Jyllian (44, Ingenieurin/Mutter) gibt zu, dass sie »eine Zeit lang recht aktiv war. Meinen Partner stört das nicht, aber es ist nicht sein Ding. Wir arbeiten noch an einer Lösung.«

Auf der anderen Seite gibt es auch Frauen, die damit gar nichts zu tun haben wollen, so zum Beispiel Rachel (45, Unternehmerin). »Ich mag Männer nicht, die versuchen, ihr Super-Macho-Ding mit mir durchzuziehen«, meint sie verächtlich. »Da kann ich nur lachen und ihnen den Rücken zukehren. Die sind doch albern.«

Sind Sie bereit, Neues zu wagen?

Frauen haben eine rege und abwechslungsreiche Fantasie, und die meisten von ihnen wären prinzipiell bereit, mit Praktiken zu experimentieren, die noch vor einiger Zeit als tabu galten. Tatsächlich scheinen sich die Grenzen dessen, was beim Sex möglich und akzeptabel ist, immer mehr zu erweitern. Wie wichtig ist es also für Frauen, einen Partner zu finden, der bereit ist, bis an die Grenzen des allgemein Akzeptierten zu gehen?

Die Mehrheit der Frauen, die sich an unserer Umfrage beteiligten, findet es durchaus wichtig, einen Partner zu haben, der alles mitmacht, aber es ist nicht alles entscheidend. Tatsächlich geben fast genauso viele an, dass es ihnen egal sei, denn ihre Fantasien gehörten ihnen allein. »Bestenfalls«, meint Rachel (45, Unternehmerin), »geben wir uns gemeinsam unseren Fantasien hin.« Adrienne (33, Doktorandin) ist der Ansicht, dass es für sie »nicht schwer ist, jemanden zu finden, der dieselben Interessen hat wie ich, da meine Fantasien eher in die Kategorie ›Komm, wir ziehen uns aus und haben großartigen Sex‹ gehören«.

Nur ein kleiner Prozentsatz findet es überaus wichtig, dass der Partner die eigenen Fantasien teilt und auch gut findet. Wie Sylvia (48, Marketingbeauftragte) es ausdrückt: »Ich pass mich doch auch an, je nachdem, was mein Partner mag, und es sollte gleiches Recht für alle gelten.«

Zeigen Sie sich also aufgeschlossen für die Fantasien Ihrer Partnerin – insbesondere dann, wenn sie auch umgekehrt dazu bereit ist. »Manchmal würden wir sie am liebsten im Schlafzimmer ausleben, daher wünschen wir uns einen Partner, der bereit ist, das mitzumachen«, meint Blair (27, Anwältin). Im Bestfall natürlich verschmelzen die eigenen Fantasien und die des Partners zu etwas ganz Neuem und noch viel Aufregenderem. Zum Thema Fantasien meint Roxie (35, Kommunikationsfachfrau): »Am

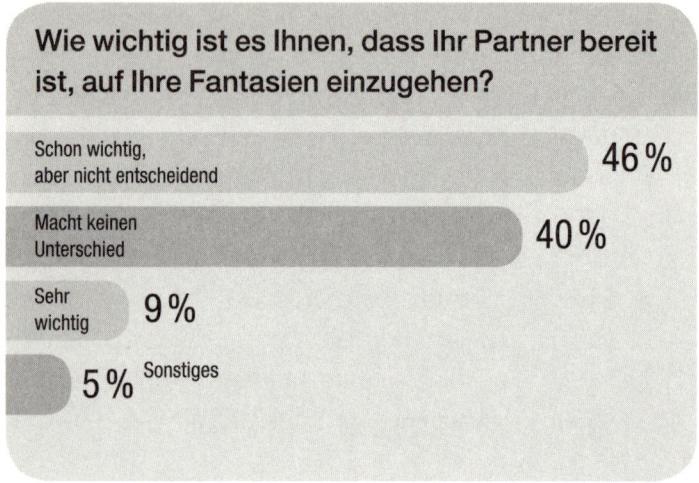

Wie wichtig ist es Ihnen, dass Ihr Partner bereit ist, auf Ihre Fantasien einzugehen?

Schon wichtig, aber nicht entscheidend — 46%

Macht keinen Unterschied — 40%

Sehr wichtig — 9%

5% Sonstiges

meisten Spaß macht es, wenn man sie gemeinsam zum Leben erweckt.«

Vielen Dank, Roxie, wir hätten es nicht treffender sagen können.

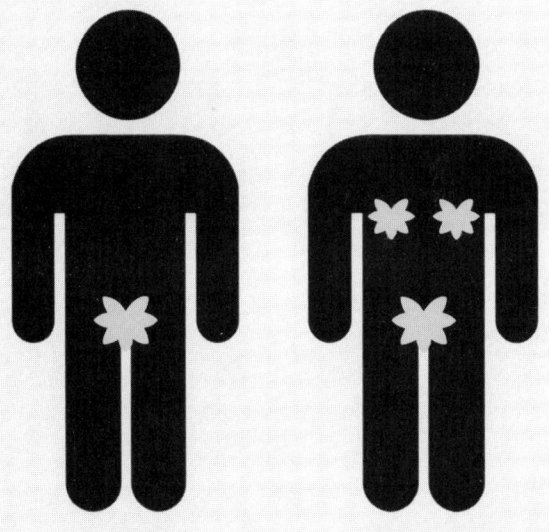

> *»Wenn sein Blick ausdrückt, dass ich für ihn die schönste Frau der Welt bin, dann gehöre ich schon ihm.«*
>
> Ella (36, Geschäftsinhaberin)

Sie dachten, Sie hätten es geschafft? Noch nicht ganz! Zu wissen, was *im* Bett zu tun ist, hilft rein gar nichts, wenn man es nicht schafft, eine Frau *ins* Bett zu kriegen – und wir reden hier nicht von einem Spontan-Aufriss in einer Bar. Ganz gleich, ob man eine Frau zehn Minuten oder zehn Jahre kennt, wenn man nicht weiß, wie man sie für sich interessiert, kommt man garantiert keinen Schritt weiter.

Ja, ganz genau, wir sprechen hier von Verführung.

Ach, süße Verführung. Ob man verheiratet oder mit jemandem zusammen ist oder als Single gerade all seinen Mut zusammengenommen hat, um jemanden um ein erstes Date zu bitten: Die Kunst der Verführung zu beherrschen ist entscheidend, wenn man in puncto Beziehungen erfolgreich sein will, und zwar im Bett und auch sonst. Wenn man behutsam vorgeht und vorausschauend handelt, ebnet man den Weg nicht nur umwerfend gutem Sex, sondern auch einer noch viel lohnenderen Beziehung (vorausgesetzt natürlich, es ist das, was beide Partner wollen). Wenn man sich aber beim Verführen dumm anstellt oder, noch schlimmer, diese Phase ganz zu überspringen versucht, dann werden sich beide unzufrieden und missachtet fühlen ... und dann sinken die Chancen, dass man zusammen im Bett landet, ganz dramatisch.

Sie glauben uns nicht? Nun gut, das ist in Ordnung. Aber wir sind bestens vorbereitet und haben die Ansichten von 300 Frauen im Gepäck, und sie alle haben uns verraten, was Männer ihrer Meinung nach über die Kunst der Verführung wissen sollten. Die Meinungen und Beobachtungen dieser Frauen werden Ihnen helfen zu beurteilen, ob eine Frau überhaupt daran interessiert ist, mit Ihnen im Bett zu landen, und falls ja, wie Sie sie am besten verführen ... oder wie Sie selbst sich von ihr verführen lassen.

Was Männer über die Kunst der Verführung wissen sollten

Eine Warnung vorab: Jede Frau ist anders. Auch wenn wir alle dieselbe Grundausstattung haben, unterscheiden wir uns doch in unseren Bedürfnissen und Wünschen. Diese Weisheit wurde in diesem Buch bereits mehrfach erwähnt, was nicht zuletzt daran liegt, dass sie einem auch im wahren Leben immer wieder begegnet, daher sollten

Sie sich diese Lektion ganz besonders zu Herzen nehmen. Eines Tages könnte dieses Wissen Ihnen das Leben retten. Oder zumindest könnte es für ein befriedigenderes Sexleben für Sie und Ihre Partnerin sorgen.

Georgie (43, Redakteurin) sagt es folgendermaßen: »Wir sind alle verschieden, und ebenso machen uns unterschiedliche Dinge an (oder törnen uns ab). Ein Mann sollte nicht davon ausgehen, dass seiner Partnerin etwas gefällt, bloß weil eine andere Frau es vielleicht toll fand. Seid offen und achtet auf unsere Reaktionen, und zögert bitte nicht, zu fragen, was sich gut anfühlt oder wie wir es gern hätten, wenn ihr nicht sicher seid. Und fangt bitte immer zärtlich an, es sei denn, eine Frau verlangt ausdrücklich was anderes.«

Caroline (29, Lehrerin) wird noch ein bisschen deutlicher: »Ein Mann muss eine Frau fragen, was ihr gefällt und wie sie es gern hat, oder zumindest sollte er lernen, anhand ihrer Körpersprache zu beurteilen, was sie sich wünscht. Kein Mann ist der perfekte Liebhaber, selbst wenn er schon mit vielen anderen Frauen zusammen war. Jede ist anders, daher sollte ein Mann seine Partnerin wissen lassen, dass er es gern richtig machen würde und deshalb bereit ist, Hinweise zu akzeptieren.« Oder wie Jocelyn (keine Angaben zu Alter/Beruf) es schlicht ausdrückt: »Nur weil man eine Frau glücklich gemacht hat, kann man nicht automatisch alle Frauen glücklich machen.«

Wenn eine Frau ihrem Liebhaber genau eine Sache über Verführung verraten sollte, welche wäre das wohl? Bedauerlicherweise existiert er nicht, der ultimative Trick, mit dem man jede Frau ins Bett kriegt, doch es gibt ein paar grundsätzliche Dinge, die es zu beachten gilt. Im Folgenden ein paar wertvolle Einblicke in die weibliche Psyche, die bei der Verführung hilfreich sind.

Lernen Sie sie kennen

Ob eine Frau nun auf eine Nacht mit heißem Sex aus ist oder auf eine längerfristige Beziehung, spielt keine Rolle, wichtig ist, dass sie stets das Gefühl haben will, dass ein Mann sich für sie als Person interessiert, statt sie als reines Sexobjekt zu betrachten. Andrea (40, Verwaltungschefin) zufolge wirkt es auf jeden Fall aphrodisierend, wenn »eine Frau das Gefühl hat, dass ein Mann sie als Gesamtpaket kennenlernen will, Körper und Seele«. Karen (35, Studentin) meint dazu: »Erst soll er mich kennenlernen. Mich macht ein kluger Geist total an. Wenn wir gemeinsame Interessen haben, ähnliche Dinge tun, dieselben Werte teilen, dann bin ich gern bereit, noch weiter zu gehen. Und wenn ich mit ihm über wichtige Dinge reden kann und ich mich emotional mit ihm verbunden fühle, dann bin ich auch offen für eine Beziehung auf körperlicher Ebene.« Chloe (keine Angaben zu Alter/Beruf) sieht das ganz ähnlich: »Es fällt mir viel leichter, Sex mit jemandem zu haben, wenn ich mich irgendwie vertraut fühle. Wenn ich weiß, wie jemand tickt, wer er ist, wofür er lebt, welche Ansichten er hat, das sind für mich Antörner.«

Doch sollten Sie sich immer darüber im Klaren sein, dass, um mit Freud zu sprechen, eine Zigarre manchmal einfach nur eine Zigarre ist. So sagt Morgan (26, Doktorandin): »Manchmal gefällt es mir einfach, wenn ein Mann mir zuhört. Aber dass ich mit einem rede, ist noch lange keine Einladung; meistens steckt nicht viel mehr dahinter, als dass ich einfach nur gern mit dem Mann rede.«

Zeigen Sie ihr, dass Sie sie wollen (empfiehlt die Wissenschaft)

»Wenn er sich voll und ganz auf die Partnerin konzentriert, ist das das Verführerischste, was ein Mann machen kann«, meint Kelly (32, Wildtierbiologin). So denken viele. Vermittelt ein Mann einer Frau das Gefühl, sie sei die Mitte des Universums für ihn – zumindest in der gemeinsam verbrachten Zeit –, dann ist das oftmals das wirksamste Aphrodisiakum. So sagt zum Beispiel Holly (keine Angaben zu Alter/Beruf): »Das Schärfste, was ich je erlebt habe, war ein Typ, der alles darangesetzt hat, mich glücklich zu machen.« Camilla (25, Werbemanagerin) pflichtet ihr bei: »Das Wichtigste für mich ist es, mich begehrt zu fühlen. Wenn ein Mann auf meinen Körper scharf ist, dann macht mich das an.« Jyllian (44, Ingenieurin/Mutter) erklärt: »Wenn ein Mann eine Frau ins Bett kriegen will, dann zeigt er am besten Interesse an ihr und an allem, was sie sagt, was sie tut und was sie denkt. Mit anderen Worten: Zum Schoß einer Frau gelangt man am besten über ihr Gehirn.«

Für viele Frauen nämlich, wie auch für Blair (27, Anwältin), gilt Folgendes: »Es macht mich an zu sehen, wie ein Mann sich nach mir verzehrt und wie gern er mich verführen und in die Kiste kriegen würde.« Begehren als wirksames Aphrodisiakum sozusagen. Wer hätte das gedacht?

Nun, die Wissenschaft auf jeden Fall. In einem kürzlich in der *New York Times* erschienenen Artikel war zu lesen, dass Forscher mit Hochdruck daran arbeiten, die »entscheidende Rolle, die das Begehren für die Libido der Frau spielt«, aufzudecken. In dem Artikel erklärte Marta Meana, Professorin für Psychologie an der University of Nevada, dass »der weibliche Wunsch nach männlichem Begehren der Orgasmus schlechthin« ist. Anders formuliert bedeutet das: Frauen finden es toll, wenn ein Mann sie so sehr will, dass er sich kaum mehr unter Kontrolle hat.

Also halten Sie sich nicht zurück! Signalisieren Sie der Frau, dass Sie an ihr interessiert sind, und zwar an Körper und Charakter, und seien Sie voll und ganz bei der Sache. Stellen Sie Ihr Mobiltelefon ab, fahren Sie den Laptop runter, und schenken Sie der Frau vor Ihnen all die Aufmerksamkeit, die Sie auch Ihrer Lieblingsfußballmannschaft schenken würden. Es wird sich garantiert bezahlt machen für Sie. Wie Mallory (28, Mutter) zusammenfassend erklärt: »Wenn eine Frau stolz auf sich selbst sein kann, ist das der größte Scharfmacher für sie.« Und wenn sie erst einmal scharf ist, dann werden Sie das auch.

Sie will Sie auch … aber manchmal braucht es Zeit

Den Ergebnissen unserer Umfrage nach zu urteilen, bedenken Männer oft nicht, dass sich Frauen auch sexuell zu ihnen hingezogen fühlen – und dass sie nicht nur auf eine Beziehung aus sind. Frauen wünschen sich genau wie Sie manchmal einfach nur guten Sex, ohne deswegen ein schlechtes Gewissen haben zu müssen. Sally (26, Barista) erklärt in diesem Zusammenhang: »Nicht alle Frauen sind auf der Suche nach einem Ehemann oder einem festen Partner. Vielleicht wollen sie einfach nur richtig guten Sex.« Das bestätigt auch Shannon (40, Reisebuchautorin): »Manchmal wollen wir nichts weiter als Sex«, und Judy (59, Wissenschaftlerin) meint: »Wir haben genauso viel Spaß an Sex wie ihr! Sagt was Nettes, seht zu, dass ihr gut riecht, und schon habt ihr uns rumgekriegt.«

Doch selbst wenn wir hier deutlich machen, dass Frauen Sex ebenso wollen und gut finden wie Sie, soll das nicht heißen, dass Sie die Frauen dazu drängen dürfen. Denn auch wenn Frauen zugeben, dass sie ebenso scharf sind auf Sex wie die Männer an ihrer Seite, wollen sie es doch tunlichst vermeiden, als »leicht zu haben« abgestempelt zu werden. So meint zum Beispiel Heidi (25, Vorstandsassistentin): »Klar würden wir am liebsten sofort Sex haben, aber meistens warten wir, weil wir nicht als Schlampe gelten wollen.« Dieser Ansicht ist auch Rose (30, Lehrerin), die erklärt: »In uns sind ständig Begehren und Schuldgefühle im Widerstreit. Auch wenn wir uns zu einem Mann hingezogen fühlen, wollen wir nicht den Eindruck erwecken, wir wären allzu leicht zu haben. Dafür sollten die Männer Verständnis zeigen und unsere Entscheidungen respektieren.«

Lassen Sie also die Frau das Tempo vorgeben. Denken Sie daran, Geduld ist eine Tugend, und die zahlt sich manchmal aus, zumindest wenn es nach Roxie (35, Kommunikationsfachfrau) geht: »Geduld kann echt sexy sein. Wenn ein Mann meine Grenzen bei den ersten paar Dates respektiert, kein großes Aufheben darum macht und mich einfach um ein weiteres Date bittet, dann fange ich an, mich auf das nächste Treffen zu freuen, und hoffe, dass er das nächste Mal ein wenig forscher rangeht.« Zwar würden wir nie empfehlen, irgendwelche Spielchen zu spielen, aber man darf sich ruhig »Zeit lassen und sie nicht zu sehr drängen«, wie Annette (44, Managerin) sagt. »Eine Frau weiß, wann sie mit einem Mann schlafen kann.« Niemand wird gern bedrängt und unter Druck gesetzt. »Während der Kennenlernphase sollte ein Mann sich nicht zu sehr darum bemühen«, meint Dawn (42, Hausfrau).

»Wenn es passiert, dann passiert es. Aber Kerle, die einen bedrängen, nerven und sind kindisch.«

Lassen Sie also das Objekt Ihrer Begierde selbst entscheiden, wann sie es will und warum. »Ich hatte schon Verabredungen mit Männern, die dachten, sie könnten mich verführen, dabei haben sie damit genau das Gegenteil bewirkt«, warnt Annie (62, Schriftstellerin). »Wenn ein Mann mich ernsthaft ins Bett kriegen will, dann muss er sich gedulden und auch die Zeit des Wartens genießen. Wenn er das kann, muss er womöglich gar nicht so lange warten.«

Bloß nicht so schüchtern

Unter Umständen erwartet eine Frau von einem Mann, dass er den ersten Schritt tut, selbst dann noch, wenn sie längst total scharf auf ihn ist. Vermutlich ist sie sich nicht absolut sicher, ob er sie auch wirklich will. So sagt Troy (29, Anwältin): »Ich wünschte, die Kerle wären nicht so schüchtern und würden mir zeigen, dass sie mich wollen. Einer Frau zu schmeicheln und sich interessiert zu zeigen ist doch keine Schande. Die meisten Frauen finden es toll, wenn ein Mann keinen Hehl daraus macht, dass er sie begehrt.« Paige (keine Angaben zu Alter/Beruf) drückt es folgendermaßen aus: »Ich mag es, wenn ein Mann sowohl auf physischer wie auf emotionaler Ebene die Initiative ergreift. Es gefällt mir nicht, wenn ich raten muss, ob mich einer gut findet oder nicht. Ich wünschte nur, die Typen hätten jedes Mal den Mut, es mir zu sagen.«

Während die Frauen also darauf warten, dass die Männer die Initiative ergreift, bemühen sie sich darum, Signale auszusenden, mittels derer sie ihm grünes Licht anzeigen. Doch leider verstehen Männer derartige Signale nicht immer richtig zu deuten – und das kann für Frauen ganz schön frustrierend enden, vor allem dann, wenn sie selbst nicht gern den ersten Schritt tun. Lulu (35, Strafverteidigerin) erklärt dies folgendermaßen: »Ich wünschte, die Männer würden endlich kapieren, wie schwer es uns Frauen fällt, den ersten Schritt zu tun. Wenn sie keine positive Reaktion zeigen, dann mindert das unsere Bereitschaft, das Ganze voranzutreiben.« Bryn (41, Sekretärin) wünscht sich, dass die Männer lernen, »auf Körpersprache zu achten, damit sie wissen, wann eine Frau ihnen grünes Licht gibt und wann es an der Zeit ist, den nächsten Schritt zu tun. Nach neun Jahren Ehe hat mein Mann immer noch keine Ahnung, wenn ich ihm zu signalisieren versuche, dass jetzt der richtige Zeitpunkt ist.«

Casi (keine Angaben zu Alter/Beruf) hat noch einen wertvollen Rat auf Lager, wie ein Mann tatsächlich feststellen kann, dass eine Frau ihn will: »Wenn ich ihn leidenschaftlich küsse, wenn ich mich an ihm reibe, wenn ich nicht den Eindruck mache, als würde ich das Treffen für beendet erklären wollen, dann stehen die Chancen nicht schlecht, dass ich nur darauf warte, bis er den nächsten Schritt tut.« Bestätigt wird dies durch den Rat von Pat (56, Projektmanagerin): »Wenn eine Frau sich die Zeit genommen hat, sich für einen Mann hübsch zu machen und gut zu riechen (die Haare sind frisch gewaschen, die Nägel gefeilt, die Beine rasiert, sie trägt ein neues Kleid), wenn sie über seine Witze lacht und ihn zwischendrin wie zufällig berührt, dann nichts wie ran!« Oder wie Pearl (22, Apothekerin) es ausdrückt: »Meiner Erfahrung nach versuchen Frauen, Männer mit nackter Haut ins Bett zu locken.«

Bisweilen aber ist auch das Gegenteil der Fall. Frauen wie Maren (32, Physiotherapeutin) warten erst einmal auf ein Signal von ihm, bevor sie sich ihrerseits etwas anmerken lassen. »Ich bin leider immer ein bisschen langsam, wenn es darum geht, Zeichen zu deuten«, meint Maren. »Ein Mann muss mir ganz deutlich zeigen, dass er interessiert ist, aber ohne dabei allzu aufdringlich zu werden.« Madison (keine Angaben zu Alter/Beruf) empfindet ähnlich. »Wenn ein Mann mir in irgendeiner Weise andeutet, dass ich grünes Licht habe, werde ich normalerweise recht mutig«, erklärt sie, »aber ohne ein solches Signal lehne ich mich einfach nur zurück und warte ab.«

Wir finden, dass Scarlet (34, Köchin) es perfekt auf den Punkt bringt: »Frauen versuchen, ein wenig subtiler zu sein als Männer, wenn sie jemandem signalisieren wollen, dass sie interessiert sind, aber leider müssen sie oft ziemlich deutlich werden, damit die Botschaft am Ende bei ihm ankommt«, erklärt sie. »Wenn man von einer Frau Signale empfängt, sollte man ihr klarmachen, dass die Botschaft angekommen ist, damit sie nicht die Holzhammermethode anwenden und noch deutlicher werden muss!« Es sei denn, Sie mögen es so explizit.

Körperkontakt

Ja, das alles wirkt sehr verwirrend und widersprüchlich. Aber ehe Sie jetzt frustriert den Kopf gegen die Wand schlagen, wollen wir Ihnen ein paar praktische Ratschläge an die Hand geben, die Ihnen helfen sollen, die Signale zu erkennen, mit denen die Frauen ihr Interesse bekunden. Beispielsweise sind flüchtige Berührungen ein zuverlässiger Hinweis darauf, dass eine Frau nicht abgeneigt ist. Vermutlich wird sie Sie nicht gleich im Schritt packen und hauchen »Nimm mich, Großer«, aber sie wird auf irgendeine Weise Körperkontakt herstellen. »Wenn ich einen Mann ganz leicht berühre«, meint Erika (50, Autorin/Lehrerin), »dann bin ich in der Regel ernsthaft interessiert.« Alicia (keine Angaben zu Alter/Beruf) sagt: »Je öfter ich einen Mann wie zufällig anfasse, desto interessierter bin ich.« Taylor (35, Lehrerin) teilt folgende Weisheit mit uns: »Frauen flirten mit den Augen und berühren den Auserwählten dabei leicht am Arm.« Jennifer (34, Mitarbeiterin einer Non-Profit-Organisation) hat folgenden Rat: »Wenn man eine Verabredung hat und die Frau einen anlächelt und flirtet und immer wieder einen Vorwand findet, einen zu berühren, dann will sie geküsst werden. Und vielleicht sogar noch viel mehr!« Haben Sie es immer noch nicht verstanden? Dann hören Sie, was Liz (36, Ärztin) dazu ganz unverblümt sagt: »Wenn eine Frau einen Mann anfasst, dann will sie ihn.«

Aber das muss nicht notwendigerweise bedeuten, dass ihr Interesse so weit geht, dass sie noch am selben Tag oder in derselben Nacht den letzten Schritt machen will. Manchmal ist es lediglich ein erster Schritt in die richtige Richtung. Marisol (66, Schriftstellerin) zufolge ist »Zuneigung das Vorspiel zu Nähe, und das wiederum ist das Vorspiel zum Sex«. Caroline (29, Lehrerin) hingegen warnt: »Wenn ich einen Mann während eines Gesprächs berühre, dann bedeutet das normalerweise schon, dass ich interessiert bin, aber ich will damit ganz bestimmt nicht andeuten, dass es noch in dieser Nacht passieren muss … schon gar nicht, wenn wir uns gerade erst kennengelernt haben.«

Also überstürzen Sie nichts. Es sei denn, sie will es so. Der beste Weg, das herauszufinden, ist es, wenn Sie die Signale deuten lernen. Als Signal kann alles dienen, vom harmlosen flirtenden Geplänkel über direktere Aussagen (»Nimm mich sofort, Baby!«) bis hin zu subtileren physischen Andeutungen, wenn sie beispielsweise mit der Hand Ihren Arm oder Ihr Bein streift, oder auch ein heftiger Kuss, bei dem sie sich an Sie presst. Oder Sie halten sich einfach an unseren nächsten Tipp.

Nähern Sie sich ihr mit Feingefühl

Wir wollen nun über das Feingefühl sprechen, über jene zarten Nuancen während des Balztanzes, die den Unterschied machen zwischen einem romantischen Pas de deux und einem unbeholfenen Fauxpas. »Strengt euch nicht zu sehr an«, warnt Gayle (33, Autorin). »Manchmal kommt es auf das Feingefühl an.« Suzy (32, Geschäftsführerin) meint dazu: »Mit Feinsinn und Geduld kommt man am weitesten. Ein Mann muss dafür sorgen, dass sie es will und sich danach sehnt, bevor er den nächsten Schritt wagt. Und das passiert unter Umständen erst nach mehreren Dates, nicht schon früher, wie er vielleicht hofft.«

Monica (49, Restaurantbesitzerin) rät Ihnen, »zunächst einmal das eigene sexuelle Interesse nur ganz subtil anzudeuten, sowohl im Gespräch wie auch durch Berührungen, die wiederum ihr Verlangen anstacheln«. Auch wenn es Frauen gibt, die auf die Herangehensweise eines Neandertalers stehen, »funktionieren sanftes Überzeugen und Intelligenz viel eher als rohe Gewalt und Unwissenheit«, erklärt Nara (41, Masseurin). Davon ist auch Grape (32, Model/Schauspielerin) überzeugt. »Ich fände es toll, wenn Männer wüssten, dass ein leichtes Knabbern im Nacken, eindringliche Blicke und bewundernde Worte einen viel weiter bringen beim Verführen als die plumpe Höhlenmenschenvariante«, meint sie. Das hilft ihr zudem, sich zu entspannen, und dann können beide Partner die Gegenwart des anderen viel unbeschwerter genießen.

»Wenn ein Mann eine Frau nicht allzu plump begrapscht, fühlt sie sich viel sicherer mit ihm, und das führt zu einem viel spielerischeren und lockereren Umgang miteinander«, erklärt Embe (52, Bodyworkerin).

Geben Sie gut Acht

Es geht allerdings nicht allein darum, dass *Sie* subtil vorgehen. Auch die Signale Ihres weiblichen Gegenübers können mitunter recht subtil sein, und aus diesem Grund müssen Sie ganz genau hinsehen. Stacey (33, Marketingexpertin) will daran erinnern, dass »Sex ein fortschreitender Prozess ist. Wenn wir Sex haben wollen, dann senden wir am laufenden Band Signale aus.« Erinnern Sie sich an den Abschnitt über zufällige Berührungen ... (S. 331). Hester (37, Meeresbiologin) drückt es ganz schlicht aus: »Wenn ich dastehe, die Augen schließe und den Kopf zurücklehne, dann will ich, dass man mich küsst.«

Ehrlichkeit ist Trumpf

Spielchenspieler und Selbstdarsteller können gleich einpacken. Die Botschaft unserer Umfrageteilnehmerinnen ist eindeutig: Ein Mann muss ganz er selbst bleiben. Dawn (29, PR-Angestellte) hat dazu Folgendes zu sagen: »Geht bitte auf unsere Signale ein! Wenn ich einen Mann will und er mich auch, dann sollte er mir das ebenfalls andeuten. Bitte keine Spielchen!« Kate (34, Ärztin) pflichtet ihr bei: »Ich mag es, wenn Männer direkt sind«, sagt sie.

»Spielchen hingegen hasse ich, und ich finde es fürchterlich, wenn ich mir nicht sicher sein kann, was er denkt.«

Ehrlichkeit ist also offensichtlich die beste Methode, wenn man den Aussagen folgender Frauen glauben will:

»Wer ehrlich ist, ist sexy; ein Mann, der lügt und einen bedrängt, ist nichts dergleichen.« – *Francesca (39, Erzieherin)*

»Beim Verführen geht es nicht darum, das zu sagen, was man glaubt, was eine Frau hören will. Es macht mich viel mehr an, wenn ein Kerl ganz direkt ist und ehrlich sagt, was er will.« – *Hope (keine Angaben zu Alter/Beruf)*

»Mir gibt das nichts, wenn ein Mann übertrieben freundlich und aalglatt ist. Dann wirkt das so, als würde der das dauernd so machen. Ich finde es total süß, wenn einer aufgeregt ist und ein bisschen durcheinander, dann habe ich das Gefühl, was Besonderes zu sein.« – *Sara (27, Wirtschaftsprüferin)*

»Ein Mann sollte einer Frau gegenüber ehrlich sein. Denn sie merkt das gleich, wenn er sich verstellt. Am besten stellt er Fragen, hört gut zu und ist ganz er selbst.« – *Carrie (28, Unternehmerin)*

Darüber hinaus sollten Sie niemals das Gefühl haben, dass Sie ein Riesending daraus machen müssen. »Es sind die kleinen Gesten, die zählen«, rät Adrienne (33, Doktorandin). »Einfach interessiert zeigen und ehrlich sein.« Aber wie zeigt man einer Frau am besten, dass man interessiert ist? »Ich finde es toll, wenn ein Mann auf mich zugeht und mit mir redet, als wäre ich einer seiner Kumpels«, meint Elizabeth (28, Werbeverkaufsmanagerin). »Er sollte sich ungezwungen geben und mir deutlich machen, dass er interessiert ist.« Auch wenn nicht alle Frauen gern über Bier und Fußball reden, finden sie ein Gespräch als eine Art Vorspiel zum Sex immer gut. Alli (32, keine Angaben zum Beruf) berichtet Folgendes: »Einfach nett mit einem Mädchen unterhalten, so kriegt man sie am besten rum.«

Ein bisschen Romantik ist nie verkehrt

Sie kennen sicher das Stereotyp einer weiblichen Wunschvorstellung vom Ritter in der schimmernden Rüstung, der auf einem Schimmel dahergeritten kommt und all ihren Sorgen ein für alle Mal ein Ende bereitet? Für die meisten Frauen ist diese altmodische Vorstellung inzwischen überholt. Ihre Sehnsucht nach Romantik ist jedoch so groß wie eh und je. Blumen, Kerzenlicht, Schokolade, innige, leidenschaftliche Küsse … all das ist wunderbar. Cari (26, Verwaltungsassistentin) berichtet in diesem Zusammenhang: »Wir werden gerne verführt. Im Grunde sind wir ja zu allen Schandtaten bereit, aber trotzdem gefällt es uns, wenn ein Mann sich so richtig bemüht und für möglichst viel Romantik sorgt!«

Die wenigsten Frauen erwarten Diamanten und sündteuren Champagner. Destiny (keine Angaben zu Alter/Beruf) beispielsweise sagt: »Es ist gar nicht mal so aufwendig oder kostspielig. Einfach nur ein paar Komplimente machen und sich nicht verstellen. Wenn ihr auf dem Weg zu einem Treffen im Park eine Blume für uns pflückt, habt ihr schon einen ganzen Haufen Bonuspunkte!« Es sind nämlich die vermeintlich unscheinbaren Gesten, die einer Frau zeigen, dass man sie schön und begehrenswert findet. Versuchen Sie es mit »romantischen Gesten – zum Beispiel kleinen handschriftlichen Botschaften, die man an den Spiegel klebt«, wie Arianna (33, Hausfrau) vorschlägt. »Die kleinen Dinge sind von immenser Bedeutung!«

Gehen Sie nicht zu zielorientiert vor – was heutzutage tatsächlich ungemein schwerfällt. Kayla (keine Angaben zu Alter/Beruf) erklärt: »Für Frauen ist das Spiel der Verführung eine sinnliche Erfahrung.« Mit anderen Worten: Es gehört mehr dazu, als einfach nur eine Münze in den Schlitz zu stecken, damit man eine Runde spielen darf. Beispielsweise steht für viele Frauen die Kunst des Küssens ganz oben auf der Liste erfolgreicher Verführungstechniken. »Küssen ist überaus wichtig«, bestätigt Jackie (50, Künstlerin). »Mit Küssen sollte man nicht zu sparsam sein, und vor allen Dingen sollte ein Mann es gut können.« January (47, Rechtsanwaltsgehilfin) meint dazu nur: »Küssen ist Verführung pur.«

Genießen Sie das Verführen! So erklärt Michelle (35, Projektmanagerin): »Wenn wir einen Mann verführen, geschieht dies nicht in der Hoffnung, dass er uns gleich binnen zehn Minuten bespringt. Wir wollen den spielerischen Flirt doch erst einmal ausgiebig genießen, durchaus in dem Wissen, dass man am Ende zusammen im Bett landen wird, aber eben erst später. Man sollte Spaß an dem Verführungsreigen haben. Das Spiel genießen!«

Schalten Sie Ihr Gehirn ein

Sind Sie bereit für den wahrlich wichtigsten Einblick in die weibliche Denkweise? Einen besseren Tipp gibt es nicht, also aufgepasst: »Das wichtigste Sexualorgan ist das Gehirn«, sagt Sylvia (48, Marketingbeauftragte). »Wenn ein Mann meinen Intellekt nicht anspricht, kann er sich alles andere sparen.«

Wer vorhat, eine Frau zu verführen, der sollte als Erstes ihren Geist und ihre Vorstellungskraft ins Visier nehmen. Männer sind visuell veranlagte Wesen und daher leicht rumzukriegen; bei den meisten Frauen gehört dazu schon ein bisschen mehr. Kennen Sie Cyrano de Bergerac, den berühmten heißblütigen Kämpfer und eloquenten Wortschmied, der seine Angebetete anonym verführte, und zwar allein mit Worten und Briefen? Frauen sind Kopfwesen, weshalb man sich vor allem auf ihre Vorstellungskraft konzentrieren sollte. Ein solches intellektuelles Vorspiel findet normalerweise statt, bevor man sich überhaupt berührt hat. »Ein Mann sollte erst einmal meinen Geist und meine Fantasie ansprechen«, meint Jackie (50, Künstlerin). »Verführt ein Mann mich mit Worten, ganz gleich ob geschrieben oder mündlich, dann hat er beim Vorspiel schon mal einen Riesenschritt getan.« Inara (46, Autorin) sieht das ganz ähnlich und sagt dazu: »Verführung sollte in erster Linie ein sinnliches Erlebnis sein, kein sexuelles.« Alina (25, Akademikerin) hat über ihre Dates Folgendes zu sagen: »Ob ein Mann eine Chance bei mir hat oder nicht, kommt ganz darauf an, ob er mich auf intellektueller Ebene anspricht.«

Wie aber lassen sich all diese Antworten, Ansichten und Ratschläge zur Kunst der Verführung zusammenfassen? Es stimmt, sie decken wahrlich eine große Bandbreite ab, und dennoch sind wir der Ansicht, dass das entscheidende Element ein gesundes Selbstbewusstsein ist. »Frauen fühlen sich zu selbstsicheren Männern hingezogen«, meint Sunny (36, Projektmanagerin). »Aber damit ist etwas anderes als aggressives Verhalten gemeint, denn das resultiert meist entweder aus Unsicherheit oder Notgeilheit, und das sind beides absolute Abtörner.« Seien Sie also möglichst direkt, was Ihr Interesse betrifft, aber bedrängen Sie Ihre Auserwählte nicht. Wir finden, am besten trifft es Shelley (38, Künstlerin) mit ihrer Aussage: »Höfliches Umwerben ist verführerisch. Aggressives Anmachen dagegen ist fürchterlich.«

Was fällt einer Frau an einem Mann als Erstes auf?

Ehe wir uns im Anschluss mit so wichtigen Dingen beschäftigen wie der Frage, wer den ersten Schritt tun soll, was eine Frau garantiert die Flucht ergreifen lässt und ob es letztlich auf die Größe des Bankkontos oder auf die des besten Stücks des Mannes ankommt, wollen wir zunächst die Grundlagen erörtern: Was fällt einer Frau beim so überaus wichtigen ersten Treffen als Erstes an einem Mann auf? Auch wenn der erste Eindruck nicht immer zwingend darüber entscheidet, ob aus zwei Menschen ein Paar wird, ist er doch ziemlich wichtig.

Der äußere Schein ist wichtig, aber ...

Eine überwältigende Mehrheit von 70 Prozent der von uns befragten Frauen gibt zu, dass das äußere Erscheinungsbild eines Mannes ganz klar die Liste der Dinge anführt, die ihnen bei einem Mann als Erstes auffallen. Wie Chloe (keine Angaben zu Alter/Beruf) beispielsweise sagt: »An erster Stelle steht eindeutig das Äußere. Es lässt sich ja irgendwie auch kaum vermeiden, dass ei-

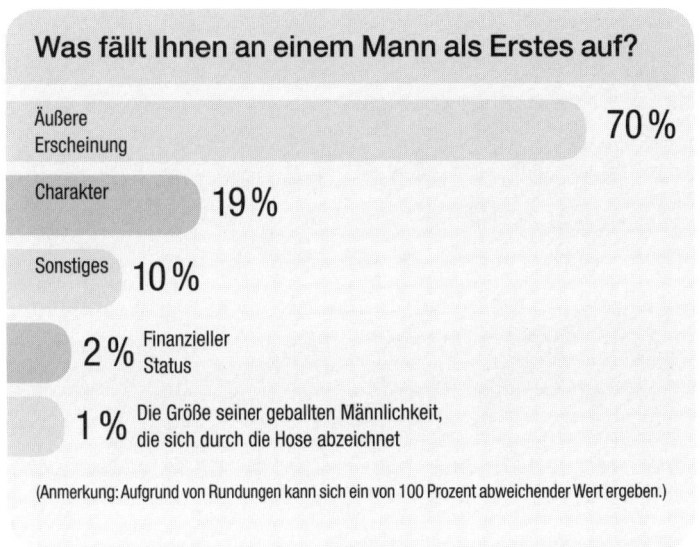

Was fällt Ihnen an einem Mann als Erstes auf?

Äußere Erscheinung **70%**

Charakter **19%**

Sonstiges **10%**

2% Finanzieller Status

1% Die Größe seiner geballten Männlichkeit, die sich durch die Hose abzeichnet

(Anmerkung: Aufgrund von Rundungen kann sich ein von 100 Prozent abweichender Wert ergeben.)

nem das auffällt, wenn man einen Menschen zum ersten Mal sieht.«

Wollen wir ehrlich sein: Unsere Gesellschaft räumt dem Äußeren einen sehr hohen Stellenwert ein, und dank jahrelanger Gehirnwäsche durch die makellosen Schönheitsstandards von Hollywood haben die Leute bisweilen viel zu hohe, unrealistische Erwartungen an sich und ihre Partner. Doch selbst wenn eine Frau nicht erwartet, dass ihr Mann aussieht wie eine von diesen muskelbepackten Sahneschnitten, die man in manchen Hollywoodfilmen reihenweise zu sehen bekommt, ist es doch wahrscheinlich, dass eine Frau Ihnen bei der ersten Begegnung erst einmal auf den Hintern linst, bevor sie sich für Ihre Persönlichkeit zu interessieren beginnt. Aber lassen Sie sich dadurch bitte nicht entmutigen, sondern lesen Sie unbeirrt weiter.

All denjenigen unter Ihnen, die nicht wie ein Filmstar aussehen oder wie der typische Aufreißer in den Reality-shows, wollen wir sagen, dass für Sie kein Grund zur Verzweiflung besteht. Denn auch wenn das äußere Erscheinungsbild ganz oben auf der Liste steht und den größten Prozentsatz ausmacht, schränkt das Gros der Frauen ihre Aussage doch ein: Ja, es stimmt, dass ihnen das Äußere als Erstes auffällt, aber wenn sonst nichts dahintersteckt, hilft gutes Aussehen auch nicht weiter. »Für mich steht der Charakter eigentlich im Vordergrund«, meint Hailey (keine Angaben zu Alter/Beruf), »aber dann musste ich mich doch für das Äußere entscheiden, weil es eben das Erste ist, was einem auffällt. Allerdings ist das Aussehen nicht so wichtig wie andere Dinge.« Sylvia (48, Marketingbeauftragte) pflichtet ihr in diesem Punkt bei: »Ein gutes Aussehen fesselt garantiert meinen Blick, wie alles Schöne das tut. Aber erst die richtige Ausstrahlung lässt mich auch ein zweites Mal hingucken. Wie jemand lacht oder den Kopf hält. Ich hab mich schon zu Männern hingezogen gefühlt, die nicht im klassischen Sinne gut aussehend waren. Es ist meistens die Persönlichkeit, die einen attraktiv erscheinen lässt.« Auch Beth (43, Designerin) gibt zu, dass ein ansprechendes Äußeres sie

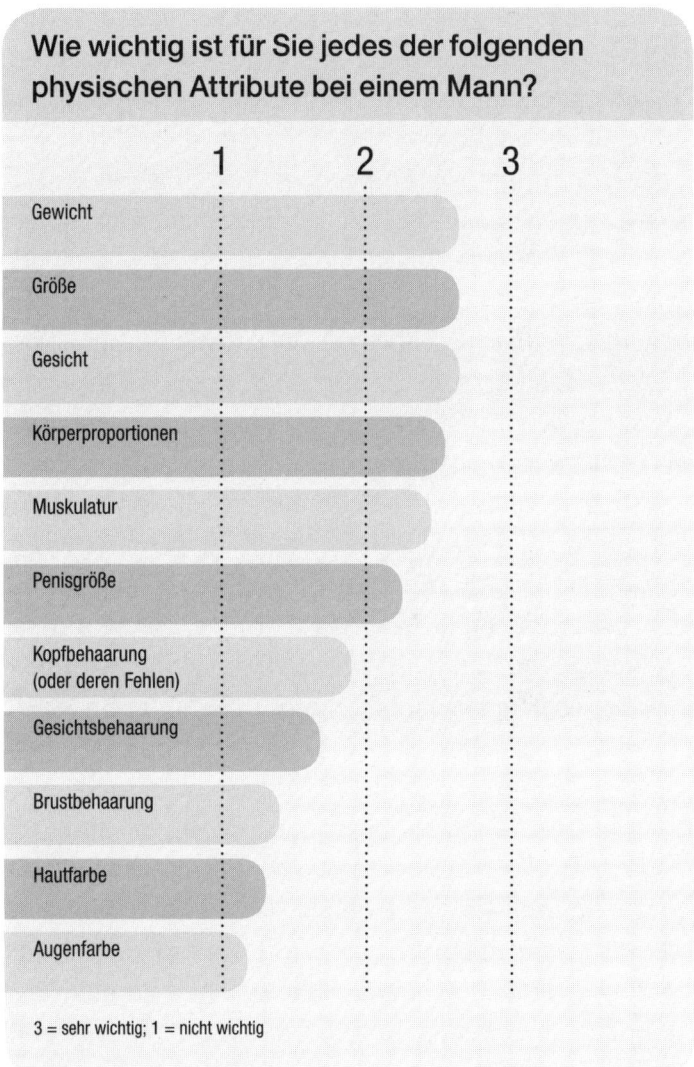

Wie wichtig ist für Sie jedes der folgenden physischen Attribute bei einem Mann?

1   2   3

Gewicht

Größe

Gesicht

Körperproportionen

Muskulatur

Penisgröße

Kopfbehaarung
(oder deren Fehlen)

Gesichtsbehaarung

Brustbehaarung

Hautfarbe

Augenfarbe

3 = sehr wichtig; 1 = nicht wichtig

zwar im ersten Moment anzieht, am Ende aber eher »ein brillanter Verstand, Bildung oder auch Witz« überzeugen. »All das kann ein eher mittelmäßiges Erscheinungsbild jederzeit wettmachen.«

Auch wenn die Frauen positiv auf das blendende Äußere eines Mannes reagieren, zumindest zu Beginn, lässt sich ganz klar sagen, dass das Aussehen allein nicht alles ist. Roxie (35, Kommunikationsfachfrau) zum Beispiel findet es viel wichtiger, was ein Mann »so draufhat und wie er sich benimmt«. Sie fügt noch hinzu: »Klar werde ich irgendwie aufmerksam, wenn einer umwerfend aussieht, aber wirklich mein Interesse weckt, wenn einer nett mit anderen Leuten umgeht – vor allem mit Frauen, nicht nur mit mir.«

»Als Erstes fällt mir natürlich das Aussehen auf«, stimmt Rachel (45, Unternehmerin) zu, »doch verliere ich schnell das Interesse, wenn einer sich als dämlich, bösartig oder langweilig entpuppt, sobald er den Mund aufmacht.« Jennifer (34, Mitarbeiterin einer Non-Profit-Organisation) macht den folgenden entscheidenden Unterschied: »Wenn mit ›auffallen‹ gemeint ist, dass ich etwas feststelle, dann ist es ganz klar das äußere Erscheinungsbild, weil ich das eben als Erstes sehe. Aber wenn damit gemeint ist, was als Erstes dafür sorgt, dass ich mich zu einem Typen hingezogen fühle, dann ist es der Charakter (und knapp dahinter, direkt an zweiter Stelle dann das Äußere).«

Es lässt sich also klar festhalten, dass ein zunächst als ansprechend empfundenes Äußeres eine Frau nicht weiter interessiert, wenn sich hinter der Fassade sonst nichts verbirgt.

Allein die Persönlichkeit zählt

Es gibt Frauen, denen ist es einerlei, wie ein Mann aussieht. Hat ein Mann einen schlechten Charakter, hilft es ihm nichts, wenn er aussieht wie eine Mischung aus Brad Pitt, Clive Owen und Daniel Craig (mit einer Prise Hugh Jackman, für den sexy Wolverine-Touch); dann kommt er trotzdem nicht weit, zumindest nicht bei Monica (49, Restaurantbesitzerin). »Selbstvertrauen und ein guter Charakter«, erklärt sie, »sind immer wichtiger als ein ansprechendes Äußeres.« Das findet auch Karen (35, Studentin): »Wenn ein Typ einen miesen Charakter hat, dann will ich garantiert nichts mit ihm anfangen!« Nur für den Fall, dass sich bei Ihnen noch immer hartnäckig Zweifel halten, lassen Sie sich von Judy (59, Wissenschaftlerin) unmissverständlich gesagt sein, dass »Persönlichkeit in jedem Fall wichtiger ist als das Äußere«.

Bringen Sie sie zum Lachen

Obwohl das Ergebnis unserer Umfrage darauf hindeutet, dass der äußeren Erscheinung ein weit höherer Stellenwert eingeräumt wird als allem anderen, zeugen die ergänzenden Kommentare der befragten Frauen interessanterweise eher davon, dass der Charakter mehr gilt als gutes Aussehen. Beispielsweise geben mehrere Frauen zwischen 20 und 60 Jahren an, dass Sinn für Humor sowie ein nettes Lächeln mindestens ebenso wichtig sind wie ein kantiges Kinn oder ein ausgeprägter Bizeps.

Roxie (35, Kommunikationsfachfrau) sagt zum Thema Charakter Folgendes: »Mir fällt auf, wenn Männer locker und entspannt sind und gern lächeln oder auch mal lauthals lachen. Es sind diese subtilen Feinheiten, die mich begeistern.« Summer (27, Werbekauffrau) meint dazu: »Bestimmte Aspekte, wie der Charakter und Sinn für Humor, sorgen automatisch dafür, dass die physischen Attribute nicht mehr so viel zählen. Wenn ein Mann eine beeindruckende Persönlichkeit hat und mich zum Lachen bringt, dann würde ich dafür auch deutliche Abstriche an seinem Äußeren in Kauf nehmen.«

Annette (44, Managerin) stützt diese Ansicht mit folgenden Worten: »Das Aussehen ist nicht so wichtig. Charakter, Intelligenz, Klugheit und Sinn für Humor sind viel wichtiger.« Julie (43, Künstlerin/Schriftstellerin) indes erklärt: »Ich finde Sinn für Humor viel attraktiver als schönes, volles Haar, aber wenn einer tatsächlich eine Glatze hat, dann muss er das auf jeden Fall mit viel Witz wettmachen!«

Unser Fazit: Um in sexuellen Dingen erfolgreich zu sein, kommt ein Mann billiger und besser davon, wenn er in Humor investiert, statt sein ganzes Geld für sündteure Mittelchen gegen Haarausfall auszugeben!

Seien Sie klug

Sicherlich gibt es Frauen, die sich mit einem Adonis zufriedengeben, selbst wenn er abgesehen vom Äußeren nicht viel zu bieten hat. Doch nicht allen reicht es, wenn einer »wahnsinnig, wahnsinnig, wahnsinnig gut« aussieht (um es mit dem Film *Zoolander* zu sagen). Fast 79 Prozent unserer Umfrageteilnehmerinnen nennen Intelligenz als wichtigste Eigenschaft eines Mannes (dicht gefolgt von Humor, gepflegter Erscheinung, emotionaler Stabilität und Reife). Anders ausgedrückt, Pheromone können zwar anfangs durchaus ein Interesse wecken, doch Frauen müssen sich auch intellektuell angesprochen fühlen, damit dieses Interesse anhält und sich intensiviert. »Offen gestanden«, meint Alex (35, Professorin), »wenn ein Mann gut aussieht, aber nichts im Kopf hat, dann verliere ich binnen fünf Minuten das Interesse. Wo kann man denn hier ›Gehirn‹ ankreuzen?« Annie (62, Schriftstellerin) teilt ihre Meinung: »Mich interessiert eher, was hinter der schönen Fassade steckt: also das Gehirn.«

Dress for Success: die richtige Kleidung

Nur für acht Prozent der von uns befragten Frauen steht ansprechende Kleidung ganz oben auf der Liste, doch der Kleidungsstil spielt tatsächlich eine gewisse Rolle, wenn eine Frau sich zu einem Mann hingezogen fühlt. Carrie (28, Unternehmerin) gibt zu: »Ich assoziiere ein ansprechendes Äußeres oftmals mit einem sicheren ökonomischen Status. Gut angezogen, trainierter Körper, und schon denke ich, dass ein Kerl auch das Geld hat, um sich das alles leisten zu können.« Rachel (45, Unternehmerin) betrachtet dies weniger aus finanzieller Sicht: »Manchmal wiegt Stilbewusstsein ein eher mittelmäßiges Aussehen auf.«

Welchen männlichen Körperteil finden Frauen am schärfsten?

Wir haben die Frauen gefragt, welchen Teil der männlichen Anatomie sie am liebsten haben. Anders ausgedrückt: Wenn eine Viktoria Frankenstein sich die Teile für ihr männliches Monster zusammensuchen und sie aus Gräbern und Leichenhallen klauen müsste, bei welchen wäre sie wohl besonders wählerisch?

Die Ergebnisse unserer Umfrage zeigen, dass unsere imaginäre Frau Frankenstein sich bei den Augen und den Schultern der Kreatur die meiste Mühe geben würde, denn beides liegt mit 21 Prozent gleichauf. Zu den Frauen, denen es auf die Augen ankommt, gehört Annie (62, Schriftstellerin), die sagt: »Ich hab mich schon in die unterschiedlichsten Männer verliebt (obwohl die fast immer schlank und von mittlerer Statur waren), aber sie hatten allesamt wunderschöne oder ausdrucksstarke Augen.« Pat (56, Projektmanagerin) meint dazu Folgendes: »Dunkle, strahlende Augen. Ehrlich, in meinen Ehemann habe ich mich nur wegen der Fältchen in den Augenwinkeln verliebt. Die sehen aus wie Sonnenstrahlen und deuten darauf hin, dass er gern draußen in der Natur ist und gern lächelt. In Wirklichkeit sind es nämlich Lachfältchen.«

Die Frauen, die den Schultern den Vorzug geben, sagen zum Beispiel wie Ulla (29, Schauspielerin): »Ich stehe auf Männer mit kräftigem Rücken und breiten Schultern«, wohingegen Beth (43, Designerin) es andersrum formuliert: »Ein Mann mit dürren, schmalen Schultern ist ein echter Abtörner.«

Beine und Hintern haben ebenfalls ein paar weibliche Fans. »Ich stehe total auf kräftige Beine bei einem Mann«, meint Inara (46, Autorin). »Nicht so schrecklich dürre Rockstar-Stelzen, die aussehen wie Bleistifte.« Ihre Vorliebe für muskulöse Beine teilt auch Jackie (50, Künstlerin). »Ich bin hin und weg, wenn ein Mann tolle Beine hat«, sagt sie. »Muskeln, nicht so dürre Beinchen, wie die meisten Rockstars sie haben. Wenn ein Kerl Schenkel hat wie Toshiro Mifune, dann muss er nicht unbedingt am ganzen Körper so gut gebaut sein.« (Anmerkung: Falls Sie nicht wissen sollten, wer Toshiro Mifune ist, dann leihen Sie sich einmal den Film *Die sieben Samurai* aus. Danach besorgen Sie sich garantiert entweder eine Beinpresse, oder Sie nehmen Kendō-Unterricht. Auf jeden Fall aber sind Ihnen hinterher tolle Schenkel garantiert!)

Irgendetwas muss diese tollen Beine mit dem Rest des Körpers verbindet, und dieses Etwas findet Andrea (40, Verwaltungschefin) besonders gut. »Es kommt nicht nur auf die Form und die Größe des Hinterns an, sondern eher darauf, wie ein Mann ihn präsentiert. Da ist oft irgendwas Energetisches in ihrem Gang oder so. Schwer zu erklären.« Schon gut, Andrea. Wir wollen es einfach das gewisse Etwas des Männerpos nennen und es dabei belassen.

Es gibt sogar ein paar Frauen, die sind ausgesprochene Fans der Hüften und der Hüftknochen:

»Die Hüftknochen mag ich ganz besonders.« – *Rose (30, Lehrerin)*

»Ich stehe auf kräftige Brustmuskeln, aber Schlüsselbein und Hüftknochen kommen gleich danach.« – *Karen (35, Studentin)*

»Ganz besonders gern mag ich diesen v-förmigen Bereich, der sich zwischen Hüftknochen, Hüfte und Intimbereich abzeichnet.« – *Lula (30, Bibliothekarin)*

Falls Ihr persönliches bestes Merkmal bisher noch nicht erwähnt wurde, hier noch ein paar weitere beliebte Körperteile:

»Die Stimme.« – *Kary (keine Angaben zu Alter/Beruf)*

»Zähne!!! Gute Zähne!!!« – *Yvette (keine Angaben zu Alter/Beruf)*

»Schön groß und eine männliche V-Form.« – *Nana (37, Marketingmanagerin)*

»Breit gebaut, muskulös oder kräftig, sauber, unbehaart.« Shai *(33, Verkäuferin)*

»Für mich zählt die Statur. Ich stehe nun mal auf dürre, schlaksige Typen.« – *Emily (30, Anwältin)*

»Ich mag volles Haar und volle Lippen!« – *Beth (43, Designerin)*

»Diese dreieckige Vertiefung, die Radprofis direkt über dem Knie haben, kann unglaublich sexy sein.« – *Ginger (38, Projektmanagerin)*

Das alles beweist einmal mehr, dass wirklich für jeden etwas dabei ist.

Schließlich wäre da noch die Frage nach der Körperbehaarung. Pat (56, Projektmanagerin) steht auf haarige Männer: »Ich fühle mich zu einem bestimmten Typ Mann hingezogen, und der hat eine behaarte Brust.« Dem widerspricht Ellen (37, Teamleiterin): »Mich törnt übermäßige Brustbehaarung eher ab.« So geht es auch Beth (43, Designerin): »Männer mit Fell törnen mich ab.«

Auch in puncto Gesichtsbehaarung zeigen die Daumen der Frauen generell eher nach unten. »Ein Bart«, sagt Karren (45, Anwältin), »ist nur wichtig, weil ich ihn nicht ausstehen kann.« Falls Sie selbst einen Bart haben, werden Sie mit Sicherheit keine Chance bekommen, mit Carrie (28, Unternehmerin) zu knutschen: »Ich finde Bärte einfach nur abstoßend. Wenn ich mir vorstelle, wie der an meiner zarten Haut kratzt! Nein danke.«

Zu guter Letzt spielt auch die Körpergröße eines Mannes für einige Frauen eine gewisse Rolle. »Ich bin selbst nicht gerade klein«, meint Sara (27, Wirtschaftsprüferin), »deshalb ist es mir schon wichtig, dass ein Mann groß ist. Das ist allerdings die einzige Bedingung, die ich stelle.« Jenny (28, Sprechstundenhilfe) pflichtet ihr in dem Punkt bei: »Ich bin fast eins achtzig groß«, meint sie, »daher sollte er sogar noch ein bisschen größer sein.«

Übrigens hat keine auch nur ein Wort über die Ohren verloren. Wer also mit Spock-Ohren oder riesigen Segelohren gestraft ist, der kann getrost aufatmen. Denn darauf achtet offensichtlich keine Frau.

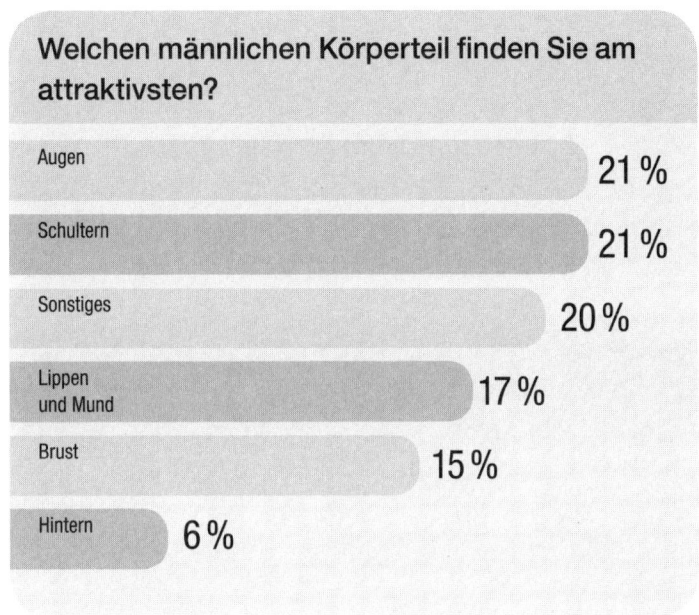

Hände hoch!

Zu unserer Beschämung müssen wir gestehen, dass wir auf unserer Liste etwas vergessen haben, was bei unseren Umfrageteilnehmerinnen ebenfalls sehr beliebt ist: die Hände. Wenn man bedenkt, welche Rolle sie beim Vorspiel einnehmen, überraschen Kommentare wie der von Troy (29, Anwältin) kaum: »Hände, Hände und nochmals Hände! Sie haben tatsächlich die faszinierendsten körperlichen Attribute vergessen: die Hände und das Lächeln. Ich weiß, dass viele Frauen sehr viel für Männerhände übrighaben. Männer mit langen Fingern, wenn die wüssten, was ich mir vorstelle, was die alles damit anstellen könnten.« (Äh … Troy, wir schätzen, die Männer würden sogar wahnsinnig gerne erfahren, was Sie da im Sinn haben!) Bryn (41, Sekretärin) hat Folgendes zu dem Thema beizutragen: »Das Erste, worauf ich bei einem Mann achte, sind die Hände. Die schau ich mir an, bevor ich entscheide, ob ich den restlichen Körper attraktiv finde. Insbesondere kommt es bei den Händen auf Form, Größe und gepflegte Erscheinung an.« Jennifer (34, Mitarbeiterin einer Non-Profit-Organisation) meint: »Ich liebe bei Männern die Hände. Vielleicht liegt das daran, weil ich sie gern auf meinem Körper spüren würde. Wer weiß?«

Falls Sie immer noch irgendwelche Zweifel hegen sollten:

»Mir fallen immer als Erstes die Hände auf.« – *Jane (39, Geschäftsfrau)*

»Meine erste Wahl sind immer die Hände.« – *Mallory (28, Mutter)*

»Gut gebaut, intelligent und gepflegte Hände, das alles ist unglaublich sexy an einem Mann.« – *Melanie (28, Doktorandin)*

Also halten Sie Ihre Fingernägel immer schön sauber!

Es kommt ganz darauf an

Nun raten Sie mal, was jetzt kommt. Annabelle (keine Angaben zu Alter/Beruf) sagt nämlich: »Es kommt zu 100 Prozent auf den Typen an.« Wie Annabelle sind viele Frauen gerne bereit, alles über den Haufen zu werfen, sobald der Richtige vor ihnen steht, ganz gleich, was sie vorher für Ansprüche an Aussehen und Charakter eines Mannes gestellt haben mögen. »Jeder Mann ist anders«, erklärt uns Morgan (26, Doktorandin). »Also ist natürlich auch bei jedem Typ ein anderer Körperteil der attraktivste.« Inara (46, Autorin) meint: »Was ich sexy finde, hängt ganz davon ab, wie es sich ins Gesamtbild fügt und ob ich den Charakter eines Mannes gut finde oder nicht.« (Diese ärgerliche Sache mit dem Charakter wieder!) Pat (56, Projektmanagerin) äußert sich zu dem Thema wie folgt: »Für mich zählt viel eher, dass ein Mann sich in seinem eigenen Körper wohlfühlt, egal, wie gut er in Form ist.« Helena (39, Professorin) zufolge ist das oft eine Frage der Proportionen »und ob er optisch gut zu mir passt«. Doch bisweilen »hängt es wirklich von der Situation ab, ob mir gefällt, was ich sehe«, meint Julie (43, Künstlerin/Schriftstellerin), »und letzten Endes zählt, was er mit dem, was er hat, anfängt!«

Haben wir Sie nun vollends verwirrt? Nun, dazu besteht

keinerlei Veranlassung. Wir wollen Sie lediglich dazu ermutigen, das Beste aus dem zu machen, was Sie haben, statt sich mit dem aufzuhalten, was Sie nicht haben. Schreiten Sie mutig voran. Denn Ginger (38, Projektmanagerin) bringt es mit folgenden Worten auf den Punkt: »Unsicherheit ist kein bisschen attraktiv.«

Verführung im Klartext

Sie haben ein Auge auf eine Frau geworfen, die Ihnen gefällt. Was tun Sie als Nächstes, um Ihr Interesse zu signalisieren und um sie ein wenig näher kennenzulernen? Die Frauen wissen bei diesem Punkt genau, was sie wollen. Flirten und ein spielerischer Umgang miteinander sind für 29 Prozent das A und O, dicht gefolgt von Blickkontakt mit 19 Prozent. Ein offenes Lächeln, sanfte Berührungen und ein aufrichtiges Interesse an Frau liefern sich ein Kopf-an-Kopf-Rennen um den dritten Platz.

Helena (39, Professorin) mag Männer, die es verstehen, unterschiedliche Techniken und Kniffe zu kombinieren. »Blickkontakt, gefolgt von einem Lächeln«, sagt sie, »und dann stellt er am besten noch Fragen, mit denen er mir sein Interesse signalisiert.« Holly (keine Angaben zu Al-

Wie wichtig ist für Sie jedes der folgenden Attribute, wenn Sie einen Mann attraktiv finden?

	1	2	3	4
Intelligenz				
Sinn für Humor				
Gepflegte Erscheinung				
Emotionale Stabilität				
Reife				
Selbstbewusstsein				
Soziale Kompetenz				
Bindungsfähigkeit				
Bringt mich zum Orgasmus				
Bildung				
Soziale Vernetzung				
Gute Kleidung				
Einkommen				
Politische Ansichten				
Beruf				
Religion				

4 = sehr wichtig; 1 = nicht wichtig

ter/Beruf) hingegen bevorzugt eine direktere Herangehensweise: »Es ist toll, wenn ein Mann mir sagt, dass er interessiert ist. Ein offenes Wort wirkt Wunder, weil ich dann nicht lange rumraten muss.«

Flirten bedeutet übrigens nicht, dass man abgedroschene Anmachsprüche à la »Hey, Baby, was bist du denn für ein Sternzeichen?« auf eine Frau abfeuert, und ebenso wenig beinhaltet es einen Klaps auf den Allerwertesten oder das Befummeln anderer Körperteile nach ein paar Drinks (obwohl ein Prozent der Befragten andeutete, dass Fummeln durchaus ein Interessenindikator sein kann). Mit Flirten meinen wir die hohe Kunst, einer anderen Person das Gefühl zu geben, sie sei der interessanteste und attraktivste Mensch auf Gottes Erdboden, und das schließt mit ein, dass man ihr zuhört und auf ihre Stimmungen eingeht. Kombiniert mit einigen wohl platzierten und nicht zu plumpen Berührungen am Arm, an der Hand oder am Rücken, und schon hat man sämtliche Zweifel aus dem Weg geräumt, die mit dem Umwerben einhergehen und die in einer Frau stets die Frage wecken: »Will er oder will er nicht?«

Die Tücken des Spiels

Die erste nervenaufreibende Hürde wäre nun geschafft, endlich wissen Sie, ob die Dame Ihr Interesse erwidert oder nicht. Auf jeden Fall ist sie aufmerksam geworden. Was aber unternehmen Sie, um den nächsten Level im Spiel zu erreichen? Viele Wege führen ans Ziel, und einige ganz sicher nicht. Wir verraten Ihnen, was Sie unter allen Umständen *vermeiden* sollten, wenn Sie ernsthaft an einem zweiten Treffen interessiert sind (oder daran, sie ins Bett zu kriegen).

In puncto Verhalten, bei dem die Frauen ganz schnell Reißaus nehmen, gibt es einen klaren Sieger: Auf unhöfliches Benehmen dem Date oder anderen Leuten gegenüber entfällt fast ein Viertel der Stimmen. Pat (56, Projektmanagerin) zufolge ist es absolut unmanierlich, »wenn ein Kerl andere Frauen anstarrt oder mir das Gefühl gibt, dass ich eigentlich nur eine Notlösung bin, für den Fall, dass ihm nichts Besseres mehr über den Weg läuft«. Bei Heather (31, Sängerin) hingegen verscherzt ein Mann es sich unter Garantie, »wenn er sich respektlos mir oder anderen gegenüber verhält«.

Bedenken Sie also stets, dass Sie Gefahr laufen, Ihr Date noch vor dem Dessert aus dem Restaurant flüchten zu sehen, wenn Sie die Angestellten respektlos behandeln oder dem Ausschnitt der Bedienung allzu viel Beachtung schenken.

Selbstverliebtes oder egoistisches Verhalten rangiert nicht viel weiter unten auf der Liste der »Dinge, die an einem Typen nerven«. Männer, die sich mehr für ihr Äußeres interessieren als für das ihres Dates, haben keine guten Karten bei Frankie (36, Schwimmlehrerin), die an einem Mann am schlimmsten findet, wenn »er ständig von seinem Aussehen redet. Das ist echt total nervtötend.« Hailey (keine Angaben zu Alter/Beruf) meint dazu: »Einen zu gut angezogenen Mann finde ich nicht so toll. Ich mag grundsätzlich keine Leute, die zu viel Aufhebens um ihr Äußeres machen.«

Aggressives Verhalten sowie ein ungepflegtes Erscheinungsbild kommen gleich hinter dem selbstverliebten Narziss. Esra (keine Angaben zu Alter/Beruf) wirft sie kurzerhand alle in einen Topf und meint: »Die sind doch alle gleich nervig: Typen, die ungepflegt sind, selbstverliebt, unhöflich oder aggressiv.«

Ginger (38, Projektmanagerin) hingegen kann sich nicht für eine einzige schlechte Eigenschaft entscheiden: »Da gibt es so vieles, was nervt, dass ich gar nicht sagen könnte, welche Sache die schlimmste ist.« Sie ist nicht die Einzige, der es so geht. Wie Lulu (35, Strafverteidigerin) es ausdrückt: »Wie soll ich mich denn für eine Sache entscheiden? Ist doch alles gleich unerträglich.«

Wenn ein Mann nur zu viel redet oder schlechte, unpassende Witze reißt, kann er sich noch glücklich schätzen, denn das finden mit einem halben bzw. anderthalb

Prozent die wenigsten Frauen am schlimmsten. Überhaupt keine Stimme entfiel auf die Eigenheit, unbedingt die Rechnung übernehmen zu wollen (was uns nicht wirklich überrascht), obwohl eine der Befragten, Turner (keine Angaben zu Alter/Beruf), ganz unverblümt feststellt: »Zu nette Männer sind langweilig.« Das bedeutet wiederum, es besteht noch Hoffnung für all die egozentrischen, handyabhängigen Typen da draußen.

Selbst wenn Sie eine komplette Verabredung hinter sich bringen, ohne in eins dieser Fettnäpfchen zu treten, ist die Gefahr, in letzter Minute alles zu vermasseln, weil Sie übermütig werden, noch nicht gebannt. So sagt Ella (36, Geschäftsinhaberin): »Ich hatte mal ein Date mit einem Mann, der meinte am Schluss nach einem Abschiedskuss: ›Na, bist du jetzt feucht?‹ Wie kommt ein Typ nur auf die Idee, so was könnte gut ankommen?!« Also ehrlich, das fragen wir uns auch!

Wie früh ist zu früh (oder nicht früh genug)?

Sie haben das erste Date erfolgreich hinter sich gebracht, vielleicht sogar schon ein zweites und ein drittes. Wie bald können Sie erwarten, dass eine Frau mit Ihnen ins Bett geht, wenn erst einmal feststeht, dass sie sich zu Ihnen hingezogen fühlt?

Die Antworten auf diese Frage sind breit gefächert. Jane (39, Geschäftsfrau) zum Beispiel gehört eher zur »Besser jetzt als nie«-Fraktion. »Wenn ich mit jemandem nicht spätestens nach dem dritten Date Sex hatte«, so sagt sie, »dann wird es sehr wahrscheinlich nie passieren.« Mae (31, Doktorandin) sieht das ähnlich und erklärt, dass sie normalerweise »nach dem ersten Treffen« mit einem Mann schläft, »wobei es auch noch von anderen Faktoren abhängt«.

Andere Frauen warten wiederum mindestens das dritte Date ab, selbst wenn ein Mann sie von Anfang an interessiert. Obwohl sie inzwischen verheiratet ist, berichtet uns Frankie (36, Schwimmlehrerin), dass sie während ihrer Zeit als Single »manchmal sofort Sex wollte, aber trotzdem das dritte Date abwartete«. Carrie (40, Wissenschaftlerin) gesteht: »Manchmal würde ich mit einem Mann gern noch am selben Abend schlafen, aber ich warte normalerweise schon erst ein paar Treffen ab.«

Was steckt dahinter, dass die Frauen lieber warten? Bei einigen ist es so, dass sie einen Mann zunächst näher kennenlernen möchten; andere wiederum wollen ihrem Ruf nicht schaden. Dawn (42, Hausfrau) erklärt es folgendermaßen: »Hier die Antwort, die ich meinen Kindern geben würde: drei Treffen sind das Mindeste, basta.«

Einige Frauen sind noch zurückhaltender. Kyleranne (20, Studentin) zum Beispiel würde nicht mit einem Mann schlafen, »bevor wir uns nicht über unsere Gefühle zueinander im Klaren sind und ich nicht weiß, ob die Beziehung eine Zukunft hat«. Heather (28, Reisefotografin) wartet in der Regel sogar »einen Monat oder länger … aber es kommt natürlich ganz drauf an«.

Das, worauf es ankommt, ist die viel beschworene, aber kaum fassbare Zutat, die sich Chemie nennt. Bisweilen dauert es seine Zeit, bis zwei Menschen sich ausreichend vertrauen, um sich körperlich zu nähern, bis sie sich absolut wohlfühlen in der Gegenwart des anderen und die verborgenen Qualitäten des jeweils anderen kennen. 55 Prozent der Frauen, die wir befragten, geben an, dass es ganz auf die Chemie ankomme, wie lange sie sich Zeit lassen, bis sie mit jemandem schlafen. Sylvia (48, Marketingbeauftragte) erklärt das wie folgt: »Auch wenn ich vielleicht schon gern Sex hätte mit einem Mann, hängt es doch von der Chemie und ein paar anderen Faktoren ab, ob ich dem Drang nachgebe oder nicht.«

Weil es in jedem Spiel mindestens einen (oder auch zwei) Joker gibt, wollen wir Ihnen nicht vorenthalten, was Kate (35, Autorin) dazu zu sagen hat: »Es ist ein entscheidender Unterschied, ob man es will und ob man es auch tut.« Carrie (28, Unternehmerin) ist sich in dem Punkt mit ihr einig: »Ich will auf jeden Fall einen Monat oder länger warten, aber oft fehlt mir dann die Beherrschung, und dann passiert es eben doch schon nach ein paar Treffen.«

Mit anderen Worten, eine Frau mag zwar ganz ent-

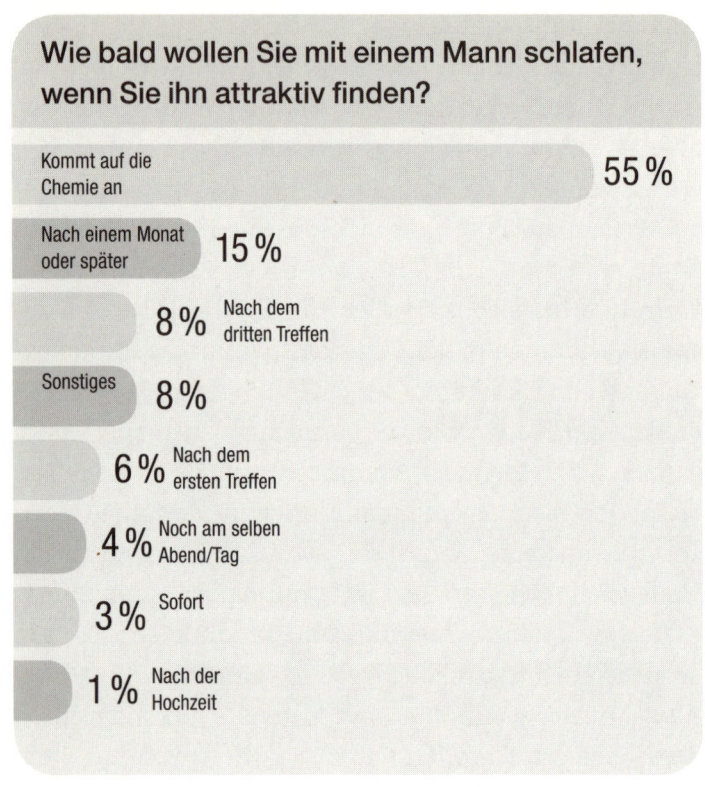

Wie bald wollen Sie mit einem Mann schlafen, wenn Sie ihn attraktiv finden?

Kommt auf die Chemie an — 55 %

Nach einem Monat oder später — 15 %

8 % Nach dem dritten Treffen

Sonstiges — 8 %

6 % Nach dem ersten Treffen

4 % Noch am selben Abend/Tag

3 % Sofort

1 % Nach der Hochzeit

schiedene Ansichten haben zu dem Thema, wann sie mit einem Mann schlafen will, aber man weiß nie, ob sie es sich nicht doch anders überlegt. Also Glück auf!

Du fängst an. Nein DU fängst an!

Ganz gleich, ob man in einer Beziehung steckt oder Single ist, stellt sich irgendwann die Frage, wer den Anstoß dazu gibt, es endlich zu tun. Überlegt man sich dazu einen grandiosen Einzeiler, der die Auserwählte garantiert dahinschmelzen lässt, oder wartet man, bis sie den ersten Schritt tut? Wir haben die Frauen gefragt, wie häufig sie die Initiative ergreifen (wollen), und kamen zu folgendem Ergebnis: »Manchmal« ist der Sieger mit 58 Prozent, gefolgt von der häufig gehörten Antwort »kommt ganz auf den Mann und die Situation an« mit 29 Prozent. Diese Antworten sind nicht besonders hilfreich für Sie, doch leider (oder auch zum Glück) gibt es keine allgemeingültigen Regeln, die auf sämtliche Frauen zutreffen würden. Wollen wir doch einmal sehen, ob wir dennoch ein wenig Licht in die Sache bringen können.

Variante 1: halbe-halbe

Vielen Frauen ist es egal, ob sie selbst die Sache anstoßen oder der Mann, solange die Rollen gerecht verteilt sind. So fühlt sich keiner der beiden Partner benachteiligt, weil er immer den Bittsteller spielen muss, wenn er Lust auf Sex hat. Vanessa (35, Verwaltungsangestellte) hat folgende Beschwerde vorzubringen: »Bei uns bin immer ich es, die den ersten Schritt macht, fast zu 90 Prozent. Lieber wäre es mir, wenn ich nur 40 bis 50 Prozent der Zeit diese Rolle übernehmen müsste.« Vanessa ist nicht die Einzige, der es so geht.

»Das müsste gerecht verteilt sein, beide Partner sollten kein Problem damit haben «, meint Anette (42, Managerin). »Ich würde sagen, in diesem Punkt sollte fifty-fifty gelten«, sagt auch Adrienne (33, Doktorandin). »Manchmal übernehme ich gern die Führung, und manchmal will ich einfach, dass man mir sagt, wo's langgeht.« Ginger (38, Projektmanagerin) bringt dafür einen schönen Vergleich aus der Natur: »Ich bin gern abwechselnd mal Raubtier und mal Beute.«

Variante 2: Nimm mich, mein Großer

Es gibt auch Frauen, die an der altmodischen Variante festhalten. Das heißt, sie bevorzugen es, wenn man sie umwirbt, statt dass sie selbst die Initiative ergreifen. »Es stimmt«, meint Roxie (35, Kommunikationsfachfrau). »Ich bin ein altmodisches Mädchen und mache ganz selten den ersten Schritt. Für mich gehört es dazu, dass man mir den Hof macht, und es ist Teil der hohen Kunst der Verführung, dass ein Mann die Initiative ergreift.« Matilda (32, Apothekerin) sagt dazu Folgendes: »Ich werde gern verführt. Ich hab einfach gern das Gefühl, dass er der Boss ist.« Christina (32, Marketingexpertin) sagt: »Ich habe kein Problem damit, einen Mann zu verführen, aber ich werde immer viel lieber verführt.«

Einige unserer Umfrageteilnehmerinnen geben an,

dass sie sich einfach nicht wohl dabei fühlen, den ersten Schritt zu tun. »Ich kann zwar Signale senden«, meint Seraphin (40, Technologiestrategin), »aber ich komm mir vor wie eine Schlampe, wenn ich den ersten Schritt mache.« Casi (keine Angaben zu Alter/Beruf) hingegen meint: »Wie beim Tanzen sollte der Mann auch hier die Führung übernehmen.«

Außerdem ist da noch ein Punkt, den Stacey (33, Marketingexpertin) zur Sprache bringt: »Ich bin Mutter eines zweijährigen Kindes. Selten geht die Initiative von mir aus. Ich bin dafür einfach verdammt noch mal zu erledigt!« Das ist ein Einwand, den Sie im Kopf behalten sollten, wenn Sie selbst Vater oder mit einer Frau zusammen sind, die ein Baby oder Kleinkind hat. Vielleicht braucht sie ein bisschen zusätzliche Inspiration durch Ihre Interessenbekundungen. Entwickeln Sie ein gewisses Feingespür für den richtigen Zeitpunkt! »Er sollte auf gar keinen Fall irgendwelche Annäherungsversuche – und schon gar nicht mit Sex als Ziel – starten, während ich die Windeln wechsle oder mit einem ausgewachsenen Tobsuchtsanfall zu kämpfen habe«, erklärt Roxanne (45, Autorin und Mutter eines Kindergartenkindes).

Variante 3: Es kommt ganz darauf an

Einige Frauen stehen dem Thema eher gleichgültig gegenüber und sind willens, es einfach auf sich zukommen zu lassen. »Immer wenn ich in einer Beziehung

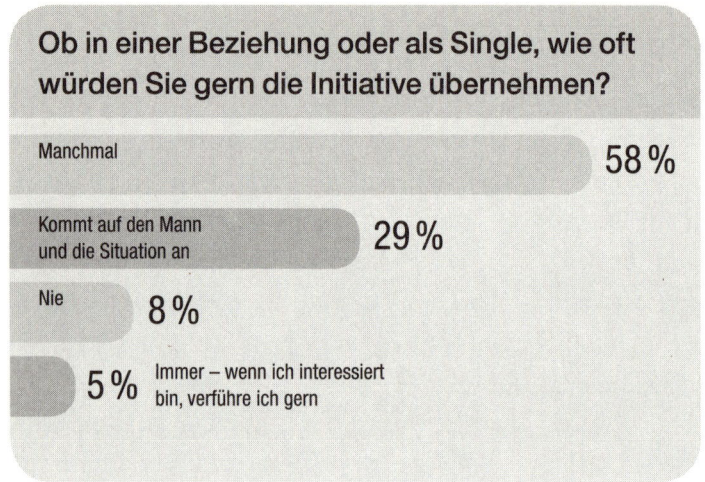

Ob in einer Beziehung oder als Single, wie oft würden Sie gern die Initiative übernehmen?

Manchmal **58 %**

Kommt auf den Mann und die Situation an **29 %**

Nie **8 %**

5 % Immer – wenn ich interessiert bin, verführe ich gern

bin«, meint Inara (46, Autorin), »muss ich eigentlich selten den ersten Schritt tun, aber ab und zu mache ich das auch ganz gerne, damit es spannend bleibt und sich keine Routine breitmacht.« Bryn (41, Sekretärin) erklärt: »Normalerweise werde ich gern ›genommen‹, aber wenn ein Mann dafür zu schüchtern ist, übernehme ich auch mal die Führung.« Für Heather (28, Reisefotografin) hingegen kommt es ganz darauf an, in welcher Phase einer Beziehung sie sich befindet: »Am Anfang kann er gern die Führung übernehmen, aber wenn wir uns aneinander gewöhnt haben, mache ich das hin und wieder ganz gern selbst.«

Aber in einer langjährigen Beziehung wollen die Frauen nicht immer nur die Rolle der Verführerin in Spitzenhöschen übernehmen und ihren Partner am Ärmel zupfen und betteln: »Liebling, ich brauche ein wenig Zuwendung!« Das kann der Selbstachtung einer Frau auf die Dauer tatsächlich schaden, und irgendwann verliert sie die Lust, wenn die Initiative immer nur von ihr ausgeht. Pat (56, Projektmanagerin) drückt es folgendermaßen aus: »Ich bin schon seit Ewigkeiten verheiratet. Leider bin fast immer ich es, die die Initiative ergreift, mir wäre es lieber, wenn nicht immer ich es tun müsste.«

Jennifer (34, Mitarbeiterin einer Non-Profit-Organisation) zufolge kann es ein echter Antörner sein, wenn man sich mit seinem Partner in der Rollenverteilung abwechselt. »Oft bin ich es, die die Führung übernimmt (und das ist in Ordnung), deshalb finde ich es total sexy, wenn er dann zur Abwechslung den ersten Schritt macht.« Sogar die Frauen, die eigentlich gern die Initiative ergreifen, wollen es nicht die ganze Zeit tun. »Niemand kann Gedanken lesen«, erklärt Frankie (36, Schwimmlehrerin). »Ich bin verheiratet, und wenn ich Lust habe, stoße ich die Sache auch an, kein Thema. Aber wenn immer ich es tun müsste, fände ich das nicht so prickelnd. Es sollte ein ständiges Geben und ein Nehmen sein.«

Falls Sie auf eine feste Beziehung aus sind, ist es nicht immer unbedingt ein gutes Zeichen, wenn die Frau den ersten Schritt macht, wie Paris (24, Wissenschaftlerin) verdeutlicht: »Wenn ich einen Mann kurz nach der ersten

Begegnung verführe, dann liegt das aller Wahrscheinlichkeit nach daran, dass ich gern Sex hätte«, erklärt sie, »nicht daran, dass der Mann irgendwie besonders wäre.« Roxanne (45, Autorin) stellt klar: »Nur weil eine Frau kurz nach dem Kennenlernen mit einem Mann schlafen will, ist sie noch lange keine Schlampe. Es heißt aber genauso wenig, dass sie auf eine Beziehung mit ihm aus ist. Vielleicht fühlt sie sich einfach nur zu ihm hingezogen und will mit ihm schlafen. Daraus sollte man einer Frau keinen Vorwurf machen.«

So halten Sie die Dinge am Laufen

Sie sind einer Frau inzwischen etwas näher gekommen, waren vielleicht sogar schon mit ihr im Bett, und nun möchten Sie, dass es weitergeht. Auf welche Persönlichkeitsmerkmale und Einstellungen achten die Frauen, wenn sie ein tiefer gehendes Interesse an einem Mann haben? Anders ausgedrückt, was macht für sie die Sache perfekt? Angeführt wird die Liste, wie bereits an anderer Stelle erörtert, von Intelligenz und Humor. Hier noch ein paar weitere Dinge, auf die es ankommt.

Emotionale Stabilität ist sexy

Diesen Abschnitt hätten wir auch mit der Überschrift »Nette Jungs machen das Rennen« versehen können, denn der nächste Punkt auf der Liste ist emotionale Stabilität, neben weiteren Merkmalen wie Reife, Selbstbewusstsein und soziale Kompetenz. Eine geistig gesunde Frau wünscht sich einen Mann, der all seine Sinne beisammenhat. »Ich habe gelernt, wie überaus wichtig das ist, seit ich mal mit einem Mann zusammen war, der emotional eher labil war!«, berichtet Sunny (36, Projektmanagerin). Außerdem scheint es manchen Frauen wichtiger zu sein, einen Mann zu finden, der einfach nur ein netter Kerl ist und kein Sexprotz. »Ein unausgeglichener Mann wird nie so nah an mich herankommen, dass ich herausfinden könnte, ob er mich zum Orgasmus bringt oder nicht«, meint Pat (56, Projektmanagerin).

Ganz egal, was Sie denken mögen oder was die Medien uns weismachen wollen: Nicht alle Frauen sind auf der Suche nach dem sprichwörtlichen »bösen Jungen«, denn so sexy so ein Aufreißer theoretisch auch sein mag, ist er doch nicht der Typ, mit dem eine Frau gern eine langfristige Bindung eingehen möchte. Die Frauen wünschen sich nicht nur einen Partner, der zu ihnen nett ist – sie wünschen sich jemanden, der sich generell um andere Menschen bemüht, sogar um Fremde. Elizabeth (32, Therapeutin) sucht ganz entschieden nach einem Mann, der »nett zu meiner Familie und meinen Freunden ist «, und für Rachel (45, Unternehmerin) gilt: »Mitmenschlichkeit ist absolut essenziell.«

Beschenken Sie sie – mit einem Orgasmus

Wie wichtig ist es, dass ein Mann eine Frau beim Sex zum Orgasmus bringen kann – oder will? Äußerst wichtig (obwohl den von uns befragten Frauen die »Bindungsfähigkeit« eines Mannes noch wichtiger ist). Annette (44, Managerin) erklärt: »Ich war schon mit Männern zusammen, die waren offensichtlich der Meinung, dass mein Orgasmus nicht so von Bedeutung sei. Da lagen sie falsch.«

Doch manche sehen das ein wenig anders, auch wenn sie selbst noch auf der Suche nach Big O sind. Marla (30, Künstlerin) hat für sich herausgefunden, dass Geduld die einzige Lösung ist. »Ich hätte mich schon fast von meinem jetzigen Ehemann getrennt, weil ich erst nach einem Monat das erste Mal einen Orgasmus hatte, als wir uns kennenlernten«, erklärt sie. »Aber diese Hürde haben wir dann schnell überwunden.« Karren (45, Anwältin) hat ebenfalls kein Problem damit, sich zu gedulden. »Am Anfang finde ich es nicht so wichtig, dass ein Mann mich zum Höhepunkt bringt, weil ich ihm das sicherlich noch beibringen kann«, meint sie. »Aber wenn er es dann nach einer gewissen Zeit immer noch nicht schafft, wird es zum Problem.«

Einige der Befragten sind der Ansicht, dass es eher an der Frau selbst liegt und nicht am Mann, wenn sie nicht zum Orgasmus kommt. Roxie (35, Kommunikationsfachfrau) beispielsweise sagt: »Ich hatte noch nie Probleme, mit einem Partner zum Höhepunkt zu kommen. Ich denke, das hat mehr mit mir selbst als mit einem bestimmten Partner zu tun. Wenn ich ihm also nicht klarmachen kann, was ich möchte und was mir gefällt, dann ist er ganz eindeutig nicht der richtige Mann für mich – dann gibt es einen Grund, weshalb ich es nicht schaffe.« Auch Shai (33, Verkäuferin) ist der Ansicht, dass man selbst verantwortlich ist, ob es klappt oder nicht. »Es hält sich immer noch der Mythos, dass es am Mann liegt, wenn eine Frau keinen Orgasmus kriegt. Dabei liegt es allein an uns, ob wir es zulassen. Wir müssen uns fallen lassen und dem Partner dabei helfen, uns glücklich zu machen – und wir müssen uns selbst in die richtige Stimmung versetzen.«

Vielen Frauen reicht es zu wissen, dass ihr Partner sich redlich Mühe gibt. So sagt Seraphin (40, Technologiestrategin): »Seit ich *Sex and the City* kenne (und vor allem Samantha und ihre Experimente), versuche ich, den Jungs viel mehr Anerkennung entgegenzubringen, selbst wenn die Größe seines besten Stücks zu wünschen übrig lässt oder wenn er mir anfangs nicht die tollsten Orgasmen beschert. Solange er sich bemüht, besser zu werden, vertraue ich darauf, dass sich irgendwann alles fügt.« Wer hat eigentlich behauptet, dass das Fernsehen keinen konstruktiven Beitrag zu unserer Gesellschaft leistet?

Ella (36, Geschäftsinhaberin) fasst es folgendermaßen zusammen: »Wenn ich nicht zum Höhepunkt komme, dann gebe ich normalerweise nicht ihm die Schuld. Mir ist es viel wichtiger, dass ein Mann mir den Eindruck vermittelt, dass er gern mit mir zusammen ist und dass ich für ihn die schönste Frau der Welt bin. Das allein ist ein orgiastisches Gefühl.«

Verschiedene Faktoren

Nur für den Fall, dass Sie langsam übermütig werden und denken, Sie wüssten nun, was klappt und was nicht, wollen wir Sie erneut daran erinnern, dass jede Frau anders ist. Einige Frauen wünschen sich einen Mann, der lieben *und* reden kann: »Mir ist klar geworden, dass man in einer Beziehung alles erreichen kann, solange das mit dem Sex und dem Reden gut klappt«, erklärt Annie (62, Schriftstellerin). Beth (43, Designerin) wartet in diesem Punkt mit einer etwas längeren Liste auf. »Er muss das, was er tut, mit Leidenschaft angehen«, sagt sie. »Und Spaß dabei haben. Und er muss wissen, wie er mit sich selbst und anderen umzugehen hat. Und er sollte tierlieb sein.« Immerhin verlangt sie nicht, dass er ein Mittel gegen Krebs entdeckt!

Danksagung

Zunächst einmal möchte ich Dave Fitzgerald danken, dessen Enthusiasmus und Hilfsbereitschaft einen entscheidenden Beitrag zur Entstehung dieses Buches geleistet haben (ganz zu schweigen von seiner Bereitschaft, uns bei den Recherchen zur Hand zu gehen).

Auf keinen Fall unerwähnt lassen will ich Cynthias Ehemann, Nima, der immer wieder für Spaß – und für wunderschöne Schaubilder – sorgte.

Dank auch an all die Umfrageteilnehmerinnen dafür, dass sie bereitwillig ihre Gedanken und Wünsche mit uns teilten. Ich weiß jetzt so viel mehr über viele meiner Freundinnen, als ich je für möglich gehalten hätte …

Außerdem danke ich Jill und Quiver dafür, dass sie mich gemeinsam mit Cynthia an diesem Projekt haben arbeiten lassen, Tere für ihr redaktionelles Geschick und ihre freundliche, diplomatische Art sowie Sherree B. dafür, dass sie sich um die ganzen lästigen rechtlichen Details gekümmert hat.

Zu guter Letzt und vor allen (kann ich das wirklich machen?) gelten mein Dank und meine Zuneigung meiner Koautorin und Freundin, ohne die ich nie die willkommene Chance erhalten hätte, mein Schreibrepertoire auf erotische Texte auszuweiten – sowohl im belletristischen wie nichtbelletristischen Bereich. Dank ihrer Geduld, ihrer Begeisterungsfähigkeit und ihrem außerordentlichen Talent war es mir eine Freude, mit ihr zu arbeiten!

Dana Fredsti

Ich hasse es, Danksagungen zu verfassen. Sie bringen nie ganz auf den Punkt, was man eigentlich sagen will, und sie klingen nie so ausgefeilt, wie man es gerne hätte. Wie soll ich beispielsweise auch nur annähernd meinem Ehemann danken, Nima, ohne den es ganz einfach nicht möglich gewesen wäre, dass ich mich an dieses Projekt heranwage. Er war es, der sich um unseren Sohn kümmerte, damit ich mich davonschleichen und schreiben konnte! Und das ist nur ein Bruchteil dessen, was er für mich getan hat, bei jedem meiner Projekte gewährt er mir aufs Neue seine volle Unterstützung. (Und, wie Dana bereits erwähnte, ohne ihn gäbe es kein einziges dieser wunderschönen Schaubilder!)

Auch Dave Fitzgerald kann ich gar nicht genug danken. Er stand uns vom Anfang bis zum Ende mit viel Humor und guter Laune zur Seite.

Wie Dana will auch ich den Teilnehmerinnen an unserer Befragung dafür danken, dass sie sich uns gegenüber so offen und freimütig geäußert haben.

Darüber hinaus danke ich unserer Agentin Sheree Bykofsky von Sheree Bykofsky Associates; unserem Verleger, Will Kiester; unserer Lektorin, Jill Alexander; und unserer Projektmanagerin, Tere Stouffer. Mit ihrer Erfahrung halfen sie uns, Klarheit und Struktur in die vielen Seiten der Umfrageergebnisse zu bringen.

Zu guter Letzt möchte ich noch meiner Koautorin, Dana Fredsti, tausendfach dafür danken, dass sie sich bereit erklärt hat, sich mit mir auf diese verrückte Reise zu begeben, eine Reise, die gelegentlich einem Gewaltmarsch gleichkam (wofür ich mich zugleich entschuldige, Dana). Ich wette, sie hätte damals, als wir beide noch 14 waren und in unseren Zimmern vor uns hin kritzelten, nie gedacht, dass wir eines Tages Freundinnen und Wildfremden solch aufdringliche Fragen zu ihrem Sexleben stellen würden – und dann auch noch darüber schreiben. Danke, dass du für mich da warst, teuerste Freundin. Mir hat das alles viel mehr Spaß gemacht, als ich je gedacht hätte. (Und jetzt können wir endlich diese tolle Flasche Wein aufmachen!)

Cynthia W. Gentry

Register

Seitenangaben in *Kursivdruck* verweisen auf Statistiken.

A

Abhängigkeit 308

Abtörner 214–223, 339 *siehe auch* Lustkiller

Angewohnheiten/Probleme 220–223

beim Vorspiel 53–57, *54*

Abwechslung 71

After streicheln 82

Aggressivität 218 f., 315, 360

Analsex 300

Anatomie, weibliche Erregung 25

Angst/Ängste/ängstlich 28, *106*, 174*8*, 185, 218, 247, 278 ff., 285

Anleitung, Sex 191

Anmachsprüche 358

Antidepressiva 177

Anweisungen bitten, um 131

Aphrodisiaka/aphrodisierend 144, 213, 323 ff.

Arme 52

Atmung 157, 204, 241, 256

Attribute, attraktive (Männer) 357

Aufmerksamkeit schenken 166

B

Augen 349

–, verbundene 143 f.

Augenblick genießen 255 ff.

Ausgeschlossenheit, Gefühl von 301 f.

Aussehen, Männer *344*

Auto, Sex im 187

B

BDSM *siehe* Fesselspiele

Befeuchtung 167

Befriedigung 126

Begeisterung 142

Beine 349

Bemerkungen, unsensible 269 f.

Berühren/Berührung 18, 26, 29, 32–36, 42, 43, 45–48, 52 f., 62–68, 70 f., 76–80, 81, 84, 87, 89 f., 98 f., 100, 107, 121, 140 f., 146, 158, 171 f., 175, 194, 196 ff., 216, 251, 256, 293, 330–334, 339, 356, 358

Klitoris 79

Tipps 79 f.

Beziehung, langjährige 368

Bindung, emotionale 214 f.

Bittsteller 365

Blickkontakt 68, 356
Blowjob 160 f.
Brüste 51
Brustwarzen 85
Brustwarzenklammern 312

C
Cunnilingus 48, 106, 134
   siehe auch Fellatio *sowie*
   Oralverkehr/-sex

D
Desinteresse 262
Dildos 102, 302 f.
Dirty Talk 189 ff., 190, 217 f.,
   234
Dominanz 314 ff.
Dreier 292 f., 300
Druck, optimaler 129–133, 132
Duft, weiblicher 124
Duschen 55, 124, 148, 160,
   187, 203, 246, 249, 255, 257,
   264 f. *siehe auch* Sauberkeit/
   Hygiene

E
Egoismus 36, 360 *siehe auch*
   »Selbstbezogenheit«
Ehrlichkeit 334 ff.
Ejakulieren 162, 177, 299
Ekstase, Techniken 93 ff.
Entscheidungen respektieren
   327
Entspannen, Zeit zum 230
Erfahrung, spirituelle 281
Erniedrigung 298
Erotik 308–311
Erscheinungsbild, Männer
   267 ff., 342
Ersteindruck 340–348, 341

Erwartungen, unrealistische
   341
Experimentieren 202–205 *siehe*
   auch Neues wagen

F
Fantasie(n, sexuelle) 12, 15, 40,
   89, 101, 169, 177, 229, 275–
   318
   Bedeutung 318
   Partner, Bedeutung 318
   teilen 283–287, 285
   und Realität 281 f.
   –, vielfältige (Beispiele) 288 ff.
   Wünsche, geheime 286–294
   –, zahme 290 f.
Fantasieorte 187
Fantasieszenarien 294
Feedback 38, 113, 116, 130,
   157 ff., 173
Fehltritte (postkoitale) 272 f.
Feingefühl, Nähern mit 333 f.
Fellatio 150–162 *siehe*
   auch Cunnilingus *sowie*
   Oralverkehr/-sex
Fernbeziehungen 206
Fesselspiele (BDSM) 311–316,
   313
   für Einsteiger 313 f.
Fight-or-flight-Reaktion 207
Filmen, Sex 294
Finger, männliche 353
   benutzen/sprechen lassen
   99–104, 117 f.
   wandern lassen 92 ff.
»Flitterwochen-Zystitis« 257
Fotografieren 294
Frau oben (GV-Stellung)
   196 f.
Frauen, Gehirn 40–44, 338 ff.

Freud, Sigmund 12, 324
Funktionsstörung, erektile 219
Füße/Fußsohlen 37, 46, 52, 205, 304
Fußmassage 52 *siehe auch* Massage

G
Gang, Männer 350
Ganzkörpermassage 247 *siehe auch* Massage
Ganzkörpertechnik 98 f.
Geduld, Tipps 121 ff.
Gehirn, Frauen 40–44, 338 ff.
Genießen 39
Genitalien 32 ff.
Geschenk, Orgasmus als 372 ff.
Geschlechtsverkehr (GV, Hauptakt) 163–223 *siehe auch* Penetration(-sverkehr)
Geschwindigkeit 71, 120, 167–170
Gesicht 50
Gesichtsausdruck 74
Gesichtsbehaarung 352
Gespräche/Reden 250 f.
Gleitmittel 167
G-Punkt 47, 80, 81, 139, 141, 194 f., 198, 234, 280
– Tipps 91 f.
Grapschen 83 f.
Grobian, Liebhaber als 83–86
GV *siehe* Geschlechtsverkehr

H
»Handarbeit« (Handjob) 61–104
Hände, Männer 353 f.
Handschellen 218, 277
Handtechniken 90 f.
  Klitoris 76 ff.

Häufigkeit, Sex 205–213, *210, 213*
Hausarbeiten 213
Haushaltspflichten 49
Haustier 268
Heimlichtuerei 306
Herz und Verstand 174 f.
Hilfsmittel 171 *siehe auch* Sexspielzeug *sowie* Vibratoren
hinten verwöhnen, Partnerin von 97 f.
Hintern 349
Höhepunkt
  hinauszögern 216 f.
  –, Sex ohne 176
Hotel(zimmer) 185
Hüften/Hüftknochen, Männer 350 f.
  bewegen 153
Hundestellung (GV) *193*, 197 ff., 200 ff.
Hygiene, mangelnde *siehe* Sauberkeit/Hygiene

I
Initiative ergreifen 365–370, *368*
Interesse (aufrichtiges) 323, 325, 356

K
Kalte Schulter zeigen 261 ff.
Kamasutra 204
Kennenlern(en)-Phase 323 f., 327
Kerl, mieser 269–273
Kleidung, Männer 347 f.
Klitoris 34 f., 47, 68 f., 81, 82, 84 ff., 89, 91 ff., 95–98, 101, 107, 116–120, 122 f., 127, 128,

135–142, 172, 177, 194–197,
233, 243
Berührung 79
finden 118 f.
Handtechniken 76 ff.
saugen 135
Vorspiel 79
Klotz, Liebhaber als 88 ff.
Klugheit, Männer 347
Kniekehlen 52
Kommunikation (Gespräche/
Reden) 112 f., 173 f.
Komplimente machen 27
Kondome 182, 207, 236, 240,
273
Kontrolle 24, 41, 126, 151, 154,
196 ff., 272, 288, 314 f., 325
Körperbehaarung 352
Körperfunktionen 298 f.
Körpergröße, Männer 352
Körperkontakt 331 f.
Körperpflege 159 f. *siehe auch*
Sauberkeit/Hygiene
Körperteile, Attraktivität
(Männer) 348–356, 353
Kreativität 33, 36 ff., 52, 73
Küche, Sex in 186
Kuscheln 182, 247–250, 249,
254 f., 257 f., 262, 273
Kuss/Küssen 26, 30 f., 34, 43,
44–48, 50 f., 64, 94, 120 f.,
141 f., 147, 194, 247, 249,
273, 288 f., 310, 329, 332, 334,
336 ff., 361

L
Lächeln, Männer 356
Lachen, Männer 345 f.
Lernen 38
Lesben 172, 291 f., 310

Libido, Frauen 325
Liebhaber, schlechte 83–90
Lieblingspositionen 192–205,
193
Lob auf Sex 268
Lust 126
Lust, Landkarte der (Frauen)
146–149
Lustkiller 301 f. *siehe auch*
Abtörner
M
Manieren 263
Männer
Attribute, attraktive 357
Fehler, taktische 42
Kleidung 347 f.
Klugheit 347
Körpergröße 352
Körperteil 348–356
Lachen 345 ff.
Persönlichkeit 345
Sauberkeit/Hygiene 26
Stabilität, emotionale
361 f.
Unsicherheit 356
Massage 46 f., 67, 70, 78
Masturbieren 99, 100, 101–104,
103, 197, 287, 293
Medikamente(nkonsum) 177,
227
»Meerjungfrau« (GV-Stellung)
199
Missionarsstellung 192–195
Beispiele/Tipps 194 f.
Müdigkeit 177
Musculus gluteus maximus 80

N
Nachfragen 115
Nachspiel 245–273

Nacken(beuge) 46 f., 50, 64, 94, 129, 147, 205, 247, 333
Natur, freie 183 f.
Nein sagen 74
Neues ausprobieren 280
Neues wagen 316 ff. *siehe auch* Experimentieren

O
Offenheit 284
Öffentlichkeit, Sex 186
One-Night-Stand 168, 238, 263, 292
Oralverkehr/-sex 12 f., 47 ff., 94 f., 105–162, 128, 132 *f.,* 148 *f.,* 156, 226 f., 233, 236, 266, 302
Befriedigung 156
Begeisterung zeigen 109 ff.
Fehler 126 ff., 128
Körperregionen 148
Tabus 149
Techniken 144 f.
Tipps 157 ff.
zum Orgasmus 125
Ordnung 267 ff.
Orgasmus, Frauen 78, 175–178, 225–244
als Geschenk 372 ff.
Big O 225–244
–, multipler 242 ff., 244
Schwierigkeiten 228, 231
Vortäuschen 237–242, 238 *f.,* 241
Orgasmustechniken 233–237, 234 *f.*
Orte 188
–, beste 182–188, 184
Oxytocin 51, 252

P
Peitsche 235, 291, 311, 314
Penetration(sverkehr) 37, 67, 177, 181, 196, 227 *siehe auch* Geschlechtsverkehr (GV)
Penis 37, 50, 150–153, 160, 166, 168, 171, 194, 196, 198, 202, 236, 243
Größe 178–181, 181, 343
–, schlaffer 219 f.
Persönlichkeit, Männer 345
Pflichtgefühl, Sex aus 215
Phase, postkoitale (Hinweise) 259 f.
Fehler 261–269
Porno(grafie), Filme/Zeitschriften 43, 150, 166, 189, 217, 234, 236, 304–311, 306, 310
Pupsen 271 f.

Q
Quickie 22, 31 f., 170, 175

R
Reaktionen, Sex 190
beobachten 130 *siehe auch* Signale achten, auf
Realität 287
und Fantasie 281 f.
Reden/Gespräche 250 f.
Respektlosigkeit 359
Rhythmus 66, 76 f., 79, 93, 114, 123, 128, 129–133, 132, 153, 159, 171, 197, 21
Rollenspiele 233, 235, 285, 290, 295 f., 297, 298
Romantik 27, 42, 59, 175, 183, 200 f., 262, 267, 291, 333, 336 f.
Routine (Sex-Routine) 56, 368
Rücken 52

Rückenmassage 37, 67, 230
  siehe auch Massage

S
Sadomaso(chismus; SM) 218,
  302, 305, 311
Sanftheit 33, 35, 42, 46, 50, 62,
  65–70, 73 f., 77, 81, 86, 92, 94,
  99, 116, 118, 123, 130, 136 f.,
  147, 150–155, 179, 216, 249,
  333, 356
Sauberkeit/Hygiene 267 ff., 54 f.
Schein, äußerer 340–345
Schläfrigkeit nach Sex 253 ff.,
  255
Schlafzimmer 182 f.
Schlüsselbein 51
Schmerz 35, 68, 133, 161, 167,
  170, 179 f., 206, 218 f., 233,
  235, 289, 312
Schnelligkeit 85 f.
Schüchternheit 328–331
Schuldgefühle 211, 242, 327
Schultern 349
»Selbstbezogenheit« 215 f. siehe
  auch Egoismus
Selbstdarsteller 334
Selbstsicherheit 70
Selbstverliebtsein 360
Seufzen 112
Sex
  Anleitung 191
  Häufigkeit 205–213, 210, 213
  Leidenschaft, übertriebene
  216
  –, Lob auf 268
  nach wie vieltem Date 361–
  364, 364
  ohne Höhepunkt 176
  Reaktionen 190

–, Schläfrigkeit nach 253 ff.,
  255
–, schmutziger 27
Zeitpunkt, richtiger 364
Sexkritik 266
Sexparty 186
Sexpuppe 55
Sexschaukel 203
Sexspiele 294–297
Sexspielzeug 207, 273, 303 f.,
  304
Signale beachten 73 ff.
  Ratschläge/Tipps 113 ff.
Simulation 67, 81, 93, 97, 141,
  171, 177, 181, 196, 200, 227,
  231, 233, 234, 243, 277
»Sixpack« 95 f.
SM siehe Sadomaso(chismus)
Spontaneität 203
Stabilität, emotionale (Män-
  ner) 361 f.
Steigerung, allmähliche (Tipps)
  65 f.
Stimmungstöter 53, 75 siehe
  auch Abtörner
Stimulation, klitorale 177
Stöhnen 113
Stress 177, 207 f., 211, 213, 219,
  227 f., 230
Stressabbau 104
Swimmingpool, Sex 187

T
Taktlosigkeiten 269
Tantrasex 203
Telefongespräche annehmen
  270 f.
Träumen 288–294

U

Unordnung 267 ff.
Unsicherheit, Männer 356
Unterwerfung 218, 234, 298,
    311, 314

V

Vagina 64, 67, 77 f., 81, 84, 86,
    90 ff., 94–97, 123 f., 137–141,
    147, 177, 227, 234, 236, 241
Variieren/Variationen 171 f.
Verachtenswertes 151 ff.
Verbundenheit herstellen
    251 ff.
Verführung 319–374
Vergangenheit 56 f.
Vergewaltigungsfantasien
    299 f.
Vertrauen 127
Vibratoren 93, 137, 171, 177,
    198, 229, 233, 234, 303
Vorspiel 21–60
    Anweisungen, konkrete
    (Tipps) 29 ff., 33 f., 41 f., 58 ff.
    Arten 40–49, 43
    Bedeutung/Wichtigkeit 23 f.
    Genitalien 32 ff.
    –, mentales 41 f.
    Zärtlichkeit 26, 29 ff., 33, 35 f.,
    44 ff., 50, 52, 65, 68–71, 87, 98,
    107,   116 f.,141, 145, 147,
    172 f., 175, 216, 248, 251, 322
Vortäuschen, Orgasmus 237–
    242

W

Weichei, Liebhaber als 87 f.
Whirlpool, Sex 187
Witze, unpassende 360
Wünsche/Fantasien, Frauen/
    Partnerin 18 f., 72
–, geheime 286–294
Würgereflex 153

Y

Yogaübungen 203

Z

Zärtlichkeit 26, 29 ff., 33, 35 f.,
    44 ff., 50, 52, 65, 68–71, 87,
    98, 107, 116 f.,141, 145, 147,
    172 f., 175, 216, 248, 251, 322
Zeit zum Entspannen 230
Zeitpunkt, richtiger (Sex) 364
Zonen, erogene (Frauen) 50–53
Zuhören 38
Zunge 135
    und Finger gleichzeitig
    (Tipps) 139–142
Zungenkuss 140, 142 *siehe auch*
    Kuss/Küssen
Zungenzauber 136–139
Zupacken, festes 84 f.
Zusehen beim Sex 293

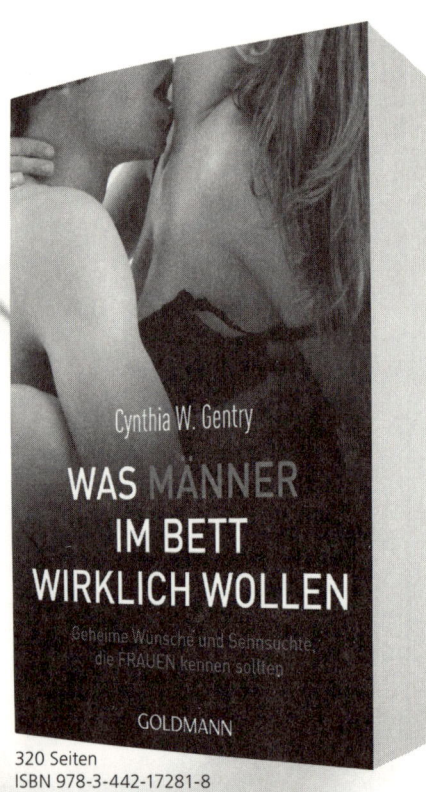
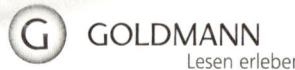